新编中医临床应用

柳玉美 等主编

黑龙江科学技术出版社
HEILONGJIANG SCIENCE AND TECHNOLOGY PRESS

图书在版编目（CIP）数据

新编中医临床应用 / 柳玉美等主编. -- 哈尔滨 ：
黑龙江科学技术出版社，2020.12（2024.1重印）
ISBN 978-7-5719-0749-5

Ⅰ.①新… Ⅱ.①柳… Ⅲ.①中医临床 Ⅳ.①R24

中国版本图书馆 CIP 数据核字(2020)第 200111 号

新编中医临床应用
XINBIAN ZHONGYI LINCHUANG YINGYONG
柳玉美 等 主编

责任编辑	回　博	
封面设计	史晟睿	
出　　版	黑龙江科学技术出版社	
	地址：哈尔滨市南岗区公安街 70-2 号　　邮编：150007	
	电话：（0451）53642106　　传真：（0451）53642143	
	网址：www.lkcbs.cn	
发　　行	全国新华书店	
印　　刷	三河市铭诚印务有限公司	
开　　本	787 mm×1092 mm　　1/16	
印　　张	12.5	
字　　数	450 千字	
版　　次	2020 年 12 月第 1 版	
印　　次	2020 年 12 月第 1 次印刷　2024 年 1 月第 2 次印刷	
书　　号	ISBN 978-7-5719-0749-5	
定　　价	125.00 元	

编委会

作者简介

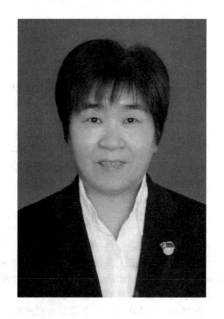

柳玉美，女，1963 年出生，毕业于山东中医药大学中医临床专业，学士学位，任山东中医学会肿瘤专业委员会委员、烟台中医学会肿瘤专业委员会副主任委员、烟台市中医学会五运六气专业委员会委员、莱州医学会中医分会副主任委员、山东中医高等专科学校特聘教师等。1985 年至今任职于莱州市中医医院，主任中医师、肿瘤科主任，曾于山东省肿瘤医院进修肿瘤内科 1 年，从业中医内科临床工作 30 余年，曾获国家发明专利一项、山东省科技进步奖三等奖一项；近年来在国家级期刊发表论文十余篇，主编著作 2 部。

前　言

随着健康观念和医学模式的转变，中医药越来越显示出其独特的优势。中医学作为中医药学的重要组成部分，也被赋予了更深刻的内涵和更广阔的外延。本书整理和发掘了中医学的宝贵财富，博采众长，广收博蓄，提炼精华，实践临床，顺应了中医药事业前进的步伐，提升了中医队伍的服务水平，继承和发扬了中医护理理论。

中医学具有独特的理论体系、宏富的临床经验与原创的临床思维方法。中医学原有的概念与形象思维是其原创思维的基础与源泉。重视中医原创思维传承，既是重视中医药学的传承，又是发展中医、创新中医的主要途径。重视原创思维的传承与创新是中医学发展的动力。

中医药是中国传统文化的瑰宝，具备深厚的文化底蕴和社会基础。从思维科学出发，与现代系统理论相结合，推动中医药现代化，将为人类健康事业做出重大的贡献。

在编写过程中，我们参阅了大量相关教材、书籍及文献，反复进行论证，力求做到有理有据、准确使用，与临床紧密结合，在即将付梓之际，对先后为此书付出努力的同志表示诚挚的感谢！尽管我们已尽心竭力，但唯恐百密一疏，愿广大读者能加以指正，不胜期盼之至。

目 录

第一章　中医诊法综合应用

第一节　局部四诊合参

局部四诊合参，是就某一局部症状、体征的多视角的诊察。其目的是对某一局部症状体征的性质、程度、范围和真实性等作全面诊察。从诊法方法学上看，有局部望按结合、问按结合、望闻结合、望问结合、问闻结合、按闻结合等6组2种诊法的结合；此外，还有3种方法的结合，从理论上讲，有望问按、望闻按、望问闻、按问闻等4组方法的结合。

一、望按结合

望诊，是医生运用视觉对人体外部情况进行有目的的观察，以了解健康状况，测知病情的方法。望诊在中医诊断学中占有重要的地位，被列为四诊之首。但望诊也有其一定的局限性，望诊的准确性与医生临床经验的积累密切相关，并易受到光线等外部情况的影响，单凭望诊所获的信息不全，要注意将望诊与其他诊法密切结合。特别是临床辨别色泽、斑疹、汗液、痈疽、瘿瘤、乳蛾等的寒热虚实阴阳，需要将望诊的内容与按诊结合，方可准确地判断疾病的本质。

（一）色泽

《灵枢·五色》认为：以五色反映疾病性质，则"黄赤为热，白为寒"。临床上大多数情况下都遵循这个规律。一般来说，望诊而色㿠白，按诊手足俱冷者，是阳虚寒盛，属寒证；望诊面色通红，按诊手足俱热者，多为阳盛热炽，属热证。

但是，在某些疾病的病情危重阶段，可以出现一些与病理本质所反映的常规证候不相符的"假象"。此时，要辨别寒热之真假，更需要望按结合，才能去伪存真，避免误诊。比如望诊见患者面色浮红，好像是热证，但按诊红处并不热，进一步可触摸到患者四肢厥冷、躯体胸腹皆凉，再参合患者舌淡、苔白等症状，不难看出其病理本质实为真寒假热证之"戴阳证"。又如，某患者面色紫暗、苔黑伴恶寒、手足逆冷等，好像是寒证，但按诊可见胸腹灼热，再结合其咽干口臭、小便短赤等表现，可知其为阳盛格阴之真热假寒证。再者，对实热与虚热的分辨，一般而言，满面通红伴身热者为实热，两颧潮红伴五心烦热者为阴虚火旺之虚热。临床辨别时，注意望诊与按诊的结合。若望诊面红，按诊身热，多为实；反之，望诊面红，按诊身不热，一般为虚。

（二）斑疹

区分斑与疹，需望按结合。若望诊见皮色深红或青紫，点大呈片状，按诊压之不褪色，摸之不碍手，称为"斑"；若望诊见皮肤色红，形如粟粒或豆瓣，高于皮肤，按诊压之褪色，摸之碍手，称为"疹"。其中斑又有阴阳之别。

（1）阳斑：望诊皮色多红紫，形似锦纹，按诊身热，伴心烦、便秘等症状，属阳证，多由热邪郁于肺胃，内迫营血，从肌肉而出所致。

（2）阴斑：望诊皮色多青紫，隐隐稀少，按诊肢凉，伴面白、脉虚等症状，属阴证，多由脾不统血或阳虚寒凝气血所致。

（三）汗液

1.绝汗　发生在病情危重之时，此时望按结合以分辨病性之阴阳非常关键。

（1）亡阴之汗：望诊见患者汗出如油，按诊汗液热而黏手，伴高热烦渴，脉细数疾者，为亡阴之汗。见于亡阴证。

（2）亡阳之汗：望诊见患者大汗淋漓，按诊汗液清稀而凉，伴身凉肢厥，脉微欲绝者，属亡阳之汗。见于亡阳证。

2.战汗　望诊可见患者全身战栗抖动，而后汗出，此为战汗。战汗是邪正相争，病变发展的转折点，应望按结合以辨其顺逆。若按诊汗出热退，脉静身凉，此为顺证；若汗后烦躁，脉疾身热，此为逆候。

（四）痈疽

疮疡，是常见的皮肤科疾患。通过望诊，可知是否已患疮疡，而要进一步确定其寒热虚实属性，则需要望按结合，下面以痈疽为例。

1.痈　望诊可见患部红肿高大，按诊患部皮肤焮热，根盘紧束，属阳证，多实，多热。进一步诊察，若按之呈白色，按之软，则可判断为有脓；若望之红肿，按之已软，内有液状感，说明热腐肌肉，脓已内生。

2.疽　望诊可见患部皮色不变甚至皮色晦暗，按诊患部皮肤不热，漫肿无头，属阴证，多虚，多寒。

（五）瘿瘤

陈实功曰："瘿瘤非阴阳正气结肿，乃五脏瘀血、浊气痰滞而成也。瘿者，阳也。色红而高突，或蒂小而下垂。瘤者，阴也。色白而漫肿，亦无痒痛，人所不觉。"

由此可知，望诊见颈前结喉处有肿块色红高突，按诊知其蒂小下垂者，为瘿，多为阳证；而色白漫肿者多为瘤。

（六）乳蛾

望诊见咽部喉核红肿，溃烂有黄白色脓点，按诊患部脓汁拭之易去者，为乳蛾。

二、问按结合

问诊是医生获取病情资料的主要途径之一，在四诊中占有重要位置。患者的自觉症状、既往病史、生活习惯、饮食嗜好、婚育生育等情况，只有通过问诊才能获得。然而，问诊也易受到医生主观意愿及其问诊水平、患者表达能力等因素的影响，为了避免所获病情资料片面或失真，特别是疼痛、潮热等传统上归于问诊的内容，在问诊时要注意结合按诊等其他诊法，深入细致地询问，才能准确全面地了解病情。

（一）疼痛

导致疼痛的原因很多，其病因可分因实致痛和因虚致痛两类，临床辨析时问按结合方可准确地辨其虚实。若患者痛势较剧，持续不断，按诊患部见痛而拒按者，多属新病、实证；反之，其痛势较缓，时痛时止，按诊患部见痛而喜按者，多属久病，虚证。

（二）潮热

潮热有日晡潮热、湿温潮热和阴虚潮热等，问按结合有助于辨析其具体类型。

1.阳明潮热　患者诉每于晡时（即下午3点至5点）发热明显或热势更甚，按诊可见其腹满硬痛拒按，伴口渴饮冷，大便秘结者，为阳明潮热，又叫日晡潮热，属于胃肠实热证。

2.湿温潮热患 者诉每于午后发热明显，按诊可见患者肌肤初扪之不觉很热，但扪久即感灼手（即身热不扬），属于湿温发热。

3.阴虚潮热 患者诉每至午夜低热，按诊可知其热自体内向体外透发，称阴虚潮热，属阴虚内热证。

三、望闻结合

闻诊是通过听声音和嗅气味以了解病情的诊察方法，包括诊察患者的声音、呼吸、语言、咳嗽、呕吐、呃逆、嗳气、太息、喷嚏、呵欠、肠鸣等各种声响以及病体发出的异常气味、排出物的气味及病室的气味等。临床运用闻诊时，单凭听和嗅获取的病情信息往往不够，特别是对分泌物、排泄物及某些排出体外的病理产物的形、色、质、量的判断，需要望闻结合方能做出准确全面的判断。

（一）痰

临床上应首先分辨咳声的轻重以辨别虚实，同时结合望诊观察痰的色、量、质的变化，并参考咳嗽的时间、病史及兼症等，以鉴别病症的寒热虚实性质。

一般而言，凡痰之色白、质稀者，多属虚证、寒证；凡痰之色黄、质稠者，多属实证、热证。

闻诊咳声不扬，结合望诊见痰稠色黄，不易咯出者，多属热痰。

若咳声重浊紧闷，结合望诊见痰白清稀，无特异气味者，多为寒痰。

若咳吐浊痰脓血，或脓痰如米粥，气味腥臭异常者，多是肺痈，为热毒炽盛所致。

若咳有痰声，其痰量多易咯，多属痰湿阻肺所致。

若干咳无痰或少痰，甚则痰中带血，多属燥痰。结合望诊，若患者久病，两颧潮红，伴潮热盗汗等，多为阴虚肺燥；若属新病且见于秋季则多为燥邪犯肺所致。

若咳吐粉红色泡沫样血痰，望诊见患者面色晄白，甚则口唇青紫，指甲发绀，伴心悸气喘、水肿尿少者，多为阳虚水泛，水饮凌心射肺所致。

（二）涕

望诊鼻久流浊涕，量多不止，闻诊其涕腥秽如鱼脑者，为鼻渊；鼻流清涕无气味者，为外感风寒。

（三）呕吐

若闻诊吐势徐缓，声音微弱，望诊见其呕吐物清稀者，多属虚寒证。

若闻诊吐势较猛，声音壮厉，望诊见其呕吐物色黄黏稠（或酸或苦）者，多属实热证。

若闻诊口气酸臭，望诊呕吐物呈酸腐味的食糜，多属食滞胃脘所致。

四、望问结合

问诊是医患交流的主要方式，通过问诊可以了解患者的不适和痛苦所在。然而，由于患者对医学知识普遍了解不足，在陈述病情时可能表述不清，因而造成单靠问诊获取的信息可能出现偏差；同时，患者注重的往往是自身的感受和不适，而神、色、形、态等外部表现，只有通过医生的望诊才能了解。因此，要全面准确地了解病情，就需要望问结合。下面以望色为例说明望问结合。

望色即观察人体皮肤的色泽变化，了解病情、诊断疾病，望色重点是对面部皮冼色泽的观察。在望色时，若患者的面色异常，应该结合问诊询查疾病相关的原因，以及患者的自觉症状，从而判断疾病的本质。

1.赤色若望诊见满面通红，问诊知其发热、恶热，伴口渴、大便秘结、小便短黄等症状，为里实热证；长期两颧部潮红，问诊知其潮热、盗汗、咽干等，为阴虚证。

有时，患者满面通红，问诊知其有长期嗜酒史，则为酒热致脉络扩张所致，饮酒后面部、颈部、周身赤色；一时性的满面通红，还可受心理、运动等影响，结合问诊可以帮助医生诊断。

2.白色若患者长期面色淡白缺少光泽，问诊知其有失血病史（如月经过多或产后失血或外伤等），或者有摄入不足（如减肥）、营养不良等病史，伴有头晕眼花等症状，可确诊为气血亏虚。若患者面色白而光亮虚浮称㿠白，问诊知其伴有形寒肢冷、口淡不渴、小便清长、大便稀溏等症状，则可诊为阳虚水泛；若面色发白，神情慌张，问诊知其突然受到惊吓，为惊恐所致。

3.黄色患者面色萎黄，问诊知其伴有食少、腹胀、纳呆、便溏等症状，则是脾虚所致；若患者面色黄而虚浮，称黄胖，问诊知其伴有头身困重、带下量多或呕吐痰涎，则是由于脾失健运，水湿内停所致。

4.青色患者长期面见青色，伴情志抑郁，胁肋胀痛不适，则为肝胆病；面色发青，表情痛苦，问诊知其脘腹疼痛，大便泄泻，有大量食用冷饮之病史，则为寒邪直中脏腑；局部青紫，问诊有外伤史，则为外伤所致之血瘀证。

5.黑色患者长期面色黑而晦暗无光泽，问诊知其腰膝酸软，精神萎靡，性欲减退，则可能为肾虚；面色灰黑，肌肤甲错，问诊知其身体某部疼痛夜甚、拒按者，则可能为血瘀日久所致；患者眼眶周围发黑，若问诊有经常熬夜或长期失眠病史，则可能为长期睡眠不足引起。

总之，当机体出现某些异常的外在现象，如面色、舌质、舌苔等，医生必须望诊与问诊结合才能全面客观地判断疾病的本质。

五、闻问结合

闻诊包括听声音和嗅气味两个方面，医生在闻诊时若发现患者所发之声音异常，或嗅到患者发出的异常气味，应结合问诊以进行资料的补充，以帮助正确地辨证。

1.太息又称"叹息"。若听到患者时常太息，问诊知其性格内向、情绪郁闷或胸胁、乳房、少腹胀痛，或月经不调，则可能为肝气郁结所致。

2.惊呼 若小儿睡时惊呼、夜啼，询问其陪诊者知其白天外出受过惊吓，则为受惊所致；成人惊呼，举止失常，问诊知其有精神病史，为精神失常。

3.谵语与郑声 患者胡言乱语，声高有力，问诊知其伴有身热烦躁等，则为实热扰神之谵语；若患者语言重复，低微无力，时断时续，问诊有神疲乏力、心神涣散，则为心气大伤之郑声。

六、按闻结合

按诊是切诊的重要组成部分，通过按诊可以进一步探明疾病的部位、性质和程度，使其表现客观化，特别是对脘腹部疾病的诊断有着更为重要的作用。在运用按诊时，结合闻诊则可以进一步明确疾病的原因和性质。

例如，按诊脘腹按之较硬而疼痛者，闻诊有嗳气酸腐者，多为宿食停滞胃脘所致；按之脘腹肌肤发凉，但无明显压痛者，多为寒邪犯胃。按之胃脘饱满，闻诊无异常口气，但辘辘有声者，为胃中有水饮。

七、望问按结合

望诊，是医生运用视觉对人体外部情况进行有目的的观察，以了解健康状况，测知病情的方法。通过望诊，观察神、色、形、态的变化，不仅可以反映人体的整体情况，而且可作为分析气血、脏腑等生理病理状况的依据之一。当应用望诊获知神、色、形、态的异常变化后，往往还需要结合问诊了解患者的主观不适与痛苦，同时运用按诊以进一步确定望诊之所见，补充望诊之不足，而且亦可为问诊提示重点。这3种诊法的综合应用就是望问按结合。

例如，望诊见某患者眼眶周围发黑，若问诊有腰膝酸软、畏寒肢凉，腹部胀满、小便短少，按诊见肢体水肿，腰以下肿甚，则可判断为肾虚水泛。

再如，望诊见某患儿神疲欲睡，面色通红略紫，呼吸急促，咽喉红肿。问诊得知当地正麻疹流行，患儿发热、嗜睡、小便短少色黄。按诊其胸腹灼热烫手。则可望问按结合判断为感染麻疹病毒，里热炽盛，麻毒欲透。

八、问望闻结合

问诊主要侧重于了解患者主观感受到的痛苦和不适，临床应用时，还需要结合望诊诊察疾病表现于外的客观征象，以及结合闻诊了解特殊气味、声音等表现，以全面地判断疾病的寒热虚实等属性。例如，诊察二便，应注意询问大小便的时间、量的多少、排便次数、排便时的感觉以及兼有症状等，同时要运用望诊观察二便的性状、颜色，运用闻诊诊察二便之气味等内容，问望闻三诊综合分析判断，可以更全面地了解患者的消化功能、水液代谢及脏腑功能状态等情况，更为判断疾病的寒热虚实提供重要依据。

（一）小便

若新病小便频数，短赤而急迫，望诊小便黄赤混浊，闻诊有臊臭气者，多属膀胱湿热。若患者久病，小便频数，量多色清，无特殊气味，伴形寒肢冷，多为下焦虚寒，多因肾阳不足所致。

若小便排出不畅而痛，望诊尿色发红，属肉眼血尿，为热迫血妄行所致。

若尿有砂石，尿赤涩痛，时时中断，为砂淋。

若尿色白，浑浊如米泔水或滑腻如脂膏，为尿浊、膏淋，伴腰膝酸软，倦怠乏力者，多为脾肾虚惫。

（二）大便

如大便秘结，排出困难，望诊见患者面色、舌色淡白，问诊知其有失血或生血不足的病史可查，是阴血不足，肠失濡润所致。

若大便干燥硬结，燥如羊屎，且临厕努挣，排出艰难，伴口干咽燥，有伤津病史可查，多为大肠液亏，传化不行所致。

若大便秘结，伴气弱声低，乏力短气者，为气虚失运，传送无力所致。

若大便秘结，尿清肢冷，望诊见面色㿠白，伴舌淡脉弱，是阳虚寒凝，气机滞塞所致。

若大便稀散不成形，质地清稀，或完谷不化，闻诊其气微腥，伴形寒肢冷者，属寒湿困脾，或脾胃虚寒。

若大便色黄如糜，或暴泻如水，闻诊其气恶臭，伴身热口渴，舌红苔黄腻者，属湿热泄泻。

若大便如脓涕，色白或红，闻诊粪质秽臭，伴腹痛肛灼，里急后重，有饮食不洁病史可查者，为湿热痢疾。

若大便色白如陶土，溏结不调，望诊见肤目发黄者，是谓黄疸。

大便色绿，泄泻臭如败卵，矢气奇臭者，是宿食停滞，消化不良之故，多见于婴幼儿。

九、望问切结合

望诊可帮助观察患者外在的神、色、形、态的变化，问诊主要侧重于了解患者主观感受到的痛苦和不适，而切诊则可进一步确定疾病的部位、性质、程度等，望问切结合可为临床准确辨证提供更充分的依据。

如温热病过程中出现斑疹，往往为热入营血的征兆。辨斑疹之顺逆需要望问切结合。若望诊斑疹色红，分布均匀，先出现在胸腹，后出现在四肢，问诊若患者斑疹的透发后热势渐退、神志清楚，切诊脉静肢凉者，则提示为顺证。若望诊斑疹颜色深红或紫暗，分布不均，密集成团，先出现在四肢，后出现在胸腹，问诊患者仍热势不退、神志不清，切诊脉数疾，身体灼热者则为逆证。

再如，望小儿指纹时，若望诊指纹颜色较正常略红，问诊患者有感受风寒病史，伴恶寒重，发热轻，切诊脉浮者，多见于外感风寒；若望诊指纹颜色紫红，问诊患者有感受发热，口渴，小便短黄，切诊脉数者，多见于里热。

十、按问闻结合

按诊对于了解局部冷热、润燥、软硬、疼痛的喜按拒按、肿胀等以判断疾病的部位、性质和病情轻重等，具有重要意义，在按诊前，首先要运用问诊了解疾病发生的原因诱因、缓急及患者自觉症状，同时还要结合闻诊帮助判断病之虚实。

例如，诊疼痛时，若按诊肌肤柔软，按之痛减，问诊知其发病缓、疼痛时痛时止，闻诊见其语声低微，呻吟声音低弱、时断时续者，为虚证；按诊硬痛拒按，问诊知其发病急、持续性疼痛，闻诊见其语声高亢、呻吟声音声高有力者，为实证。

第二节　全身四诊合参

《医门法律》曰："望闻问切，医之不可缺一。"之所以要四诊并用，从全身角度而言，是对各个部分所收集的症状、体征信息的综合分析。由于四诊是从各自不同的角度诊察病情，获取病情资料的手段各异，不可互相取代，各诊所收集的资料均对诊断有益。同时，临床上的病情资料，有时并不完全一致，甚至会出现矛盾，若单凭某诊就有可能导致误诊，只有诊法合参才能鉴别真假，全面分析，才能得出正确的诊断。

前人有谓"察舌质可知脏腑气血之虚实；辨舌苔可测知病邪之深浅，寒热和胃气之存亡；舌与苔的润燥可验津液的盈亏。"说明舌象对判断正气盛衰、病邪性质、病位深浅、病情进退都具有重要的指导意义，可以说，舌象是"内脏的一面镜子"，舌象可以反映五脏六腑及全身气血津液的状态；同时，寸口脉可候五脏六腑之生理病理信息。因此，舌象、脉象作为反映全身状态的诊断信息，在诊断每一病、证时均可作为诊断的依据，故舌脉可视作全身性整体信息，与其他诊法所获得的信息之间要结合，并要相互参照。前人有所谓"舍症从脉""舍脉从症""舍舌从症""舍症从舌"等说法，就是说，在综合全身病理信息时，要注意去伪存真，综合分析。由于全身角度的四诊合参，当其四诊信息不矛盾或者说性质完全一致时，情况就比较简明，具体反映在各辨证章节中，这里不作赘述。下面重点讨论四诊信息不一致，即存在相互矛盾时的问题。

一、脉症不符

脉象是机体生理病理变化在寸口的反映，是疾病在发生、发展、演变过程中的体征之一，能较客观地反映机体的生理病理状态。脉象的真假可以预测疾病的顺逆，脉症相应者为顺，不相应者为逆。一般情况下，脉象与病证、症状属性是一致的，但由于病情复杂多变，往往出现与病证不相符的情况，此时必有"一真一假"，无论脉症哪个"真"或"假"，都从不同的角度反映了病情的真实一面。例如：外感表实证脉浮而有力为脉真，反映邪盛正实，正气与邪气交争剧烈，是脉症相应的顺证；若表实证出现细、微、虚、弱等虚脉，提示正气已虚或正气被邪郁闭，脉象先于症状出现，为脉症相反的逆证。久病脉来沉、细、微、虚、弱者，提示正气虽不足而邪气亦不盛，脉象反映了病证的真实属性，为顺证；若久病见浮、洪、实、数脉，提示病情加重，为逆证。

（一）脉症不符的常见原因

1.疾病本身的复杂性　临床上，疾病的表现往往复杂多变。对不同的疾病以及在疾病的不同发展阶段，症状与脉象在辨析疾病时的贡献度各有侧重，其发挥的作用往往不尽相同。相对于对疾病的常规认识而言，有时脉为假，症为真；有时症为假，脉为真。

2.脉象的临床意义　复杂多变脉象是临床上最为复杂的症状之一，同一种脉象可见于不同病证中，不同病证亦可见到相同的脉象。比如数脉，一般多主热证，而在气血不足的虚证中亦可见到，只是脉数无力；再如迟脉，一般多主寒证，而邪热结聚之胃肠实热证亦可见到。因此脉象的临床意义极为复杂，并非一脉对一证。

3.医者诊脉的偏差　脉诊主要靠医生指目感觉领悟，各人感觉灵敏度各异，诊脉意见难以统一；加上脉象易受内外环境的影响，如运动、情绪等会影响诊脉的准确性，初涉临床的大夫诊脉结论往往出现偏差，也是导致脉症不符的原因之一。

（二）四诊合参，确定从舍

1.舍脉从症　在症真脉假的情况下，一般舍脉从症。例如：症见腹胀满，疼痛拒按，大便燥结，舌红苔黄厚焦躁，而脉迟，此症实热内结肠胃是真，而脉迟主寒，与病证的实热病机不相符，为假象，是热邪阻滞血脉运行所致，应当舍脉从症。

2.舍症从脉　在症假脉真的情况下，一般舍症从脉。例如：形瘦纳少，脘腹胀满，脉见微弱，结合四诊，此症属于脾胃虚弱所致的虚胀，脉虚弱则反映的是真虚，故当舍症从脉。又如：热邪郁闭于里，症见胸腹灼热，渴喜冷饮，心烦尿黄，四肢厥冷，舌红苔黄，脉滑数。症状中四肢厥冷的寒象与病因病机不相符，而舌、脉真实地反映了疾病的本质，故舍症从脉。

必须明确，对于脉症从舍的含义，不可机械地理解为简单的"取"与"舍"。作为同一个患者，无论其脉、症有怎样的不符，但其病变的本质则是统一的，只是疾病的复杂性导致显现出与常规认识不同的"假象"。疾病的表现是多维度、复杂多变的，所谓"真"与"假"是相对于对疾病的常规认识而言，因而"从"与"舍"实际上是相对的，往往是"从中有舍""舍中有从"。临床上，当脉与症表面看似不符的时候，其所谓"假象"的脉象或症状，有时恰恰是辨证之关键所在，如果不仔细辨别病机而简单舍弃，往往会出现严重的辨证错误。例如，患者四肢厥冷，寒战神昏，面色紫暗，脉沉迟，胸腹灼热，前面诸脉症乃一派阴寒证的表现，为什么又出现"胸腹灼热"症？仔细分析，原来是由于邪热内盛，阳气郁闭于内而不能外达四肢之阳盛格阴证。如果我们一见"胸腹灼热"与其他脉症不符就不加分析地盲目舍去，就会误辨为里实寒证，后果不堪设想。

总之，脉与症的从舍应四诊合参，参透病机之内在联系，对脉与症互勘互证，知常达变，综合分析病情后才能取舍得宜，做出正确判断。

二、舌症不符

由于疾病的发生发展是受多种内外因素的影响，其舌症的表现亦随之变幻无穷，临床很多情况下舌象与症状的表现并不一致，称之为"舌症不符"。遇到这种情况时，一定要注意四诊合参，方能正确地决定取舍。

（一）舌症不符的常见原因

1.病未及血和心、舌质与症不相符 心、肝、脾、肾四脏的经络和络别，经筋与舌都有直接联系，其他脏腑的经气也可间接地通于舌。尤其心主血脉，舌乃心之外窍，故无论任何病变，只要累及于心或病之于血，都能从舌质反映出来。如感受热邪，其性虽热，但若未造成血热，或未造成心火亢盛，则舌色未必见赤。又如中度贫血患者，血红蛋白虽低，但如属阴虚火旺者，其舌质非但不淡反而偏红，因血属阴，血虚阴亦虚，阴虚则火旺，心火旺其窍色赤而不淡。又如外伤局部有瘀血肿块、色暗、青紫，肿痛拒按，有明显瘀血之外候，但查其舌未必有瘀象，因其瘀血未及心，心血无瘀阻则其窍无瘀象。而有的病例外无瘀象而舌质瘀暗，是为心血瘀阻变见于其窍，其病则较有症而无舌象者为重，预后亦不良。凡此种种，皆因病未及心和血，故舌质与症不相符。

2.病未及脾胃、舌苔与症不相符 舌苔是由于脾胃之气蒸腾胃中食浊循经上潮于舌而成。《辨舌指南》云："舌之有苔，犹地之有苔，地之苔，湿气上泛而生，舌之苔，胃气蒸脾湿上潮而生，故曰苔。"当病及脾胃时，则邪气随脾湿之气上潮于舌而为病苔。凡是病及于脾胃，则变见于苔。例如咳嗽一症，有的虽然痰多，但舌苔不腻，就是因为病变只在肺而未及脾胃之故。外感湿邪初期，舌苔亦常不腻，也是这种缘故。

3.舌症不相符与体质禀赋有关 正常人无病之舌，形色各有不同，有表现清洁者，有稍生薄苔者，有鲜红者，或有齿痕者，这是因为禀赋之不同，故人舌象亦异。病后之舌象，自然因禀赋之不同而有别，素有舌苔者，当湿痰饮为病时其苔必增厚；素苔少者，其苔必较薄；舌质素淡者，虚则愈淡，舌质素红者，热则愈赤。如此等等，常出现舌症不符之象。

（二）四诊合参，确定从舍

1.舍舌从症 患者有一定证型的症状、体征，但无相应的舌象。这种情况下常见于病情较轻，病位浅，病邪未及脾胃，更未及血及心，故其舌质舌苔均如常人，如感冒轻症、肝气郁结尚未及血分时，舌象一般无明显变化，可表现为"淡红舌，薄白苔"，应舍舌从症，根据症状体征进行辨证施治。

2.舍症从舌　有舌象而无明显症状者，一是由于体质禀赋的关系出现舌象；一是病邪在内，尚无外候如若病发，其势必重。许多疾病在发作之前，往往先有异常舌象者，不应等闲视之，应密切注视，仔细观察，争取早期诊断，早期治疗。例如，患者仅体检发现"轻度脂肪肝"，无任何不适症状，似乎陷入无症可辨的困境，然细观舌象，患者舌体胖大、边有齿痕，提示患者属痰湿内盛的体质，这给我们的治疗提供了一个思路，辨证应该"舍症从舌"。

三、舌脉不符

察舌与切脉，都是中医诊断之特色。舌象、脉象作为反映全身状态的诊断信息，在诊断每一病、证时均可作为辨证的主要依据，并作为主要信息相互参照。但临床经常出现舌象与脉象不符，甚至相左的情况。

（一）舌脉不符的常见原因

1.舌滞后于脉、舌脉不符　对杂病而言，一般舌象的变化通常需要一段时间才会改变，而脉象的变化则可因机体内外因素的影响而迅速改变。比如，普通感冒患者风寒表证初起，脉象已现浮紧，而舌象仍正常（淡红舌，薄白苔），未出现明显变化；又如，某人受到惊吓，此时马上切脉，患者脉象即可表现为动脉、数脉、甚至促脉、结脉或代脉，但舌象却不会发生明显的变化。也就是说，舌与脉的改变存在一定"时差"，这就造成了舌脉不符。

2.脉滞后于舌、舌脉不符　外感温热病病程较短，邪在肺胃，在舌苔上能够及时得到反映，而脉象的变化则可能滞后于舌。例如温病邪热从卫分转入气分，舌苔由白转黄，邪入营分，其舌必绛，邪入血分，舌有出血痕迹。湿热内蕴时，其苔必黄厚而腻，湿浊中阻，苔必滑腻。腻苔渐化，表示湿邪将退。光舌逐渐生新苔，表示胃气津液将复。在外感温热病中，病情的进退，都能够在舌象上得到反映，此时脉象上虽有变化，但不如舌象的反映及时，从而导致舌脉不符。温病学家叶天士、吴鞠通等在温病发展过程中最重视舌象变化，原因就在于此。

3.各种客观因素影响舌象　有许多客观因素影响舌诊，例如舌苔会受到许多客观因素造成染苔，影响辨证，如白苔食橄榄即变黑，食南瓜即变黄，服用许多药物，亦可造成假象，如服黄连素片舌苔可发黄，甚至舌体也会起变化，如服阿托品可使舌质红而干燥，服激素可使舌质变红、舌体肿胖，服用一些有色药物，亦会产生染色苔等。有时在观察舌时，患者伸舌动作不当，往往也会造成假象。

（二）四诊合参，确定从舍

当舌脉不符时，如何揭示疾病本质？下面结合临证案例探讨。

1.舌真脉假　李某，男，57岁，秋季应诊。反复咳嗽一月余。服用多种中西药物无效。咳嗽以晨起时尤甚，痰白黏稠量少，甚则唾出成团，咽痒，舌红苔黄干，脉细。辨属风燥伤肺之燥咳。分析：患者起病于秋季，为燥令所主。燥邪犯肺者，脉应浮，然而，本例未见浮脉，反见细脉。舌红苔黄干则支持燥邪之诊断。综合舌症，不难得出燥咳之诊断。因此，脉象即为假脉矣。患者病愈后，再摸其脉，脉则洪大有力。那么，为何先见细象呢？

盖肺主气，宗气者，贯心脉而行血气，燥邪犯肺使肺气不宣，宗气失源，故血脉不行；又肺朝百脉，肺气被遏，则诸脉不畅，故而脉见细象。

2.舌假脉真 樊某，女，46岁，反复腹泻3年余。患者近3年来无明显诱因反复腹泻，每于进食后上症加剧。春夏尤甚。大便日行2～5次不等，含少许黏液及未消化物，气味秽臭。泻前脐腹疼痛，泻后痛缓。伴食纳减退，四肢乏力，头晕，渴不欲饮。面色萎黄无华，腹平软，全腹无压痛。舌暗苔少中裂，右脉弱，左脉弦，微数。辨证脾虚湿热型泄泻。

分析：此患者症状十分典型，辨治亦属简单。盖胃病日久，中土衰败，湿邪内聚，久而生热，而成本虚标实之证。右（关）脉候脾，弱者示脾虚；左（关）脉候肝，弦者示土虚木乘；脉微见数象可知湿热浊邪在内。然而，舌何以反暗，苔少中裂？《灵枢·经脉》云："足太阴之脉……连舌本，散舌下。"患者中焦虚损既久，气血生化无源，气虚则无以温煦推动，故舌质见暗象；血虚则难以上荣，故又见苔少中裂。然而，此时气血虚少并非疾病的主要矛盾。湿热之象已见于脉，并证之于症，故此时舌象不足为凭，而应脉症合参也。为何湿热不显于舌呢？《金匮要略·脏腑经络先后病》云："清邪居上，浊邪居下。"本案湿热之邪虽生于脾，而实聚于肠，邪在下焦，故难以迅即外现于舌也。

3.舌脉均假 赵某，男，59岁，胃脘胀满8年余。反复胃脘胀满不适，进食后尤甚。伴胃中嘈杂，干呕，呃逆，口渴喜饮，大便干结，3～5日一行，小便可，余无其他特殊不适。舌红苔黄腻，脉缓。同日胃镜检查示"胃窦可见一0.8cm大小之糜烂"。辨证属阴虚证之胃痞，治以养阴行气为法，1周后痞满完全消失，继以养阴行气法巩固，后治愈。

分析：苔见黄腻，脉缓，何以诊断阴虚证？患者久病8年，胃喜润恶燥，久病伤及胃阴，参合症状，见胃中嘈杂，干呕，呃逆，口渴喜饮，大便干结，3～5日一行，故诊为阴虚证。舌红，镜检见糜烂，为阴虚之兆。故虽未见五心烦热、颧红盗汗等阴虚之症，亦应诊断阴虚。胃阴不足则受纳腐熟不及，水谷食后难化，反停滞于中焦，故感胃脘胀满不适，食后尤甚。阴不足则阳偏胜，阳热蒸腐积滞之水谷，渐而酿湿生热，故可见黄腻苔。邪中阻，气机不得流畅，痹阻脉道而现缓脉。故本例之舌脉均为假象，与疾病的病理本质并不相符。在某些情况下，舌脉均不足以作为辨证的主要依据，但得出的辨证结论应该能较好地解释舌脉的表现。

4.舌脉均真 张某，男，57岁，干部，2007年6月27日诊。既往有高血压病史，时感头晕。前天曾猝然昏倒，经急救后苏醒。现症头晕目眩，两眼干涩发胀，头重脚轻，步履则感飘浮欲倒；腰酸膝软，双上肢时有不自主抖动，面红，烦躁，无半身不遂，小便黄，大便尚可，舌体轻度颤动，舌质红少苔，脉弦而细，血压192/110毫米汞柱。

分析：患者突然昏仆，现症见头晕，双上肢、舌体颤动，头重脚轻，行则欲倒等是为"风象"，又有腰酸膝软，眼花干涩，面赤尿黄，舌红少苔，脉弦细等一派肝肾阴虚阳亢于上的表现。故辨证为肝阳化风之证。患者舌体轻度颤动，舌质红少苔，脉弦而细，均是肝肾阴虚，肝阳上亢之表现。患者舌脉均真，舌脉症结合就可得到较为全面的辨证。

四、症症不符

疾病所反映出来的外在表现有时是杂乱无序的、多方面的。四诊各自从不同角度收集病情信息，当我们把收集到的四诊资料进行综合分析时，会发现某些症状与症状之间会出现"互相矛盾"的现象，这就是"症症不符"。遇到这种情况，更需要我们运用四诊合参的原则，全面分析以理解疾病的病机。下面举例说明。

（一）手足冰冷与胸腹灼热

某病情发展到寒极或热极之时，有时会出现既寒又热的互相矛盾的现象，常见的有真热假寒与真寒假热。比如真热假寒：又称阳盛格阴、热深厥深，因邪热内盛，阳气被遏不能外达四末，患者自觉手足冰冷，但疾病的本质是阳热亢盛，故按诊可知其胸腹灼热。一般而言，胸腹为脏腑之所居，对"症症不符"的患者，辨别寒热真假时，胸腹反映的一般是真象。

（二）脘腹胀满作痛与少气乏力

某些患者出现脘腹胀满作痛、脉弦等似实证表现，但却又有少气乏力、食少便溏等虚候。几种症状之间出现了症症不符。其实，患者是因脾胃气虚，脾失健运，水谷不化，气血生化无源，临床表现食少、大便溏薄、少气懒言、四肢倦怠、面色萎黄、舌淡等，但由于脾胃运化无力，中焦转输不利，而出现脘腹胀满作痛、脉弦等似邪气有余之盛候。

总之，遇到症症不符的情况时，应遵照四诊合参的原则，参透疾病的病机所在，方能准确辨别疾病之本质。

第二章　中医辨证

第一节　八纲基本证

一、表里辨证

表里是辨别病变部位外内浅深的两个纲领。

表与里是相对的概念，如皮肤与筋骨相对而言，皮肤属表，筋骨属里；脏与腑相对而言，腑属表，脏属里；经络与脏腑相对而言，经络属表，脏腑属里；经络中三阳经与三阴经相对而言，三阳经属表，三阴经属里等。

表里主要代表辨证中病位的外内浅深，一般而论，身体的皮毛、肌腠、经络在外，属表；血脉、骨髓、脏腑相对在内，属里。因此，临床上一般把外邪侵犯肌表，病位浅者，称为表证；病在脏腑，病位深者，称为里证。从病势上看，外感病中病邪由表入里，疾病渐增重为势进；病邪由里出表，疾病渐减轻为势退。因而前人有病邪入里一层，病深一层，出表一层，病轻一层的认识。

辨别表里对于外感疾病来说，尤为重要。这是由于内伤杂病的证型一般属于里证范畴，主要应辨别"里"所在的具体脏腑的病位。而外感病则往往具有由表入里、由浅而深、由轻而重的发展传变过程，因此，表里辨证是对外感病发展的不同阶段的基本认识，它可说明病情的轻重浅深及病机变化的趋势，可为把握疾病演变的规律及取得诊疗的主动性提供依据。

（一）表证

表证是指外感疾病的初期阶段，正（卫）气抗邪于肤表浅层，以新起恶寒发热为主要特征的证。

1.临床表现　新起恶风寒，或恶寒发热，头身疼痛，喷嚏，鼻塞，流涕，咽喉痒痛，微有咳嗽、气喘，舌淡红，舌苔薄，脉浮。

2.证因分析　六淫、疫病等邪气，经皮毛、口鼻侵入机体，正邪相争于肤表，阻遏卫气的正常宣发、温煦功能，故见恶寒发热；外邪束表，经气郁滞不畅，不通则痛，故有头身疼痛；皮毛受邪，内应于肺，鼻咽不利，故喷嚏、鼻塞、流清涕，咽喉痒痛；肺气失宣，故微有咳嗽、气喘；病邪在表，尚未入里，没有影响胃气的功能，舌象没有明显变化，故舌淡红、苔薄；正邪相争于表，脉气鼓动于外，故脉浮。

表证发生，主要是感受六淫之邪，临床常见的表证有风邪袭表证、寒邪束表证、风热犯表证、湿邪遏表证、燥邪犯表证、暑湿伤表证、热邪犯表证及疫疠证的早期阶段等。

本证以新起恶寒发热，脉浮等症状为辨证要点。

（二）里证

里证是指病变部位在内，脏腑、气血、骨髓等受病所反映的证。

1.临床表现　里证的范围极为广泛，凡非表证（及半表半里证）的特定证候，一般都属里证的范畴，因此其表现多种多样。

2.证因分析　里证形成的原因有三个方面：一是外邪袭表，表证不解，病邪传里，形成里证；二是外邪直接入里，侵犯脏腑等部位，即所谓"直中"为病；三是情志内伤、饮食劳倦等因素，直接损伤脏腑气血，或脏腑气血功能紊乱而出现各种证。由于里证形成的原因及表现不同，其证候机制亦各不相同。

本证以脏腑、气血津液等异常所致症状为辨证要点。

（三）半表半里证

表半里证指病变既非完全在表，又未完全入里，病位处于表里进退变化之中，以寒热往来等为主要表现的证。

1.临床表现　寒热往来，胸胁苦满，心烦喜呕，默默不欲饮食，口苦，咽干，目眩，脉弦等。

2.证因分析　属六经辨证中的少阳病证，多因外感病邪由表入里的过程中，邪正分争，少阳枢机不利所致。

本证以寒热往来，胸胁苦满，口苦，咽干，目眩，脉弦等症状为辨证要点。

二、寒热辨证

寒热是辨别疾病性质的两个纲领。

病邪有阳邪与阴邪之分，正气有阳气与阴液之别，寒证与热证实际是机体阴阳偏盛、偏衰的具体表现，正如张景岳所说的"寒热乃阴阳之化也。"阴盛或阳虚则表现为寒证，阳盛或阴虚则表现为热证。《素问•阴阳应象大论篇》所言"阳胜则热，阴胜则寒"及《素问•调经论篇》所说"阳虚则外寒，阴虚则内热"即是此意。

寒象、热象与寒证、热证既有区别，又有联系。如恶寒、发热等可被称为寒象或热象，是疾病的表现征象，与反映疾病本质的寒证或热证是不同的。一般情况下，疾病的本质和表现的征象多是相符的，热证多见热象，寒证多见寒象。但反过来，出现某些寒象或热象时，疾病的本质不一定就是寒证或热证。因此，寒热辨证，不能孤立地根据个别症状作判断，而是应在综合分析四诊资料的基础上进行辨识。

辨清寒证与热证，对于认识疾病的性质和指导治疗有重要意义，是确定"寒者热之，热者寒之"治疗法则的依据。

（一）寒证

寒证指感受寒邪，或阳虚阴盛，导致机体功能活动衰退所表现的具有"冷、凉"特点的证。由于阴盛可表现为寒的证，阳虚亦可表现为寒的证，故寒证有实寒证与虚寒证之分。

1.临床表现　恶寒（或畏寒）喜暖，肢冷蜷卧，冷痛喜温，口淡不渴，痰、涕、涎液清稀，小便清长，大便溏薄，面色苍白，舌质浅淡，苔白而润，脉紧或迟等。

2.证因分析　多因感受寒邪，或过服生冷寒凉所致，起病急骤，体质壮实者，多为实寒证；因内伤久病，阳气虚弱而阴寒偏胜者，多为虚寒证；寒邪袭于表者，多为表寒证；寒邪客于脏腑，或因阳虚阴盛所致者，多为里寒证。阳气虚弱，或因外寒阻遏阳气，形体失却温煦，故见恶寒（或畏寒）喜暖、 肢冷蜷卧、冷痛喜温等症；阴寒内盛，津液未伤，所以口淡不渴，痰、涕、涎液、大小便等分泌物、排泄物澄澈清冷，苔白而润；寒邪束遏阳气则脉紧，阳虚推动缓慢则脉迟。

本证以怕冷喜暖与分泌物、排泄物澄澈清冷等症状共见为辨证要点。

（二）热证

热证是指感受热邪，或脏腑阳气亢盛，或阴虚阳亢，导致机体功能活动亢进所表现的具有"温、热"特点的证。由于阳盛可表现为热的证，阴虚亦可表现为热的证，故热证有实热证、虚热证之分。

1.临床表现 发热，恶热喜冷，口渴欲饮，面赤，烦躁不宁，痰、涕黄稠，小便短黄，大便干结，舌红少津，舌苔黄燥，脉数等。

2.证因分析 多因外感火热阳邪，或过服辛辣温热之品，或寒湿郁而化热，或七情过激，五志化火等导致体内阳热过盛所致，病势急骤，形体壮实者，多为实热证；因内伤久病，阴液耗损而阳气偏亢者，多为虚热证；风热之邪袭于表者，多为表热证；热邪盛于脏腑，或因阴虚阳亢所致者，多为里热证；由于阳热偏盛，津液被耗，或因阴液亏虚而阳气偏亢，故见发热、恶热、面赤、烦躁不宁、舌红、苔黄、脉数等症；热伤阴津，故见口渴欲饮、痰涕黄稠、小便短黄、大便干结、舌红少津等症。

本证以发热恶热与分泌物、排泄物黏浊色黄等症状共见为辨证要点。

三、虚实辨证

虚实是指辨别邪正盛衰的两个纲领，主要反映病变过程中人体正气的强弱和致病邪气的盛衰。

《素问·通评虚实论篇》说："邪气盛则实，精气夺则虚。"《景岳全书·传忠录》亦说："虚实者，余不足也。"实主要指邪气盛实，虚主要指正气不足，所以实与虚是用以概括和辨别邪正盛衰的两个纲领。

由于邪正斗争是疾病过程中的根本矛盾，阴阳盛衰及其所形成的寒热证，亦存在着虚实之分，所以分析疾病过程中邪正的虚实关系，是辨证的基本要求，因而《素问·调经论篇》有"百病之生，皆有虚实"之说。通过虚实辨证，可以了解病体的邪正盛衰，为治疗提供依据。实证宜攻，虚证宜补，虚实辨证准确，攻补方能适宜，才能免实实虚虚之误。

（一）虚证

虚证是指人体阴阳、气血、津液、精髓等正气亏虚，而邪气不显著为基本病理所形成的证。

1.临床表现 由于损伤正气的不同及影响脏腑器官的差异，虚证的表现也各不相同。

2.证因分析 多因先天禀赋不足，后天失调或疾病耗损所致。如饮食失调，营血生化不足；思虑太过、悲哀惊恐、过度劳倦等，耗伤气血营阴；房事不节，耗损肾精元气；久病失治、误治，损伤正气；大吐、大泻、大汗、出血、失精等，使阴阳气血耗损，均可形成虚证。

本证以临床表现具有"不足、松弛、衰退"等特征为辨证要点。

（二）实证

实证是指人体感受外邪，或疾病过程中阴阳气血失调，体内病理产物蓄积，以邪气盛实、正气不虚为基本病理所形成的证。

1.临床表现 由于感邪性质与病理产物的不同，以及病邪侵袭、停积部位的差别，实证的表现也各不相同。

2.证因分析 实证的形成主要有两方面：一是因风寒暑湿燥火、疫疠以及虫毒等邪气侵犯人体，正气奋起抗邪所致；二是内脏功能失调，气化失职，气机阻滞，形成痰、饮、水、湿、脓、瘀血、宿食等有形病理物质，壅聚停积于体内所致。

本证以临床表现具有"有余、亢盛、停聚"等特征为辨证要点。

四、阴阳辨证

阴阳是指归类病证类别的两个纲领。

阴阳是辨别疾病类别的基本大法。阴、阳分别代表事物相互对立的两个方面，它无所不指，也无所定指，故疾病的性质、证的类别以及临床表现，一般都可用阴阳进行概括或归类。《素问•阴阳应象大论篇》说："善诊者，察色按脉，先别阴阳。"《类经•阴阳类》说："人之疾病……必有所本，或本于阴，或本于阳，病变虽多，其本则一。"《景岳全书•传忠录》亦说："凡诊病施治，必须先审阴阳，乃为医道之纲领，阴阳无谬，治焉有差？医道虽繁，而可以一言蔽之者，曰阴阳而已。"由此可见阴阳在辨别病证中的重要性。

阴证与阳证的划分是根据阴阳学说中阴与阳的基本属性。凡临床上出现具有兴奋、躁动、亢进、明亮、偏于身体的外部与上部等特征的临床表现、病邪性质为阳邪、病情变化较快的表证、热证、实证时，一般可归属为阳证的范畴；出现具有抑制、沉静、衰退、晦暗、偏于身体的内部与下部等特征的临床表现、病邪性质为阴邪、病情变化较慢的里证、寒证、虚证时，一般可归属为阴证的范畴。

阴阳是八纲中的总纲。表证与里证、寒证与热证、虚证与实证反映了病变过程中几种既对立又统一的矛盾现象。此三对证是分别从不同的侧面来概括病情的，所以只能说明疾病在某一方面的特征，而不能反映出疾病的全貌。六类证型相互之间虽然有一定的联系，但既不能相互概括，也不能相互取代，六者在八纲中的地位是相等的。因此，为了对病情进行更高层面或总的归纳，可以用阴证与阳证概括其他六类证，即表证、热证、实证属阳，里证、寒证、虚证属阴，因此，阴阳两纲可以统帅其他六纲而成为八纲中的总纲。

阴证与阳证的划分不是绝对的，是相对而言的。如与表证相对而言，里证属于阴证，但里证又有寒热、虚实之分，相对于里寒证与里虚证而言，里热证与里实证则又归于阳证的范畴。因此，临床上在对具体病证归类时会存在阴中有阳，阳中有阴的情况。

第二节　八纲证之间的关系

八纲中，表里寒热虚实阴阳，各自概括着一个方面的病理本质，然而病理本质的各个方面是互相联系着的。寒热病性、邪正相争不能离开表里病位而存在，反之也没有可以离开寒热虚实等病性而独立存在的表证或里证。因此，用八纲来分析、判断、归类证，并不是彼此孤立、绝对对立、静止不变的，而是可有相兼、错杂、转化，甚至出现真假，并且随病变发展而不断变化。临床辨证时，不仅要注意八纲基本证的识别，更应把握八纲证之间的相互关系，只有将八纲综合起来对病情作综合性的分析考察，才能对各证有比较全面、正确的认识。

八纲证之间的相互关系，主要可归纳为证的相兼、证的错杂、证的转化及证的真假四个方面。

一、证的相兼

广义的证的相兼，指各种证的相兼存在。本处所指狭义的证的相兼，是指在疾病的某一阶段，其病位无论是在表、在里，但病情性质上没有寒与热、虚与实等相反的证存在的情况。

表里、寒热、虚实各自从不同的侧面反映疾病某方面的本质，故不能互相概括、替代，临床上的证则不可能只涉及病位或病性的某一方面。因而辨证时，无论病位之在表在里，必然要区分其寒热虚实性质；论病性之属寒属热，必然要辨别病位在表或在里、是邪盛或是正虚；论病情之虚实，必察其病位之表里、病性之寒热。

根据证的相兼的概念，除对立两纲（表与里、寒与热、虚与实）之外的其他任意三纲均可组成相兼的证。经排列组合可形成表实寒证、表实热证、表虚寒证、表虚热证、里实寒证、里实热证、里虚寒证、里虚热证八类证。但临床实际中很少见到真正的表虚寒证与表虚热证。以往关于"表虚证"有两种说法：一是指外感风邪所致有汗出的表证（相对外感风寒所致无汗出的"表实证"而言）。其实表证的有无汗出，只是在外邪的作用下，毛窍的闭与未闭，是邪正相争的不同反应，毛窍未闭、肤表疏松而有汗出，不等于疾病的本质属虚，因此，表证有汗出者并非真正的虚证。二是指肺脾气虚所致卫表（阳）不固证，但实际上该证属于阳气虚弱所致的里虚寒证。

相兼的证的临床表现一般多是相关纲领证候的叠加。

例如：表实寒证与表实热证，既同属于表证的范畴，又分别属于寒证与热证，分别以恶寒重发热轻、无汗、脉浮紧及发热重恶寒轻、口微渴、汗出、脉浮数等为辨证要点；里实寒证与里实热证既同属于里实证的范畴，又分别属于寒证与热证，分别以形寒肢冷、面白、口不渴、痰稀、尿清、冷痛拒按、苔白、脉沉或紧及壮热、面赤、口渴、大便干结、小便短黄、舌红苔黄、脉滑数或洪数为辨证要点；里虚寒证与里虚热证既同属于里虚证的范畴，又分别属于寒证与热证，分别以畏寒肢冷、神疲乏力、尿清便溏、冷痛喜温喜按、舌淡胖苔白、脉沉迟无力及形体消瘦、五心烦热、午后颧红、口燥咽干、潮热盗汗、舌红绛、脉细数为辨证要点。

二、证的错杂

证的错杂指在疾病的某一阶段，八纲中相互对立的两纲病证同时并见所表现的错杂证。在错杂的证中，矛盾的双方都反映着疾病的本质，因而不可忽略。临床辨证当辨析疾病的标本缓急，因果主次，以便采取正确的治疗。八纲中的错杂关系，从表与里、寒与热和虚与实角度，分别可概括为表里同病、寒热错杂、虚实夹杂，但临床实际中表里与寒热、虚实之间是可以交互错杂的，如表实寒里虚热、表实热里实热等，因此临证时应对其进行综合分析。

（一）表里同病

表里同病是指在同一患者身上，既有表证，又有里证。表里同病的形成常见于以下三种情况：一是初病即同时出现表证与里证的表现；二是表证未罢，又及于里；三是内伤病未愈而又感外邪。

表里同病，以表里与虚实或寒热分别排列组合，包括表里俱寒、表里俱热、表里俱虚、表里俱实、表热里寒、表寒里热、表虚里实与表实里虚 8 种情况。除去临床上少见的"表虚证"，则表里同病可概括为以下 6 种情况。

1.表里俱寒　如素体脾胃虚寒，复感风寒之邪，或外感寒邪，同时伤及表里，表现为恶寒重发热轻、头身痛、流清涕、脘腹冷痛、大便溏泄、脉迟或浮紧等。

2.表里俱热　如素有内热，又感风热之邪，或外感风热未罢，又传及于里，表现为发热重恶寒轻、咽痛、咳嗽气喘、便秘尿黄、舌红苔黄、脉数或浮数等。

3.表寒里热　如表寒未罢，又传及于里化热，或先有里热，复感风寒之邪，表现为恶寒发热、无汗、头痛、身痛、口渴喜饮、烦躁、便秘尿黄、苔黄等。

4.表热里寒　如素体阳气不足，复感风热之邪，表现为发热恶寒、有汗、头痛、咽痛、尿清便溏、腹满等。

5.表里俱实　如饮食停滞之人，复感风寒之邪，表现为恶寒发热、鼻塞流涕、脘腹胀满、厌食便秘、脉浮紧等。

6.表实里虚　如素体气血虚弱，复感风寒之邪，表现为恶寒发热、无汗、头痛身痛、神疲乏力、少气懒言、心悸失眠、舌淡脉弱等。

（二）寒热错杂

寒热错杂是指在同一患者身上，既有寒证的表现，又有热证的症状。寒热错杂的形成有 3 种情况：一是先有热证，复感寒邪，或先有寒证，复感热邪；二是先有外感寒证，寒郁而入里化热；三是机体阴阳失调，出现寒热错杂。

结合病位，可将寒热错杂概括为表里的寒热错杂与上下的寒热错杂。表里的寒热错杂包括表寒里热与表热里寒，详见表里同病；上下的寒热错杂包括上热下寒及上寒下热。

1.上热下寒　如患者同时存在上焦有热与脾胃虚寒，则既有胸中烦热、咽痛口干、频欲呕吐等上部热证表现，又兼见腹痛喜暖、大便稀薄等下部寒证的症状。

2.上寒下热　如患者同时存在脾胃虚寒与膀胱湿热，则既有胃脘冷痛，呕吐清涎等上部寒证的表现，同时又兼见尿频、尿痛、小便短等下部热证的症状。

（三）虚实夹杂

虚实夹杂是指同一患者，同时存在虚证与实证的表现。虚实夹杂的形成主要有以下两种情况：一是因实证邪气太盛，损伤正气，而致正气虚损，同时出现虚证；二是先有正气不足，无力祛除病邪，以致病邪积聚，或复感外邪，又同时出现实证。

结合病位，虚实夹杂可概括为表里或上下的夹杂。但辨别虚实夹杂的关键是分清虚实的孰多孰少，病势的孰缓孰急，为临床确立以攻为主或以补为主或攻补并重的治疗原则提供依据，因此，可将虚实夹杂概括为以虚为主的虚证夹实、以实为主的实证夹虚及虚实并重三种类型。

1.虚证夹实　如温热病后期，虽邪热将尽，但肝肾之阴已大伤，此时邪少虚多，表现为低热不退、口干口渴、舌红绛而干、少苔无苔、脉细数等，治法当以滋阴养液为主，兼清余热之邪。

2.实证夹虚　如外感温热病中常见的实热伤津证，为邪多虚少，表现为既见发热、便秘、舌红、脉数等里实热的现象，又见口渴、尿黄、舌苔干裂等津液受伤的虚象，治法当以清泻里热为主，兼以滋阴润燥。

3.虚实并重 如小儿疳积证，往往虚实并重，既有大便泄泻、完谷不化、形瘦骨立等脾胃虚弱的表现，又有腹部膨大、烦躁不安、贪食不厌、舌苔厚浊等饮食积滞、化热的症状，治疗应消食化积与健脾益气并重。

三、证的转化

证的转化是指在疾病的发展变化过程中，八纲中相互对立的证之间在一定条件下可以互易其位，相互转化成对立的另一纲的证。但在证的转化这种质变之前，往往有一个量变的过程，因而在证的转化之前，又可以呈现出证的相兼或错杂现象。

证的转化后的结果有两种可能，一是病情由浅及深、由轻而重，向加重方向转化；二是病情由重而轻、由深而浅，向痊愈方向转化。

八纲证的转化包括表里出入、寒热转化、虚实转化三种情况。

（一）表里出入

表里出入是指在一定条件下，病邪从表入里，或由里透表，致使表里证发生变化。

1.表邪入里 表邪入里是指先出现表证，因表邪不解，内传入里，致使表证消失而出现里证。

例如：外感病初期出现恶寒发热、头身疼痛、无汗、苔薄白、脉浮紧等症状，为表实寒证。如果失治误治，表邪不解，内传于脏腑，继而出现高热、口渴、舌苔黄、脉洪大等症状，即是表邪入里，表实寒证转化为里实热证。

2.里邪出表 里邪出表是指某些里证在治疗及时、护理得当时，机体抵抗力增强，驱邪外出，从而表现出病邪向外透达的症状或体征。其结果并不是里证转化为表证，而是表明邪有出路，病情有向愈的趋势。

例如：麻疹患儿疹不出而见发热、喘咳、烦躁等症，通过恰当调治后，使麻毒外透，疹子发出而烦热、喘咳等减轻、消退；外感温热病中，出现高热、烦渴等症，随汗出而热退身凉、烦躁等症减轻，便是邪气从外透达的表现。

邪气的表里出入，主要取决于正邪双方斗争的情况，因此，掌握病势的表里出入变化，对于预测疾病的发展与转归，及时调整治疗策略具有重要意义。

（二）寒热转化

寒热转化是指寒证或热证在一定条件下相互转化，形成相对应的证。

1.寒证化热 寒证化热是指原为寒证，后出现热证，而寒证随之消失。

寒证化热常见于外感寒邪未及时发散，而机体阳气偏盛，阳热内郁到一定程度，则寒邪化热，形成热证；或是寒湿之邪郁遏，而机体阳气不衰，由寒而化热，形成热证；或因使用温燥之品太过，亦可使寒证转化为热证。

例如：寒湿痹病，初为关节冷痛、重着、麻木，病程日久，或过服温燥药物，而变成患处红肿灼痛等，则是寒证转化为热证。

2.热证转寒 热证转寒是指原为热证，后出现寒证，而热证随之消失。

热证转寒，常见于邪热毒气严重的情况之下，因失治、误治，以致邪气过盛，耗伤正气，阳气耗散，从而转为虚寒证，甚至出现亡阳的证。

例如：疫毒病初期，表现高热烦渴、舌红脉数、泻痢不止等。由于治疗不及时，骤然出现冷汗淋漓、四肢厥冷、面色苍白、脉微欲绝等症，则是由热证转化为了寒证（亡阳证）。

寒证与热证的相互转化，是由邪正力的对比所决定的，其关键又在机体阳气的盛衰。寒证转化为热证，是人体正气尚强，阳气较为旺盛，邪气才会从阳化热，提示人体正气尚能抗御邪气；热证转化为寒证，是邪气虽衰而正气不支，阳气耗伤并处于衰败状态，提示正不胜邪，病情加重。

（三）虚实转化

虚实转化是指在疾病的发展过程中，由于正邪力量对比的变化，致使虚证与实证相互转化，形成对应的证。实证转虚为疾病的一般规律，虚证转实临床少见，实际上常常是因虚致实，形成本虚标实的证。

1.实证转虚 实证转虚是指原先表现为实证，后来表现为虚证。

邪正斗争的趋势，或是正气胜邪而向愈，或是正不胜邪而迁延。故病情日久，或失治误治，正气伤而不足以御邪，皆可形成实证转化为虚证。

例如：外感热病的患者，始见高热、口渴、汗多、烦躁、脉洪数等实热证的表现，因治疗不当，日久不愈，导致津气耗伤，而出现形体消瘦、神疲嗜睡、食少、咽干、舌嫩红无苔、脉细无力等虚象，即是由实证转化为虚证。

2.虚证转实 虚证转实是指正气不足，脏腑功能衰退，组织失却濡润充养，或气机运化迟钝，以致气血阻滞，病理产物蓄积，邪实上升为矛盾的主要方面，而表现以实为主的证候，因此，实为因虚致实的本虚标实证。

例如：心阳气虚日久，温煦无能，推运无力，则可使血行迟缓而成瘀，在原有心悸、气短、脉弱等心气虚证的基础上，而后出现心胸绞痛、唇舌紫暗、脉涩等症，则是心血瘀阻证，此时血瘀之实的表现较心气之虚的表现显得更为突出。

总之，所谓虚证转化为实证，并不是指正气来复，病邪转为亢盛，邪盛而正不虚的实证，而是在虚证基础上转化为以实证为主要矛盾的证候。其本质是因虚致实，本虚标实。

四、证的真假

证的真假是指当某些疾病发展到严重或后期阶段时，可表现出一些与疾病本质不一致，甚至相反的"假象"，从而干扰对疾病真实面貌的认识。"真"，是指与疾病内在本质相符的证；"假"，是指疾病发展过程中表现出的一些不符合常规认识的"假象"，即与病理本质所反映的常规证不相应的某些表现。当出现证的真假难辨时，一定要注意全面分析，去伪存真，抓住疾病的本质。

八纲证的真假主要可概括为寒热真假与虚实真假两种情况。

（一）寒热真假

一般来说，寒证多表现为寒象，热证多表现为热象，只要抓住寒证、热证的要点就可做出判断。但在某些疾病的严重阶段，当病情发展到寒极或热极的时候，有时会出现一些与其寒、热病理本质相反的"假象"症状或体征，从而影响对寒证、热证的准确判断。具体来说，有真热假寒和真寒假热两种情况。

1.真热假寒 是指疾病的本质为热证，却出现某些"寒"的现象，又称"热极似寒"。如里热炽盛之人，除出现胸腹灼热、神昏谵语、口臭息粗、渴喜冷饮、小便短黄、舌红苔黄而干、脉有力等里热证的典型表现外，有时会伴随出现四肢厥冷、脉迟等"寒象"症状。从表面来看，这些"寒象"似乎与疾病的本质（热证）相反，但实际上这些表现是由于邪热内盛，阳气郁闭于内而不能布达于外所致，而且邪热越盛，厥冷的症状可能越重，即所谓"热深厥亦深"，因此，这些"寒象"实为热极格阴的表现，本质上也是热证疾病的反映，只不过是较常规热证的病机和表现更为复杂而已。

2.真寒假热　是指疾病的本质为寒证，却出现某些"热象"的表现，又称"寒极似热"，如阳气虚衰，阴寒内盛之人，除出现四肢厥冷、小便色清、便质不燥、甚至下利清谷、舌淡苔白、脉来无力等里虚，证的典型表现外，尚可出现自觉发热、面色发红、神志躁扰不宁、口渴、咽痛、脉浮　大或数等"热象"症状。从表面来看，这些"热象"似乎与疾病的本质（寒证）相反，但实际上这些表现是由于阳气虚衰，阴寒内盛，逼迫虚阳浮游于上、格越于外所致，而非体内真有热。同时，这些"热象"与热证所致有所不同。如虽自觉发热，但触之胸腹无灼热，且欲盖衣被；虽面色发红，但为泛红如妆，时隐时现；虽神志躁扰不宁，但感疲乏无力；虽口渴，却欲热饮，且饮水不多；虽咽喉疼痛，但不红肿；虽脉浮大或数，但按之无力。因此，这些"热象"实为寒极格阳的表现，本质上也是寒证疾病的反映，但较一般寒证的病机和表现更为复杂。

当出现上述"热极似寒"或"寒极似热"的情况时，一定要注意在四诊合参、全面分析的基础上，透过现象抓本质。在具体辨别时，应注意以下几个方面。

（1）了解疾病发展的全过程：一般情况下，"假象"容易出现在疾病的后期及危重期。

（2）辨证时应以身体内部的症状及舌象等作为判断的主要依据，外部、四肢的症状容易表现为"假象"。

（3）"假象"和真象存在不同：如"假热"之面赤，是面色苍白而泛红如妆，时隐时现，而里热炽盛的面赤却是满面通红；"假寒"常表现为四肢厥冷伴随胸腹部灼热，揭衣蹬被；而阴寒内盛者则往往身体蜷卧，欲近衣被。

（二）虚实真假

一般来说，虚证的表现具有"不足、松弛、衰退"的特征，实证的表现具有"有余、亢盛、停聚"的特征。但疾病较为复杂或发展到严重阶段，可表现出一些不符合常规认识的征象，也就是当患者的正气虚损严重，或病邪非常盛实时，会出现一些与其虚、实病理本质相反的"假象"症状或体征，从而影响对虚、实证的准确判断。具体来说，有真实假虚和真虚假实两种情况。

1.真实假虚　是指疾病本质为实证，却出现某些"虚赢"的现象，即所谓"大实有赢状"。

如实邪内盛之人，出现神情默默、身体倦怠、不愿多言、脉象沉细等貌似"虚赢"的表现，是由于火热、痰食、湿热、瘀血等邪气或病理产物大积大聚，以致经脉阻滞，气血不能畅达所致，其病变的木质属实。因此，虽默默不语但语时声高气粗，虽倦怠乏力却动之觉舒，虽脉象沉细却按之有力，与虚证所导致的真正"虚赢"表现不同。同时还伴随疼痛拒按、舌质苍老、舌苔厚腻等实证的典型表现，是"大实有赢状"的复杂病理表现。

2.真虚假实　是指疾病本质为虚证，反出现某些"盛实"的现象，即所谓"至虚有盛候"。

如正气内虚较为严重之人，出现腹胀腹痛、二便闭涩、脉弦等貌似"盛实"的表现，是由于脏腑虚衰，气血不足，运化无力，气机不畅所致，其病变的本质属虚。因此，腹虽胀满而有时缓解，不似实证之持续胀满不减；腹虽痛，不似实证之拒按，而是按之痛减；脉虽弦，但重按无力，与实证所致表现不同，同时伴随神疲乏力、面色无华、舌质娇嫩等虚证的典型表现，是"至虚有盛候"的复杂病理表现。

当出现上述"大实有羸状"或"至虚有盛候"的情况时，一定要注意围绕虚证、实证的表现特点及鉴别要点综合分析，仔细辨别，从而分清虚、实的真假。

第三节　六淫辨证

六淫之邪侵袭人体，机体必然发生一定的病理变化，并通过不同的症状和体征反映出来。因此，六淫辨证则是根据六淫各自的自然特性和致病特点，探求疾病所属何因的辨证方法。六淫病证的发生，往往与季节有关。如春多风病，夏多暑病，长夏多湿病，秋多燥病，冬多寒病。在四时气候变化中，六淫病证并不是固定的，且人体感受邪气，也不是单一的，例如风有风寒、风热、风湿；暑有暑热、暑湿、暑风等，因此，疾病的表现也是复杂多变的。

此外，临床上还有一些病证，其病因并不是外感六淫所致，而是在疾病发展过程中由于内部病理变化所产生的类似六淫的证候，称为内风证、内寒证、内湿证、内燥证、内火证等，其实质上是一种象征性的病理归类，应注意辨析。

一、风淫证

风淫证是指感受外界风邪所致的一类证，或称外风证。根据风邪侵袭所反映病位的不同，风淫证常有风邪袭表证、风邪犯肺证、风客肌肤证、风邪中络证、风窜关节证、风水相搏证等。风为百病之长，根据与外风兼见证候的不同，又有风寒、风热、风火、风湿以及风痰、风水、风毒等名称的不同。

1.临床表现　一般有恶风寒，微发热，汗出，鼻塞或喷嚏，咳嗽，咽喉痒痛，苔薄白，脉多浮缓；或新起皮肤瘙痒，甚至出现丘疹时隐时现、此起彼落；或突现颜面麻木不仁，口眼㖞斜，颈项拘急；或肢体关节疼痛而游走不定；或突起面睑肢体浮肿。

2.证因分析　多因感受外界的风邪，其中也可能包含着某些生物性致病因素。风邪袭表，腠理开合失调，故见恶风、微热、汗出等症；风邪犯肺，肺系不利，则见鼻塞或喷嚏、咳嗽、咽喉痒痛等；风邪客于肌肤，则见皮肤瘙痒，或见丘疹时隐时现、此起彼落；风邪侵袭经络，经气阻滞不通，轻则局部脉络麻痹、失调，而见肌肤麻木不仁、口眼㖞斜，重则导致筋脉挛急，而现颈项强直等症；风与寒湿合邪，阻痹经络，流窜关节，则肢体关节游走疼痛；风水相搏，肺失宣降，则见面睑肢体浮肿。

本证以新起恶风、微热、汗出、脉浮缓，或突起风团、瘙痒、麻木、肢体关节游走疼痛为辨证要点。

风邪袭表者，治宜疏风解表，方用荆防败毒散（《摄身众妙方》，荆芥、防风、羌活、独活、川芎、生姜、甘草、薄荷、柴胡、前胡、桔梗、茯苓）；风邪犯肺者，治宜疏风宣肺，方用杏苏散（《温病条辨》，杏仁、苏叶、半夏、橘红、桔梗、枳壳、前胡、茯苓、甘草、大枣、生姜（或桑菊饮（《温病条辨》，桑叶、菊花、连翘、杏仁、桔梗、甘草、芦根、薄荷））；风邪客于肌肤者，治宜疏风清热利湿，方用消风散（《外科正宗》，当归、生地黄、防风、蝉蜕、知母、苦参、胡麻仁、荆芥、苍术、牛蒡子、石膏、木通、甘草）；风邪侵袭经络者，治宜祛风止痉，方用牵正散（《杨氏家藏方》，白附子、白僵蚕、全蝎）；

风寒湿痹痛者，治宜祛风宣痹，方用防风汤（《宣明论方》，防风、当归、茯苓、杏仁、黄芩、秦艽、葛根、麻黄、肉桂、生姜、大枣、甘草）；风水相搏者，治宜祛风利水，方用越婢加术汤（《金匮要略》，麻黄、石膏、甘草、生姜、大枣、白术）。

二、寒淫证

凡感受外界寒邪所致的一类证，称为寒淫证，或称实寒证。

根据寒邪侵袭所反映病位的不同，寒淫证有"伤寒证""中寒证"之分。伤寒证是指寒邪外袭，伤人肤表，阻遏卫阳，阳气抗邪于外所表现的表实寒证；中寒证是指寒邪直中而内侵脏腑、气血，损伤或遏制阳气，阻滞气机或血液运行所表现的里实寒证。寒邪常与风、湿、燥、痰、饮等病因共同存在，而表现为风寒、寒湿、凉燥、寒痰、寒饮等证。并且常因寒而导致寒凝气滞、寒凝血瘀，寒邪损伤机体阳气可演变成虚寒证，甚至亡阳证。

1.临床表现 伤寒证者新起恶寒，或伴发热之感，头身疼痛，无汗，鼻塞流清涕，口不渴，舌苔白，脉浮紧等。中寒证者新起畏寒，脘腹或腰背等处冷痛、喜温，或见呕吐腹泻，或见咳嗽、哮喘、咯吐白痰。

2.证因分析 多因淋雨、涉水、衣单、露宿、食生、饮冷等，体内阳气未能抵御寒邪而致病。故多属新病突起，病势较剧，并常有感受寒邪的原因可查。

伤寒证多因寒伤于表，郁闭肌腠，失于温煦，故见恶寒、疼痛、无汗、口不渴、分泌物或排泄物清稀、苔白、脉浮紧等。

中寒证多因寒邪遏伤机体阳气，故常有新起恶寒、身痛肢厥、蜷卧拘急、小便清长、面色苍白、舌苔白、脉沉紧或沉弦、沉迟有力等一般表现之外，且因寒邪所犯脏腑之别，因而可表现出各自脏器的证候特点。如寒滞胃肠，多有呕吐腹泻；如寒邪客肺，常见咳嗽、哮喘、咯吐白痰等。

本证以恶寒甚、无汗、头身或胸腹疼痛、苔白、脉弦紧为辨证要点。

寒伤于表者，治宜辛温解表，方用麻黄汤（《伤寒论》，麻黄、桂枝、炙甘草、杏仁）；寒邪直中胃肠者，治宜温中散寒，方用桂附理中汤（《产科发蒙》，人参、炒白术、炒干姜、肉桂、制附子、炙甘草）；寒邪客肺者，治宜温肺化痰，方用小青龙汤（《伤寒论》，麻黄、芍药、细辛、干姜、炙甘草、桂枝、五味子、半夏）。

三、湿淫证

湿是指外界湿邪侵袭人体，或体内水液运化失常而形成的一种呈弥漫状态的病理性物质。由外界湿邪所致的证，即为湿淫证，亦称外湿证。亦有因过食油腻、嗜酒饮冷等而致脾失健运，水液不能正常输布而湿浊内生，是为内湿证。然而，湿证之成，常是内外合邪而为病，故其临床表现亦常涉及内外。

根据寒邪侵袭所反映病位的不同，湿淫证有"湿遏卫表""湿凝筋骨"和"湿伤于里"等证。此外，湿郁则易于化热，而成湿热之证；湿邪亦可与风、暑、痰、水等邪合并为病，而为风湿、暑湿、痰湿、水湿、湿毒等证。

1.临床表现 湿遏卫表，则恶寒微热，头胀而痛，身重体倦，口淡不渴，小便清长，舌苔白滑，脉濡或缓。湿凝筋骨，则骨节烦疼，关节不利。湿伤于里，除面色晦垢，肢体困重，舌苔滑腻，脉象濡缓等症之外，或有胸闷脘痞，纳谷不馨，甚至恶心欲呕；或见大便稀溏，或小便浑浊，妇女可见带下量多。

2.证因分析　多因外湿侵袭，如淋雨下水、居处潮湿、胃犯雾露等而形成。湿遏卫表，与卫气相争，故恶寒微热；湿遏气机，清阳失宣，故见头胀而痛、身重体倦、口淡胸闷；湿不伤津，故口不渴、小便清长；舌苔白滑，脉濡或缓，是湿邪为患之征。寒湿留滞于筋骨，气血痹阻不通，不通则痛，故骨节烦疼，则关节不利。

湿伤于里，则可出现一系列脏腑气机困阻的病证。湿滞胃肠，胃失和降，则胸闷脘痞，纳谷不馨，甚则恶心欲呕；湿困脾阳，运化失常，故见大便稀溏；湿滞膀胱，气化失常，故小便浑浊；湿浊下注胞宫，则妇女可见带下量多。湿邪为病，病势多缠绵，容易阻滞气机，困遏清阳，故以面色晦垢、肢体困重、舌苔滑腻、脉象濡缓为主要表现。

本证以身体困重、肢体酸痛、脘腹痞闷、舌苔滑腻为辨证要点。

湿遏卫表者，治宜解表祛湿，方用藿香正气散（《太平惠民和剂局方》，大腹皮、白芷、紫苏、茯苓、半夏曲、白术、陈皮、厚朴、桔梗、藿香、甘草、生姜、大枣）；湿凝筋骨者，治宜利湿祛风散寒，方用薏苡仁汤（《奇效良方》，薏苡仁、当归、芍药、麻黄、官桂、甘草、苍术）；湿伤于里者，治宜温阳化湿，方用香砂理中场（《医灯续焰》，炮姜、炒白术、炙甘草、人参、木香、砂仁）。

四、燥淫证

凡外界燥邪侵袭，耗伤人体津液所致的证，称为燥淫证，又称外燥证。燥淫证有"温燥""凉燥"之分，这多与秋季气候有偏热偏寒的不同变化相关。燥而偏热为温燥，燥而偏寒为凉燥。

1.临床表现　皮肤干燥甚至皲裂、脱屑，口唇、鼻孔、咽喉干燥，口渴饮水，舌苔干燥，大便干燥，或见干咳少痰、痰黏难咯，小便短黄，脉象偏浮。

凉燥常有恶寒发热，无汗，头痛，脉浮缓或浮紧等表寒症状；温燥常见发热有汗，咽喉疼痛，心烦，舌红，脉浮数等表热症状。

2.证因分析　燥邪具有干燥，伤津耗液，损伤肺脏等致病特点。燥淫证的发生有明显的季节性，是秋天的常见证，发于初秋气温者为温燥，发于深秋气凉者为凉燥。

燥邪侵袭，易伤津液，而与外界接触的皮肤、清窍和肺系首当其冲，所以燥淫证的证候主要表现为皮肤、口唇、鼻孔、咽喉、舌苔干燥，干咳少痰等症；大便干燥，小便短黄，口渴饮水系津伤自救的表现。

感受外界燥邪所致，所以除了"干燥"的证候以外，还有"表证"的一般表现，如轻度恶寒或发热、脉浮等。初秋之季，气候尚热，余暑未消，燥热侵犯肺卫，故除了干燥津伤之证候表现外，又见类似风热表证之象；深秋季节，气候既凉，气寒而燥，人感凉燥，除了燥象之外，可见类似寒邪袭表之表寒证。

临床上常见的燥淫证，有燥邪犯表证、燥邪犯肺证、燥干清窍证等，各自症状虽可有所偏重，但由于肌表、肺系和清窍常同时受累，以至于三证的症状常相兼出现，因而辨证时可不严格区分，而主要在于辨别凉燥与温燥。

燥淫证与由于血虚、阴亏所导致的机体失于濡润而出现的干燥证不同，前者因于外感，属外燥；后者因于内伤，属内燥。但两者亦可相互为因、内外合病。

本证以皮肤、口鼻、咽喉干燥等为辨证要点。

凉燥者，治宜辛温解表，宣肺润燥，方用杏苏散（《温病条辨》，苏叶、半夏、茯苓、前胡、桔梗、枳壳、甘草、生姜、大枣、橘皮、杏仁）；温燥者，治宜辛凉解表，润肺止咳，方用桑杏汤（《温病条 辨》，桑叶、杏仁、沙参、象贝、香豉、栀皮、梨皮）。

五、火淫证

火淫证是指感受外界阳热之邪所致的一类实热证。

1.临床表现　发热恶热，烦躁，口渴喜饮，汗多，大便秘结，小便短黄，面色赤，舌红或绛，苔黄干燥或灰黑，脉数有力（洪数、滑数、弦数等）。甚者或见神昏、谵语、惊厥、抽搐、吐血、衄血，痈肿疮疡。

2.证因分析　火、热、温邪的性质同类，仅有轻重、缓急等程度之别。程度上认为"温为热之渐，火为热之极"，病机上有"热自外感，火由内生"之谓，但从辨证学的角度看，火证与热证均是指具有温热性质的证候，概念基本相同。

火淫证多因外界阳热之邪侵袭，如高温劳作、感受温热、火热烧灼、过食辛辣燥热之品、寒湿等邪气郁久化热、情志过极而化火、脏腑气机过旺等而起。火为阳邪，具有炎上，耗气伤津，生风动血，易致肿疡等特性。

阳热之气过盛，火热燔灼急迫，气血沸涌，则见发热恶热、颜面色赤、舌红或绛、脉数有力；热扰心神，则见烦躁不安；邪热迫津外泄，则汗多；阳热之邪耗伤津液，则见口渴喜饮、大便秘结、小便短黄等。

由火热所导致的病理变化，最常见者为伤津耗液，甚至亡阴；火热迫血妄行可见各种出血；火热使局部气血壅聚，血肉腐败而形成痈肿脓疡；火热炽盛可致肝风内动，则见抽搐、惊厥；火热闭扰心神，则见神昏谵语等，其中不少为危重症。

火热证的临床证候，可因病变发生脏腑、组织等部位的不同，所处阶段的不同，以及轻重程度的不同，而表现出各自的特点。常见证有风热犯表证、肺热炽盛证、心火亢盛证、胃热炽盛证、热扰胸膈证、肠热腑实证、肝火上炎证、肝火犯肺证、热闭心包（神）证、火毒入脉证、热入营血证、热（火）毒壅聚肌肤证等。

按八纲归类，火热证有表实热、里实热之分。热邪外袭，卫气抗邪于外为表实热证；邪热传里，或火热之邪直接内侵，或体内阳热有余，以热在脏腑、营血等为主要表现者，为里实热证。

外感温热类疾病的基本病性是热（火）。卫气营血辨证主要是说明温（火）热类疾病在不同阶段、层次以及轻重、演变等方面的证候特点。

火热证常与风、湿、暑、燥、毒、瘀、痰、饮等邪同存，而为风热证、风火证、湿热证、瘀热证、温燥证、火（热）毒证、疲热证、痰热证、热饮证等。

病久而体内阴液亏虚者，常出现低热、五心烦热、口渴、盗汗、脉细数、舌红少津等症，辨证为阴虚证。阴虚证虽与火热证同属热证范畴，但本质上有虚实的不同，火热证以阳热之邪有余为主，发热较甚，病势较剧，脉洪滑数有力。

本证以发热、口渴、面红、便秘尿黄等为辨证要点。

治宜清热泻火，方用白虎汤（《伤寒论》，知母、石膏、甘草、粳米）或者黄连解毒汤（《外台秘要方》，黄连、黄芩、黄柏、栀子）。

六、暑淫证

暑淫证是指夏月炎暑之季，感受暑热之邪所致的一类证。暑邪的性质虽与火热之邪同类，但暑邪致病有严格的季节性，其病机、证候也与一般火热证有一定的差别。

根据感暑的轻重缓急，有伤暑、冒暑、中暑三类，其中，较之伤暑为轻者是冒暑；较之伤暑急骤而神闭者为中暑。而根据暑邪兼挟寒热之邪的不同，伤暑证又有阳暑和阴暑之别。一般暑季受热者为阳暑；暑月感寒者为阴暑。

1.临床表现　若恶热，汗出，口渴喜饮，气短神疲，肢体困倦，小便短黄，舌红苔黄或白，脉洪数或虚数者，为阳暑；若头痛恶寒，身形拘急，肢体疼痛而心烦，肌肤大热而无汗，脉浮紧者，为阴暑。若仅见头晕、寒热、汗出、咳嗽等症者，是为冒暑。如暑热炎蒸，忽然闷倒，昏不知人，牙关紧闭，身热肢厥，气粗如喘者，为中暑。

2.证因分析　伤暑之阳暑，多因夏季气温过高，或烈日下劳动过久，或工作场所闷热，因而受热，动而得病。由于暑性炎热升散，耗津伤气，故见恶热汗出，口渴喜饮，气短神疲，肢体困倦，小便短黄，舌红苔黄，脉洪数或虚数。伤暑之阴暑，常在炎热暑月，过食生冷，或贪凉露宿，因而受寒，静而得病。因寒束肌表，卫阳被遏，故见头痛恶寒，身形拘急，肢体疼痛，脉浮而紧；但暑热郁蒸于内，故并见心烦、肌肤大热等热象。

冒暑，是夏月感受暑热湿邪，邪犯肺卫的暑淫轻症。暑邪在表，卫表失宣，故见头晕、寒热、汗出等；暑邪袭肺，气郁不宣，故见咳嗽。

中暑，是在炎夏酷暑季节，卒中暑热，内闭心神，故忽然闷倒，神志昏迷，不知人事，牙关紧闭；阳郁不达、暑热内迫，则有身热肢厥、气粗如喘等症。

本证以发热、口渴、汗出、疲乏、尿黄等为辨证要点。

伤暑之阳暑者，治宜清热泻暑，方用白虎加苍术汤（《类证活人书》，知母、甘草（炙）、石膏、苍术、粳米）；伤暑之阴暑者，治宜解表散寒，清暑化湿，方用新加香薷饮（《温病条辨》，香薷、金银花、鲜扁豆花、厚朴、连翘）；冒暑者，治宜清热疏风，泻暑祛湿，方用六和汤（《太平惠民和剂局方》，砂仁、半夏、杏仁、人参、炙甘草、茯苓、藿香、白扁豆、木瓜、香薷、厚朴）；中暑者，治宜清暑益气，解热熄风，方用白虎加人参汤（《伤寒论》，知母、石膏、人参、甘草）或者羚羊钩藤汤（《通俗伤寒论》，羚羊角、钩藤、霜桑叶、川贝母、鲜竹茹、生地黄、菊花、白芍、茯神、甘草）。

第四节　疫疠辨证

疫疠，是一类具有强烈传染性的致病邪气，又有"瘟疫""疠气""毒气""异气"之称。疫疠致病的一个特点是有一定的传染源和传染途径。其传染源有二：一是自然环境，即通过空气传染。二是人与人互相传染，即通过接触传染。其传染途径是通过呼吸道与消化道。疫疠致病的另一特点是传染性强，死亡率高。《诸病源候论》说："人感乖戾之气而生病，则病气转相染易，乃至灭门。"疫疠所致的病证很多，临床常见的有瘟疫、疫疹、瘟黄等病证。

一、瘟疫证

瘟疫证是指感受疫疠之气而发生的急性流行性传染病。《素问遗篇·本病论》说："大风早举，时雨不降，湿令不化，民病温疫。"临床常见的瘟疫病有三种不同的类型。

（一）湿热疫毒证

1.临床表现 初起恶寒而后发热，寒热如拒，头痛身疼，胸宿呕恶；以后但热不寒，昼夜发热，日晡益甚；舌质红绛，苔白如积粉，脉数。

2.证因分析 多因疠气疫毒，伏于膜原。邪正相争于半表半里，故初起恶寒而后发热、寒热如疟、头痛身疼等；瘟疫每挟湿浊痰滞，蕴阻于内，邪浊交阻，表气不通，里气不达，故见胸痞呕恶、苔白如积粉等症状；疫邪久郁，化热入里，故见以后但热不寒、昼夜发热、日晡益甚、舌质红绛、脉数等症状。

寒热如疟者，治宜开达膜原，辟秽化浊，方用达原饮（《温疫论》，槟榔、厚朴、草果仁、知母、芍药、黄芩、甘草）；但热不寒者，治宜化湿泄热，方用白虎加术汤证（《类证活人书》，知母、炙甘草、石膏、苍术、粳米）。

（二）暑热疫毒证

1.临床表现 壮热烦躁，头痛如劈，腹痛泄泻，并可见衄血，发斑，神志昏迷，舌绛苔焦，脉数实。

2.证因分析 多因暑热疫毒，伏邪于胃。暑热疫邪充斥表里三焦，故初起即壮热烦躁、头痛如劈；暑热疫邪充斥于里，故见腹痛泄泻；热毒侵入血分，迫血上溢，则见衄血，外溢肌肤，则见发斑；热毒内扰心神，则见神志昏迷等症状；舌绛苔焦，脉象数实，皆为热毒壅盛之象。

本证治宜解毒清泄，凉血护阴，方用清瘟败毒饮【《疫疹一得》，生石膏、生地黄、犀角（可水牛角代）栀子、桔梗、黄芩、知母、赤芍、玄参、连翘、生甘草、丹皮、鲜竹叶】。

（三）温热疫毒证

1.临床表现 始起恶寒发热，头面红肿，继而恶寒渐罢而热势益增，口渴引饮，烦躁不安，头面肿，咽喉疼痛加剧，舌苔焦黄，脉象数实。

2.证因分析 多因温热毒邪，攻窜头面。温毒犯表，卫气失和，故始见恶寒发热等症；头为诸阳之会，继而热毒攻窜于上，则见头面红肿或咽喉疼痛；随着温毒化火，邪热逐渐侵入肺胃，由卫表传入气分，故不恶寒而但发热；气分热炽，津液受伤，则口渴烦躁；热毒充斥于上，则头面、咽喉肿痛急剧加重；舌赤苔黄，脉象数实，均为里热炽盛之征。

始起恶寒发热者，治宜透表泄热，解毒利咽，方用清咽栀豉汤【《疫喉浅论》，栀子、香豆豉、金银花、薄荷、牛蒡子、甘草、蝉蜕、白僵蚕、犀角（可水牛角代）、连翘壳、桔梗、马勃、芦根、灯心、竹叶】；邪入肺胃，但热不寒者，治宜清热解毒，疏风消肿，方用普济消毒饮（《东垣十书》，黄芩、黄连、玄参、连翘、板蓝根、马勃、牛蒡子、薄荷、白僵蚕、桔梗、升麻、柴胡、陈皮、甘草）。

二、疫疹证

疫疹证是指瘟疫病过程中热毒侵入血分，热迫血溢，斑疹外发于肌肤的病证。它是传染性较强，并可造成大流行的疾患。疫疹证又有阳毒疫疹证和阴毒疫疹证之分。

（一）阳毒疫疹证

1.临床表现 初起发热遍体炎炎，头痛如劈，斑疹透露。如斑疹松浮，洒于表面，或红赤，或紫黑；如斑疹从皮里钻出，紧束有根，其色青紫，宛如浮萍之背，多见于胸背。脉数或浮大而数，或沉细而数，或不浮不沉而数。

2.证因分析 多因外感疫疠之邪而火毒内盛，侵入血分，外发于肌肤所致。疫毒火邪充斥表里，故初起即见壮热、遍体炎炎、头痛如劈。疫毒火邪侵入血分，迫血外溢于肌肤，故见斑疹透露于皮肤。斑疹松浮，洒于表面，不论色红或色紫或色黑，都是邪毒外泄之象，一般预后良好。若斑疹如从皮里钻出，紧束有根，此乃邪气闭伏于里而一时不得外出之征，病多比较危重。若其色青紫，如紫背浮萍，且多见于胸背，则不仅疫毒深重，亦因气血不畅所致。疫疹之脉多数，这是由于暑热之疫，火热亢盛使然。如邪不太甚，正能胜邪，驱邪外出，则其脉多浮大而数；如邪气甚，正气不能胜邪，邪热闭于里，则脉见沉细而数，甚则若隐若现。邪毒郁伏愈深，则脉愈沉伏，所以暑热疫疹而见此等脉象，预后多属不良。

斑疹阳毒者，治宜清热、解毒、凉血，方用青盂汤（《医学衷中参西录》，荷叶、生石膏、羚羊角、知母、蝉蜕、白僵蚕、重楼、甘草）或清瘟败毒饮【《疫疹一得》，生石膏、生地黄、犀角（可水牛角代）、川连、栀子、桔梗、黄芩、知母、赤芍、玄参、连翘、竹叶、甘草、丹皮】。

（二）阴毒疫疹证

1.临床表现如初起六脉细数沉伏，面色青惨，昏愦如迷，四肢逆冷，头汗如雨，头痛如劈，腹中绞痛，欲吐不吐，欲泄不泄，摇头鼓颔，则为闷疫。

2.证因分析阴毒疫疹证又称闷疫，是热毒深伏于里，不能透达于外的疫疹重症。疫毒闭伏而不外达，故见初起六脉细数沉伏、面色青惨；热盛神昏，故见昏聩如迷；热深厥亦深，故见四肢逆冷；火热上攻，故见头汗如雨、头痛如劈；疫毒闭伏于内，而不能畅达于外，故腹中绞痛，欲吐不吐，欲泄不泄，甚则摇头鼓颔等症皆可出现。

疫疹阴毒昏愦如迷者，宜先温阳救逆，祛寒透疹，方用人参三白汤（《医学入门》，人参、白术、白芍、白茯苓、柴胡、川芎、天麻）加附子、干姜，待斑色渐红，手足渐暖，尚有余热不清者，再以清热解毒，方用黄连解毒汤（《外台秘要方》，黄连、黄芩、黄柏、栀子）。

三、瘟黄证

瘟黄证是指伴有黄疸的传染性很强的急性传染病。本病多因感受"天行疫疠"之气，湿热时毒，燔灼郁蒸而成。《沈氏尊生书•黄疸》说："又有天行疫病，以致发黄者，俗称之瘟黄，杀人最急。"临床常有瘟黄重症和急症两类。

（一）瘟黄重症

1.临床表现 初起可见发热恶寒，随即卒然发黄，全身、齿垢、白睛黄色深染。重症患者变证蜂起，或四肢逆冷，或神昏谵语，或神呆直视，或遗尿；甚至舌卷囊缩，循衣摸床，撮空理线。

2.证因分析 瘟黄，多因时邪外袭，郁而不达，内阻中焦，脾胃运化失常，湿热蕴蒸于肝胆，逼迫胆汁外溢，浸渍肌肤而成。发病迅速，初起可见发热恶寒等表证的现象，随即出现卒然发黄，全身、齿垢、白睛俱黄，且黄色较深等热毒炽盛的症状。

瘟黄重症发病迅速且变化较多，如疫毒闭伏于内，热深厥亦深，故见四肢逆冷；热毒内陷心包，心神被扰，故见神志昏迷、谵言妄语；疫邪上扰清空，故见神呆直视；热盛神昏，而致膀胱不约，故见遗尿；热毒流窜肝经，筋脉受其煎熬，故舌卷囊缩；甚至热盛动风，而见循衣摸床、撮空理线等症状。

本证治宜清热解毒，凉血开窍，方用犀角散【《奇效良方》，犀角（可水牛角代）、麻黄、羌活、附子、杏仁、防风、桂心、白术、人参、川芎、白茯苓、细辛、当归、石膏、炙甘草】或神犀丹【《温热经纬》，犀角（可水牛角代）、石菖蒲、黄芩、生地黄、金银花、金汁、连翘、板蓝根、香豉、玄参、天花粉、紫草】等。

（二）瘟黄急症

1.临床表现　发病急，来势猛，卒然发黄，全身尽染，常见心满气喘，命在顷刻。

2.证因分析　急黄是湿热疫毒伤及营血的危症，其发病急，来势猛，预后不良。

本证治宜清热利湿，凉血解毒，方用黄连解毒汤（《外台秘要》，黄连、黄芩、黄柏、栀子）合茵陈蒿汤（《伤寒论》，茵陈蒿、栀子、大黄）。

第五节　情志伤辨证

情志，是指喜、怒、忧、思、悲、恐、惊等情感。当外来的精神刺激过于强烈或持续过久，超过了正常活动范围，便可导致情志内伤病证的发生。综合分析患者的临床表现，从而辨别情志所伤的证候，称为情志证。

情志病证常与患者个性有关，而人事环境，则为动因。不同的情志变化，对内脏有不同的影响。如《素问•阴阳应象大论篇》曰："喜伤心""怒伤肝""忧伤肺""思伤脾""恐伤肾"。情志病变亦可导致人体气机紊乱，故《素问•举痛论篇》指出："怒则气上""喜则气缓""悲则气消""恐则气下""惊则气乱""思则气结"。由于五脏之间存在着相互依存、相互制约的关系，情志所伤亦可相互影响，故临床见症亦颇复杂。辨证时除详查病因之外，还须细审脏腑见症。

一、喜伤证

喜伤证是指由于过度喜乐，神气失常所致的证。

1.临床表现　喜笑不休，心神不安，精神涣散，思想不集中，甚则语无伦次，举止失常，肢体疲软，脉缓等。

2.证因分析　喜为心志，适度喜乐能使人心情舒畅，精神焕发，营卫调和。然喜乐无制，则可损伤心神，使心气弛缓，神气不敛，故见肢体疲软、喜笑不休、心神不安、精神涣散、思想不集中等；暴喜过度，神不守舍，诱发痰火扰乱心神，则见语无伦次、举止失常等症。

本证以喜笑不休、精神涣散等为辨证要点。

治宜养心安神，方用养心汤（《医方集解》，黄芪、茯苓、茯神、当归、川芎、半夏、炙甘草、柏子仁、炒酸枣仁、远志、五味子、人参、肉桂）。

二、怒伤证

怒伤证指由于暴怒或过于愤怒，肝气横逆、阳气上亢所致的证。

1.临床表现　烦躁多怒，胸胁胀闷，头胀头痛，面红目赤，眩晕，或腹胀、泄泻，甚至呕血、发狂、昏舌红苔黄，脉弦劲有力。

2.证因分析　多因大怒不止，致使肝气升发太过，阳气上亢而成本证。肝气郁滞而欲发，则见胸胁胀闷、烦躁易怒；肝气上逆，血随气涌，故见面红目赤、头胀头痛、眩晕，甚至呕血；阳气暴张而化火，冲扰神气，可表现为发狂，或突致昏厥；肝气横逆犯脾，则见腹胀、泄泻；舌红苔黄，脉弦劲有力为气逆阳亢之征。

本证以烦躁多怒、胸胁胀闷、面赤头痛等为辨证要点。

治宜清肝泻火，方用龙胆泻肝汤（《太平惠民和剂局方》，龙胆草、黄芩、山栀子、泽泻、木通、车前子、当归、生地黄、柴胡、生甘草）。

三、忧伤证

忧伤证是指由于忧愁过度，脾肺气机抑郁所致的证。

1.临床表现　郁郁寡欢，忧愁不乐，表情淡漠，胸闷腹胀，善太息，倦怠乏力，脉涩等。

2.证因分析　忧愁过度，气机沉郁，情志不舒，则见郁郁寡欢、忧愁不乐、表情淡漠、善太息等；肺气郁闭不宣，则胸闷气短；脾气不运，则腹部胀满、倦怠乏力等；脉涩为气滞不宣之象。

本证以忧愁不解、胸闷气短、倦怠乏力等为辨证要点。

治宜行气开郁，健脾化痰，方用半夏厚朴汤（《金匮要略》，半夏、厚朴、茯苓、生姜、苏叶）。

四、思伤证

思伤证是指由于思虑过度，心脾等脏腑气机紊乱所致的证。

1.临床表现　倦怠少食，面色萎黄，头晕健忘，失眠，多梦，心悸，消瘦，脉沉结。

2.证因分析　思虑太过则气结不散，脾不得正常受纳、运化而倦怠少食；思虑过度，暗耗心血，血不养神，伴有头晕、健忘、失眠、多梦、心悸等症；心脾两虚，气血不足则面色萎黄、消瘦等；中焦气结，中气失运故脉沉结。

本证以倦怠少食、健忘、失眠多梦等为辨证要点。

治宜补益心脾，方用归脾汤（《正体类要》，白术、当归、白茯苓、黄芪、龙眼肉、远志、酸枣仁、木香、炙甘草、人参、生姜、大枣）。

五、悲伤证

悲伤证是指由于悲伤过度，使气机消沉，伤及肺脏所致的情志证。

1.临床表现　善悲喜哭，精神萎靡，疲乏少力，面色惨淡，脉结等。

2.证因分析　悲则气消，悲哀太过，则神气涣散，意志消沉，故见悲哀好哭、精神萎靡、疲乏无力、而色惨淡等；气消则血行不畅，故见脉结。

本证以情绪悲哀、神疲乏力等为辨证要点。

治宜益气升陷助阳，方用升陷汤（《医学衷中参西录》，黄芪、知母、柴胡、桔梗、升麻）或参苓白术散（《太平惠民和剂局方》，人参、白术、茯苓、山药、扁豆、莲子、薏苡仁、砂仁、桔梗、甘草）。

六、恐伤证

恐伤证是指由于恐惧过甚，使气机沉降，伤及肾脏所致的证。

1.临床表现　恐惧不安，心悸失眠，常被噩梦惊醒，甚则二便失禁，或为滑精、阳痿等。

2.证因分析　恐则伤肾，恐则气下，肾气不固，神气不宁，故见恐惧不安、心悸失眠，甚至出现二便失禁、滑精、阳痿等症。

本证以恐惧、胆怯易惊等为辨证要点。

治宜固肾益心，安神止遗，方用桑螵蛸散（《本草衍义》，桑螵蛸、远志、石菖蒲、人参、茯神、当归、龟板）。

七、惊伤证

惊伤证是指由于经受过度惊骇，气机逆乱所致的证。

1.临床表现　胆怯易惊，惊悸不宁，坐卧不安，失眠多梦，或见短气、体倦自汗、饮食无味等。

2.证因分析　惊则心无所倚，神无所归，虑无所定，气机逆乱，故见患者胆怯易惊、惊悸不宁、坐卧不安、失眠多梦等症；短气、体倦自汗、饮食无味等症则系过度惊吓导致心虚胆怯所为。

本证以胆怯易惊、惊悸不宁、坐卧不安、失眠多梦等为辨证要点。

治宜重镇安神，宁心潜阳/方用磁朱丸（《备急千金要方》，磁石、朱砂、六曲）。

第六节　饮食劳逸伤辨证

饮食、劳动和休息是人类赖以生存和保持健康的必要条件。但饮食失节，过量饮酒，都能伤害胃肠，所以《素问•痹论篇》说："饮食自倍，肠胃乃伤。"过劳则气耗，过逸则气惰，劳逸失当，使气血、筋骨、肌肉失其常态；房劳太过，耗竭其精，亦能造成虚损等病。饮食劳逸辨证是辨别由于饮食失节、过劳过逸、房劳精伤所致的病证。

一、饮食伤证

饮食伤证是指因饮食不节，或饮酒无度所致的证。临床一般又分为食伤、饮伤和虫伤三类证候。

（一）食伤证

食伤的原因有过食生冷瓜果鱼腥寒物者；有过食辛辣炙酒面热者；又有壮实之人恣食大嚼者；有虚弱之人贪食不化者；有因久饥大食大啖以致食滞者。

1.临床表现　腹胀气逆，胸膈痞塞；或吞酸嗳气，如败卵臭；或呕逆恶心，欲吐不吐，恶闻食气；或胃脘作痛，手按腹痛；或泄泻黄臭，而腹痛尤甚。

2.证因分析　食为有形之物，阻滞中焦，气机不畅，则腹胀气逆、胸膈痞塞；食积于胃，郁而为热，热与胃液相煎，则吞酸嗳气，如败卵臭；食滞与热相搏，胃气失于下降，则呕逆恶心，欲吐不吐，恶闻食气；食滞胃脘，气不通降，不通则痛，则胃脘作痛，手按腹痛；

若食与热下迫于大肠，则泄泻黄臭而绞痛尤甚。

本证以腹胀腹痛、吞酸嗳气、呕逆恶心等为辨证要点。

治消食导滞，方用保和丸（《丹溪心法》，山楂、神曲、半夏、陈皮、连翘、萝卜子）。

（二）饮伤证

饮伤证是指因饮酒过多而致的证。

1.临床表现 伤饮者脾虚泄泻，腹中胀满，烦渴肿胀。若伤于酒，则身热尿赤，轻者头痛眩晕，呕吐痰逆，神昏闷乱，胸满恶心，饮食减少，小便不利；重者醉后战栗，手足厥冷，不省人事，又称酒厥。

2.证因分析 伤饮者耗伤脾胃，引起水液停留不能运化，故见脾虚泄泻、腹中胀满、烦渴肿胀等症。伤酒者，则生痰益火，耗气损精。当酒入于胃，则脉络满而经脉虚，酒气与谷气相搏，热盛于体内，故身热而尿赤。酒性辛热燥烈，灼气耗精，故其病轻者，出现头痛眩晕，呕吐痰逆，神昏烦乱，胸满恶心，小便不利等；大醉则辛烈酒性，燥灼于中，而经气郁结而奔聚于内，故能使人忽然战栗，手足厥冷，不省人事而成"酒厥"。

本证以多饮后出现泄泻、腹胀及饮酒过多后出现呕恶神昏等为辨证要点。

饮多泄泻者，治宜健脾渗湿，温阳利水，方用苓桂术甘汤（《伤寒论》，茯苓、桂枝、白术、甘草）；酒伤轻症者，治宜燥湿运脾，行气和胃，方用不换金正气散（《太平惠民和剂局方》，陈皮、厚朴、苍术、藿香、法半夏、甘草）；酒伤重症者，治宜清火解毒，开窍醒神，方用牛黄清心丸（《痘疹世医心法》，牛黄、朱砂、黄连、黄芩、栀子、郁金）。

（三）虫伤证

虫伤证是指因吞食不洁之物而引起的肠道寄生虫病。临床以蛔虫、蛲虫病最为普遍。

1.临床表现 蛔虫病者，脐腹作痛，时痛时止；严重时腹痛甚剧，并可触到条索状物，时聚时散；脘腹疼痛，甚则呕吐，其手足厥冷者为蛔厥。蛲虫病者，以肛门奇痒为主症，因痒而致睡不安；病久则面色萎黄，神疲乏力。

2.证因分析 多因由于吞食不洁的食物，虫卵从食物进入人体，寄生于肠道，以致湿热内聚生虫。虫积日久则影响脾胃的正常受纳和运化功能，而致食欲不振、腹痛阵作。如蛔虫窜动肠道则脐腹作痛，虫静则痛亦止。所以，其痛以时痛时止为特点。虫聚则气不通，在疼痛的时候，腹部可触及条索状物，若虫窜散则索状物消失，故腹部触诊时索状物又有时聚时散的特点。如蛔虫上扰于胃或窜入胆道，则脘腹痛剧，甚则呕吐；气机闭塞，手足厥冷，则形成蛔厥证候。若蛲虫寄生肠道，夜则窜出肛门产卵，故致肛门奇痒；久则酿成湿热，郁滞脾胃，亦可导致面色萎黄、神疲乏力等症状。

蛔虫病痛甚者，先安蛔，后驱虫。安蛔者，方用乌梅丸（《伤寒论》，乌梅、细辛、干姜、黄连、当归、附子、蜀椒、桂枝、人参、黄柏）；驱虫者，方用化虫丸（《太平惠民和剂局方》，鹤虱、槟榔、苦楝根皮、铅粉、枯矾）。

蛲虫病者，治宜驱虫为主，方用化虫丸（《太平惠民和剂局方》，鹤虱、槟榔、苦楝根皮、铅粉、枯巩）。

二、劳逸伤证

劳逸伤证是指过劳与过逸，损伤元气所致的证。临床一般包括过劳、过逸和房劳三类证候。

（一）过劳伤证

过劳伤证是指因过度劳累，耗伤正气，积劳成疾所致的证。

1.临床表现　过度劳累，精神困顿，精疲力竭，甚则气喘心悸，虚热自汗，心烦不安等。

2.证因分析　《素问·举痛论篇》曰："劳则气耗。劳则喘息汗出，外内皆越，故气耗矣。"过度劳累，脏腑、经络内外之气，皆发越于肢体，久之其气耗竭，则精神困顿，精疲力竭。心气耗则悸；肺气损则喘；卫外之气发越不固，则自汗出。气虚则生内热，故《素问·调经论篇》曰："有所劳倦，形气衰少，谷气不盛，上焦不行，下脘不通，胃气热，热气熏胸中，故内热。"由于心神失养，故又可出现心烦不安的现象。

本证以过劳神疲为辨证要点。

治宜补气复元，方用保元汤（《博爱心鉴》，黄芪、人参、肉桂、生姜、甘草）。

（二）过逸伤证

过逸伤证是指长期体力上不活动和脑力的松懈，使脏腑气血失调，气机不畅所致的证。

1.临床表现　肢体乏力，易于疲劳，动则喘喝，心悸气短，食纳减少，脘痞腹胀，肌肉松软，形体虚胖等。

2.证因分析　过逸气血运行不周，肌肉松缓，筋骨脆弱，故常感肢体乏力而易疲劳；由于元气运行不周，稍事活动或活动加重时，则气短难继，故动则喘促、心悸短气；过逸则脾气亏虚，运化失调，则食纳减少、脘痞腹胀；水谷精气，停聚于肌腠之间，则体肥而行动迟缓。

本证以过逸乏力、精神不振为辨证要点。

治宜健脾利湿，行气化痰，方用香砂六君子汤（《中国医学大词典》，人参、白术、茯苓、甘草、陈皮、半夏、木香、砂仁、生姜）。

（三）房劳伤证

房劳伤证是指因房事太过，或醉以入房，以致精、气、神耗伤所致的证。

1.临床表现　头晕，耳鸣，神疲，气弱，腰膝酸软，心悸怔忡；男子阳痿，梦遗，滑精；女子经少，梦交，宫寒不孕。

2.证因分析　多因房事太过，耗损肾精，肾精不足，无以生髓，髓海空虚，元神失其所养，真气涣散，故头晕、耳鸣、神疲、气弱；腰为肾之府，肾之精气既亏，髓失所生，骨失所养，则腰膝酸软；肾精亏于下，心气动于上，故心悸怔忡；肾为真阴、真阳之所寓，肾阳不足，真火失其温煦之能，故男子阳痿、滑精，女子经少、宫寒不孕；肾阴不足，真火失其润养，虚火浮越，则男子梦遗，女子梦交。

本证以房事太过之后出现神疲腰酸、男子阳痿、女子梦交等为辨证要点。

治宜补肾添精，肾阴不足者，方用左归饮（《景岳全书》，熟地黄、山药、枸杞子、炙甘草、茯苓、山茱萸）；肾阳不足者，方用右归饮（《景岳全书》，熟地黄、山药、枸杞子、甘草、山茱萸、杜仲、肉桂、附片）。

第七节　外伤辨证

外伤，包括金刃、跌仆伤以及虫兽咬伤。各种创伤的共同病理特征：轻则皮肤、肌肉创伤，血脉疲阻，出现局部疼痛、瘀斑、血肿、出血等；重则损伤筋骨内脏，发生骨折、关节脱位，内脏出血或破裂，甚至中毒、虚脱等。故《疡医证治准绳·跌扑伤损》说："打扑、金刃损伤，是不因气动而生于外，外受有形之物所伤，乃血肉筋骨受病……所以损伤一证专从血论。"

一、金刃伤证

金刃伤证是指金属器刃损伤肢体所致的创伤的证。除有局部的创伤、出血、疼痛之外，亦可伤筋、折骨，甚至引起虚脱、创伤感染以及破伤风等。

1.临床表现　有明确的金刃损伤史，局部破损疲伤，或红肿疼痛；若伤筋折骨，则疼痛剧烈，肿胀明显；或出血过多，则出现面色苍白，头晕眼花，脉微等虚脱证候；如有寒热，筋揭，牙关紧闭，面如苦笑，阵发抽搐，角弓反张，痰涎壅盛，胸腹胀闷等症状为破伤风。

2.证因分析　金刃伤之轻者，局部皮肉破损、流血、血渗肌肤、淤积肿痛；重者伤筋折骨，疼痛剧烈，血出不止。血出过多，则气随血脱，致出现面色苍白，头晕，眼花，脉象微弱等虚脱证候。创伤后，若风毒之邪从创口侵入，袭于经络，营卫失调，邪气郁闭，则寒热、筋惯；邪郁动风，则牙关紧闭、面如苦笑；风气相搏，袭于肢体，则阵发抽搐；风搏而经腧不利，则角弓反张；风邪内搏，聚液成痰，则痰涎壅盛，胸腹胀闷，而成为"破伤风"。

金刃所伤表浅并出血缓慢者，可以云南白药涂撒伤口并适量口服云南白药或三七粉；伤口较深，出血较多者，应及时清创缝合，或加压包扎止血，同时，内服云南白药或化血丹（《医学衷中参西录》，三七、花蕊石、血余炭）；失血欲脱者，治宜补气固脱，回阳救逆，方用独参汤（《景岳全书》，人参）；　风毒入侵，破伤风者，治宜祛风止痉，方用玉真散（《医宗金鉴》，防风、白芷、天麻、羌活、白附子、天南星）。

二、虫兽伤证

虫兽伤证是指毒虫、毒蛇、狂犬等蜇伤或咬伤所致的证。

1.临床表现　有明确的虫兽伤病史。毒虫蜇伤，局部红肿疼痛、发疹，或牵四肢皆痛、麻木；则头晕，倒仆。如虫以其毛刺蜇人，则蜇处作疹、甚痛。毒蛇咬伤，局部有齿痕，或肿痛或麻木，起水泡，甚至创口坏死，形成溃疡，严重者出现全身中毒症状。狂犬咬伤，局部创口肿痛出血，病发时有怕风、怕光、恐水、畏声等症。

2.证因分析　多因毒虫蜇伤，《诸病源候论·杂毒病诸候》载有蜂、蝎蜇；蚤蜇、蜈蚁蜇、蛇虫蜇等。人被蜇后，其毒从伤口侵入，开始聚于局部，使局部红肿作痛，或发疹，或牵引四肢皆痛、麻木；继而虫毒随营卫之气，袭入经络，则出现头昏、倒仆等严重症状。

毒蛇咬伤，由于蛇毒有风毒和火毒之分，其临床表现也不一样。含有风毒的毒蛇咬伤以后，局部不红不肿，无渗液，微痛；甚至局部麻木，常易被忽视。多在咬伤后1小时出现全身症状，轻者头晕、汗出、胸闷、四肢无力；严重者出现瞳孔散大，视力模糊，语言不清，流涎，昏迷等。含火毒的毒蛇咬伤后，伤口剧痛，肿胀，起水泡，甚至伤口坏死出现溃疡，且有寒战，发热，肌肉酸痛，皮下出血，衄血，吐血，便血，继而出现黄疸等。

狂犬咬伤，其毒从伤口侵入人体，潜伏于内，经过7～10天，或几个月乃至1年以后发病，被咬伤的伤口愈深，愈近头部则潜伏的时间愈短，发病愈快。病毒发作，毒势弥漫，上犯元神之府，扰及清窍，出现狂躁不安，恐惧，畏风，怕光，畏声，恐水等。

对于毒虫蜇伤之处理，若明确为蜂蜇伤者，应立即去刺，同时应减少局部动作，可用冷水或冰块冷敷，然后对蜇处用肥皂水、3%氨水或5%小苏打进行冲洗，胡蜂及马蜂蜇伤可用食用醋冲洗伤口。红肿疼痛明显者，可用口或拔火罐吸毒，也可采用近心端结扎，严重者应给予全身支持及对症治疗。

蝎蜇、蜈蚣、蚂蚁等蜇伤者，可以参照蜂蜇伤之方法处理。

对毒蛇咬伤者，应先行局部处理，被咬伤的肢体应限制活动。在伤口上方的近心端肢体、伤口肿胀部位上侧用绷带贴皮肤绷紧，阻断淋巴回流，可延迟蛇毒扩散。避免用止血带，以免影响结扎远端肢体的血液供应，引起组织缺血性坏死。直至注射抗蛇毒血清或采取有效伤口局部清创措施后，方可停止绷扎。随后应该进行伤口清创，在伤口上方近心端、伤口肿胀部位上侧，有效绷扎后，立即沿牙痕作"一"字形切开伤口，进行彻底清洗和吸毒。常用1∶5000高锰酸钾溶液、净水或盐水清洗伤口。局部消毒后应将留在组织中残牙痕用刀尖或针细心剔除。然后在牙痕伤口处再用1∶5000高锰酸钾溶液或2%过氧化氢溶液洗涤伤口，盖上消毒敷料；并将肢体放在低位，使伤口的渗液容易引流。根据伤口局部反应大小，用胰蛋白酶2000～5000U加0.25%～0.5%普鲁卡因或蒸馏水稀释，作局部环封手指咬伤绷扎部位、手掌或前臂咬伤绷扎部位、脚趾咬伤绷扎部位、下肢咬伤绷扎部位。同时千万不要因绷扎和清创而延迟应用抗蛇毒血清的时间，抗蛇毒血清是中和蛇毒的特效解毒药，被毒蛇咬伤的患者应尽早使用，在30分钟内更好。单价特异抗蛇毒血清的疗效最好，应首先选用。但仅在已确知被何种毒蛇咬伤后才能使用。如不能确定毒蛇的种类，则可选用多价抗蛇毒血清。对毒蛇咬伤者可口服上海、广州、江西、福建、云南等地生产的蛇毒解药片；民间常用有效鲜草药有七叶一枝花、八角莲、半边莲、田基黄、白花蛇舌草、白叶藤、地耳草、两面针、青木香、鬼针草、黄药子等。可取以上鲜草数种，等量、洗净、捣烂取汁，每次40～50ml口服，每日4～6次，取其渣敷伤口周围；风毒（炽盛）者，治宜疏风解毒，方用雄黄解毒丸（《育婴秘诀》，雄黄、郁金、巴豆、乳香、没药）加减，胸闷呼吸困难加白芷、山梗菜，气喘痰鸣加川贝母、竹沥、法半夏等，抽搐加蜈蚣、全蝎，并服安宫牛黄丸；火毒（炽盛）者，治宜泻火解毒，凉血活血，方用龙胆泻肝汤（《太平惠民和剂局方》，龙胆草、黄芩、山栀子、泽泻、木通、车前子、当归、生地黄、柴胡、生甘草）合五味消毒饮加减（《医宗金鉴》，金银花、野菊花、蒲公英、紫花地丁、紫背天葵子），高热口渴加生石膏、知母；发斑加犀角；小便短赤，尿血加车前草、白茅根；烦躁抽搐加羚羊角、钩藤；火毒挟湿者加藿香、茵陈。

狂犬咬伤之患者应隔离于安静的单室内，避免一切不必要的刺激并尽快注射狂犬病疫苗，如严重者还应加注射血清或免疫球蛋白。伤口处应及时以20%肥皂水或0.1%新洁尔灭（或其他季铵类药物）彻底清洗。

狂犬咬伤者，中医治宜疏风解毒，方用扶危散（《医学入门》。防风、牵牛、大黄、斑蝥、麝香、雄黄）；若闻声则惊或抽搐、怕光、恐水、畏声时，治宜熄风解痉，方用玉真散（《外科正宗》，天南星、防风、白芷、天麻、羌活、白附子）加羚羊角、雄黄、蜈蚣。

三、跌仆伤证

跌仆伤证是指跌仆、坠堕、撞击、闪挫、扭捩、压扎等所致的损伤证。

1.临床表现 有损伤病史，局部红肿疼痛，瘀血；若被重物压扎或挤压，或从高处坠下，可致吐血、尿血；若坠堕时头颅着地，骨陷伤脑则眩晕不举，戴眼直视，口不能语，甚至昏厥。

2.证因分析 跌仆伤的病理，主要是由跌仆时，气血郁滞，除局部疼痛，瘀血或肿胀外，其病变要视跌仆时损伤的部位及其是否伤及内脏而定。如跌仆、挤压于胸部，严重者除胸廓损伤外，内及心肺，则现心肺的症状，或口鼻出血。又如从高坠下，头颅着地，颅骨粉碎，骨陷伤脑，则现戴眼直视，甚至昏厥等。故《医宗金鉴·正骨心法要旨》说："顶骨塌陷，惊动脑髓，七窍出血，身挺僵厥，昏闷全无知觉者，不治。"

跌仆、挤压于胸部者，视症状表现可分别治宜疏肝行气止痛或活血化瘀止痛，方用柴胡疏肝散（《证治准绳》，陈皮、柴胡、川芎、枳壳、芍药、甘草、香附）或复元活血汤（《医学发明》，柴胡、天花粉、当归、红花、甘草、穿山甲、大黄、桃仁）。

头颅受伤者，宜分期治疗。昏愦者，治宜辛香开窍，方用苏合香丸【《太平惠民和剂局方》，白术、青木香、乌犀屑（可水牛角代）、香附子、朱砂、诃黎勒、白檀香、安息香、沉香、麝香、丁香、毕茇、龙脑、苏合香油】合黎洞丸（《医宗金鉴》，三七、生大黄、阿魏、孩儿茶、天竺黄、血竭、乳香、没药、雄黄、山羊血、冰片、麝香、牛黄、藤黄）；恢复期治宜活血化瘀，方用通窍活血汤（《医林改错》，赤芍、川芎、桃仁、红枣、红花、老葱、鲜姜、麝香）。

腹部或四肢挤压伤等，均以活血化瘀治疗，方用桃红四物汤（《医金元戎》，熟地黄、当归、白芍、川芎、桃仁、红花）等。

第八节 脏腑经络辨证

脏腑经络辨证是神经内科疾病辨证的基础。脑与脏腑、经络关系密切，神经内科疾病虽病位都涉及脑，但与其他脏腑、经络密切相关。因此，在神经内科疾病辨证中，脏腑、经络辨证具有重要地位。脑与五脏、经络的关系，前面已有所涉及。这里重点谈脏腑经络辨证在神经内科疾病辨证中的意义。

五神即神、魂、魄、意、志，是五脏正常功能的外在表现和客观反映，由脑所主。就脑与五脏之用而言，脏腑功能失调，五神为病，则必伤及于脑。就脑与五脏之体而言，气血精液是神用的物质基础，五脏所藏精气，是为其体，故气血津液精出现不足，既病及五神，亦必病及于脑，所以强调脏腑辨证。对确立从脏治脑的原则有十分重要的意义。

经络是人体气血运行通路，《灵枢·九针》云："人之所以成者，血脉也。"《灵枢·官能》亦云："人之血气精神者，所以奉生而周于性命者也；经脉者，所以行血气而营阴阳，濡筋骨，利关节者也。"这就是说，血气布达全身，必须通过经络才能运行不息和转注全身。而脑之生理功能正常发挥，是通过经络来运行气血，协调内外，联系脏腑和肢节。如经络传导和运载功能正常，则可表现出思维敏捷、视物清晰、言语正常、动作准确。在病理情况下，经络既是病邪传变的途径，又可以表现出自身一定规律性的证候。这些证候，既与每一经脉生理活动范围与病理反应及部位表现出一致性，也与每一经脉相关脏腑生理病理变化有着密切关系。《灵枢·经脉》对每一经脉所列举的"是动病""所生病"的归纳就是这一规律的总结。分析"是动病""所生病"的规律，不难看出它是脏腑经络气血发病规律的综合。而这一综合关乎神的变化占了很大的比重。如各种疼痛、指（趾）不用、舌强、体不能摇、厥、不能卧等。也由于十二经脉皆赖经气（即神气）以为运行之动力，故此脑神实际指挥着经气的运行。所以，在病理情况下，神经内科疾病必反映于经络；同时，如果经络功能失常，脑髓之气不能外彰，则可表现为精神不振，思维混乱，动作失调，言语错乱等。因此，神经内科疾病辨证离不开脏腑经络辨证，脏腑经络辨证是神经内科疾病辨证的基础。

第九节　气血津液辨证

气血津液辨证是判断疾病中有无气血津液的亏损或运行障碍。脑赖气以用、赖血以养、赖津以润、赖液以濡，若气血津液发生病变，则神经内科疾病发生。同时，神经内科疾病形成之后，亦可引起气血津液的病变。

气虚则脑失其用，功能失常而出现神疲乏力，头目晕眩，少气懒言，动则益甚，舌淡，脉虚等；气机郁滞，则可见神志失常的表现。气机逆乱，上扰于脑，则可见头痛，眩晕，甚则昏厥。若五志过极，气机闭塞，可出现神昏或晕厥，肢厥等症。

若血虚则脑失所养，而见头空痛，眩晕耳鸣，健忘，不寐，神疲乏力，肢体麻木，甚则突然晕厥，面色淡白，舌淡脉细无力等。血热则脑神被扰可致心烦失眠，神昏，谵语，躁扰不宁，甚则发狂，手足抽搐等。血瘀脑络可见头脑刺痛，固定不移，夜间尤甚，或见痴呆，半身不遂，舌强言謇等。

由于气血在生理上相互依存，相互为用，所谓"气为血帅，血为气母"；在病理上亦密切相关，在神经内科疾病发生发展过程中，气血同病者常见。因气机郁滞致血行不畅，而形成气滞血瘀之证；气虚推动无力可出现气虚血瘀之证；气虚血不得以化生，或失血过多均可致气血两虚，脑失所养。同时，在神经内科疾病中由于津液代谢失常而形成痰浊，水饮停滞脑部，则可表现出头痛、眩晕、恶心呕吐等，甚则出现神志异常。

第三章　心系病症

第一节　惊悸、怔忡

一、定义

惊悸、怔忡是指患者自觉心中急剧跳动，惊慌不安，不能自主，或脉见参伍不调的一种病证。主要由于阳气不足，阴津亏损，心失所养；或痰饮内停，瘀血阻滞，心脉不畅所致。惊悸、怔忡虽属同类，但两者亦有区别：惊择常因情绪激动、惊恐、劳累而诱发，时作时辍，不发时一如常人，其证较轻；怔忡则终日觉心中悸动不安，稍劳尤甚，全身情况较、差，病情较重。惊悸日久不愈，可发展为怔忡。

二、历史沿革

《内经》无惊悸、怔忡的病证名称，但有关于惊悸、怔忡临床证候及脉象的论述。如《素问•平人气象论篇》说："胃之大络，名曰虚里，贯鬲络肺，出于左乳下，其动应衣，脉宗气也。盛喘数绝者，则病在中；结而横，有积矣；绝不至曰死。乳之下，其动应衣，宗气泄也。"《素问•痹论篇》说："心痹者，脉不通，烦则心下鼓。"证之临床，若虚里的跳动，外可应衣，以及心痹时"心下鼓"，均属宗气外泄的征象，病者多自觉心悸怔忡。《灵枢•经脉》谈到心包络之病甚，则出现"心中憺憺大动"的症状。另一方面，惊悸怔忡患者，其脉搏亦常有相应的变化，或脉来疾数，或脉来缓慢，或脉律不齐，多有改变。《素问•平人气象论篇》中提到："人一呼脉一动，一吸脉一动，曰少气……人一呼脉四动以上曰死……乍疏乍数曰死。"《素问•三部九候论篇》说："参伍不调者病。"《灵枢•根结》说："持其脉口，数其至也，五十动而不一代者，五脏皆受气；四十动一代者，一脏无气；三十动一代者，二脏无气……不满十动一代者，五脏无气。"显然，这些关于脉搏过慢、过快、不齐等记载，与惊悸、怔忡的脉象变化是颇为吻合的，尤其是其中的脉律不齐，多属于惊悸怔忡范畴。

汉代张仲景在《金匮要略》中，正式以惊悸为病名，立"惊悸吐衄下血胸满瘀血病脉证治"篇，惊择连称，并有"动即为惊，弱则为悸"的记载，认为前者是因惊而脉动，后者是因虚而心悸。同时，书中还提到"心下悸"、"水在肾，心下悸"等，大抵指因水停心下所致，因此多用半夏麻黄丸、小半夏加茯苓汤等治疗。又在《伤寒论•辨太阳病脉证治》里说："伤寒脉结代，心动悸，炙甘草汤主之。" 炙甘草汤沿用至今，是治疗心悸的重要方剂之一。

唐代孙思邈《备急千金要方•心藏脉论》提出因虚致悸的观点："阳气外击，阴气内伤，伤则寒，寒则虚，虚则惊，掣心悸，定心汤主之。"

宋代严用和《济生方•惊悸怔忡健忘门》率先提出怔忡病名，并分别对惊悸、怔忡的病因病机、病情演变、治法方药等，做了比较详细的论述，认为惊悸为"心虚胆怯之所致也""或因事有所大惊，或闻虚响，或见异相，登高陟险，惊忤心神，气与涎郁，遂使惊悸。惊悸不已，变生诸证，或短气悸乏，体倦自汗，四肢浮肿，饮食无味，心虚烦闷，坐卧不安",治宜"宁其心以壮胆气",选用温胆汤、远志丸作为治疗方剂。认为怔忡因心血不足所致,亦有因感受外邪及饮邪停聚而致者,"夫怔忡者,此心血不足也。又有冒风寒暑湿,闭塞诸经,令人怔忡。五饮停蓄,堙塞中脘,亦令人怔忡",治疗"当随其证,施以治法"。

庸宋以来,历代医家论述渐丰,相继有所发挥。金代刘完素在《素问玄机原病式•火类》中,记述了怔忡的临床表现,明确指出:"心胸躁动,谓之怔忡。"成无己亦指出:"悸者,心忪是也,筑筑惕惕然动,怔怔忪忪,不能自安者是矣。"(《伤寒明理论•悸》)并提出了心悸发生的原因不外"气虚""停饮"二端。元代朱丹溪又提出了血虚致病的理论,认为惊悸与怔忡均由血虚所致,并强调了痰的致病作用。《丹溪心法•惊悸怔忡》中提出心悸当责之虚与痰,说:"惊悸者血虚,惊悸有时,以朱砂安神丸""怔忡者血虚,怔忡无时,血少者多;有思虑便动,属虚;时作时止者,痰因火动""肥人属痰,寻常者多是痰。"

明清时期,对心悸的认识,百家争鸣,各有发挥,论述更为精要。如明代虞搏《医学正传•怔忡惊悸健忘证》认为惊悸、怔忡与肝胆有关,并对惊悸、怔忡两者的区别作了具体叙述:"怔忡者,心中惕惕然动摇,而不得安静,无时而作者是也;惊悸者,蓦然而跳跃惊动,而有欲厥之状,有时而作者是也。"李梴《医学入门•惊悸怔忡健忘》指出:"怔忡因惊悸久而成。"王肯堂《证治准绳·杂病•悸》承接《丹溪心法》"悸者怔忡之谓"的说法,明确提出:"悸即怔忡,而今人分为两条,谬矣。"在引起心悸的原因方面,则认为"有汗吐下后正气内虚而悸者,有邪气交击而悸者,有荣卫涸流脉结代者,则又甚焉"。张景岳对惊悸、怔忡的病因病机和证治论述较全面,他在《景岳全书•怔忡惊恐》中,认为惊有因病而惊和因惊而病二证,因病而惊当察客邪,以兼治其标;因惊而病,宜"安养心神,滋培肝胆,当以专扶元气为主"。并提出:"主气强者不易惊,而易惊者必肝胆之不足者也。"认为怔忡由劳损所致,且"虚微动亦微,虚甚动亦甚"。在治疗及护理上则主张:"速宜节欲节劳,切戒酒色""速宜养气养精,滋培根本。"

至叶天士,对惊悸的认识更臻完善,认为病因主要有内伤七情,操持劳损,痰饮或水湿上阻,清阳失旷;或本脏阳气自虚,痰浊乘侮,水湿内盛,上凌于心;或宿哮痰火,暑热时邪,内扰心神。在治疗上,除了沿用前代医家常法外,对温病后期阴虚液耗所致惊悸,在复脉汤基础上,去姜、桂、参等温补,加白芍以养营阴,或用酸枣仁汤、黄连阿胶汤等甘柔养心阴,反对妄用辛散走泄。对心悸重证,或交通心肾,或填补精血,或培中以宁心。清代王清任对瘀血导致的心悸作了补充,《医林改错•血府逐瘀汤所治症目》说:"心跳心忙,用归脾安神等方不效,用此方百发百中。"唐容川《血证论•怔忡》亦说:"凡思虑过度及失血家去血过多者,乃有此虚证,否则多挟痰瘀,宜细辨之。"

三、范围

据本病的临床证候表现,西医学之各种原因引起的心律失常,如心动过速、心动过缓、过早搏动、心房颤动与扑动、房室传导阻滞、束支传导阻滞、病态窦房结综合征、预激综合征、心力衰竭、心肌炎、心包炎以及一部分神经症等,有本病表现者,可参考本篇辨证治疗,其他多种病证,如痹证、胸痹、咳喘、水肿、眩晕、热病等伴见心悸者,可参考本篇辨证论治,并与有关篇章联系处理。

四、病因病机

惊悸怔忡的病因较为复杂，既有体质因素、饮食劳倦或情志所伤，亦有因感受外邪或药物中毒所致，其中体质素虚是发病的根本。病机包括虚实两方面，虚为气血阴阳亏虚，引起心神失养；实则痰浊、瘀血、水饮，而致心神不宁。

1.心虚胆怯　心主神志，为精神意识活动之中枢，故《灵枢·邪客》云："心者，五脏六腑之大主也，精神之所舍也。"胆性刚直，有决断的功能。心气不虚，胆气不怯，则决断思虑，得其所矣。凡各种原因导致心虚胆怯之人，一旦遇事有所大惊，如忽闻巨响，突见异物，或登高陟险即心惊神摇，不能自主，惊择不已，渐次加剧，稍遇惊恐，即作心怪，而成本病。故《济生方》指出："夫惊悸者，心虚胆怯之所致也。"

2.心血不足　心主血，血赖心气的推动才能运行周身，荣养脏腑四肢百骸，故《素问·五脏生成篇》云："诸血者，皆属于心。"而心脏亦因有血液的奉养方能维持正常的生理活动。若禀赋不足，脏腑虚损；或病后失于调养；或思虑过度，伤及心脾；或触事不意，真血亏耗；或脾胃虚衰，气血生化乏源；或失血过多等，均可导致心血亏虚，使心失所养而发为惊悸、怔忡。《丹溪心法·惊悸怔忡》说："人之所主者心，心之所养者血，心血一虚，神气不守，此惊悸之所肇端也。"

3.肝肾阴虚　肝藏血，主疏泄。肝阴亏虚导致心悸主要有 2 种情况：一是肝阴不足，肝血亏耗，使心血亦虚，心失所养而发为心悸。如《石室秘录》说："心悸非心动也，乃肝血虚不能养心也。"二是肝阴不足，则肝阳上亢，肝火内炽，上扰心神而致心悸。"肝为心母，操用神机，肝木与心火相煽动，肝阳浮越不僭，彻夜不寐，心悸怔忡，有不能支持之候"（引自《清代名医医案精华·凌晓五医案》）。

肝肾同源，肝阴不足亦可导致肾阴不足，肾水亏损亦可影响肝阴的亏耗。所以《石室秘录》谓："怔忡之证，扰扰不宁，心神恍惚，惊悸不已，此肝肾之虚而心气之弱也。"对于惊悸怔忡之发生与肝、肾的关系作了栀要说明。

4.心阳不振　心主阳气，心脏赖此阳气维持其生理功能，鼓动血液运行，以资助脾胃的运化及肾脏的温煦等。若心阳不振，心气不足则无以保持血脉的正常活动，亦致心失所养而作悸。心之阳气不足，一则致心失所养，心神失摄而为心悸，即心本身功能低下；再则是心阳不足，气化失利，水液不得下行，停于心下，上逆亦可悸。另外，心气不足，血行不畅，心脉受阻，亦可致惊悸怔忡。因此，心气不足而致的惊悸怔忡，常虚实夹杂为患。

5.痰饮内停　关于痰饮内停而致本病者，历代医家均十分重视。如《金匮要略》即提及水饮停聚的心悸，《丹溪心法》《血证论》等亦谈到痰浊所致的心悸。《血证论·怔忡》说："心中有痰者，痰入心中，阻其心气，是以心跳不安。"至于痰饮停聚的原因，大致有以下几个方面。心血不足，如《证治汇补·惊择怔忡》说："心血一虚，神气失守，神去则舍空，舍空则郁而停痰，痰居心位，此惊悸之所以肇端也"；脾肾阳虚，肾阳不足，开阖失司，膀胱气化不利，脾失健运，转输失权，则湿浊内停，脾肾阳虚，不能蒸化水液，而停聚成饮，寒饮上迫，心阳被抑，则致心悸；火热内郁，煎熬津液而成痰浊。如《医宗必读·悸》认为，心悸"证状不齐，总不外于心伤而火动，火郁而生涎也"。可见临床上痰饮内停致生本病者，多是虚实兼见，病机较为复杂。

6.心血瘀阻　心主血脉，若因心气不足，心阳不振，阳气不能鼓动血液运行；或因寒邪侵袭，寒性凝聚，而使血液运行不畅甚至瘀阻；或因痹证发展，"脉痹不已，复感于邪，内舍于心"（《素问·痹论篇》）而成心痹，均会导致心脉瘀阻，而引起心悸怔忡。

7.邪毒犯心感受风寒湿邪，合而为痹，痹证日久，复感外邪，内舍于心，痹阻心脉，心血运行受阻，发为心悸；或风寒湿热之邪，由血脉内侵于心，耗伤心气心阴，亦可引起心悸；或温病、疫毒等毒邪犯心，灼伤营阴，耗伤气血，心神失养，亦可见心悸。

惊悸怔忡的病位主要在心，由于心神失养或不宁，引起心神动摇，悸动不安。但其发病与脾、肾、肺、肝四脏功能有关。

其病机变化主要有虚实两方面，以虚证居多，也可因虚致实，虚实夹杂。虚者为气、血、阴、阳亏损，使心失所养，而致心悸，实者多由痰火扰心，水饮上凌或心血瘀阻，气血运行不畅而引起。虚实之间可以互相转化。实证日久，正气亏耗，可分别兼见气、血、阴、阳之亏损，而虚证则又往往兼见实象。如阴虚可致火旺或夹痰热，阳虚易夹水饮、痰湿，气血不足易伴见气血瘀滞。痰火互结每易伤阴，瘀血可兼痰浊。此外，老年人怔忡多病程日久，往往进一步可以发展为气虚及阳，或阴虚及阳而出现心（肾）阳衰，甚则心阳欲脱，更甚者心阳暴脱而成厥、脱之变。

五、诊断与鉴别诊断

（一）诊断

1.发病特点 本病病位在心，病机性质主要有虚实两方面。发作常由情志刺激、惊恐、紧张、劳倦过度、饮酒饱食等因素而诱发。多见于中老年患者。

2.临床表现 自觉心慌不安，心跳剧烈，神情紧张，不能自主，心搏或快速，或缓慢，或心跳过重，或忽跳忽止，呈阵发性或持续不止。伴有胸闷不适，易激动，心烦，少寐多汗，颤抖，乏力，头晕等。中老年发作频繁者，可伴有心胸疼痛，甚至喘促，肢冷汗出，或见晕厥。脉象可见数、疾、促、结、代、沉、迟等变化。心电图、监测血压及X线胸部摄片等检查有助于明确诊断。

（二）鉴别诊断

1.胸痹心痛 除见心慌不安，脉结或代外，必以心痛为主症，多呈心前区或胸骨后刺痛、闷痛，常因劳累、感寒、饱餐或情绪波动而诱发，多呈短暂发作。但甚者心痛剧烈不止，唇甲发绀或手足青冷至节，呼吸急促，大汗淋漓，直至晕厥，病情危笃。胸痹心痛常可与心悸合并出现。

2.奔豚 奔豚发作之时，亦觉心胸躁动不安，《难经·五十六难》："发于小腹，上至心下，若豚状或上或下无时。"称之为肾积。《金匮要略·奔豚气病脉证治》："奔豚病从小腹起，上冲咽喉，发作欲死，复还止，皆从惊恐得之。"其鉴别要点在于：惊悸怔忡系心中剧烈跳动，发自于心；奔豚乃上下冲逆，发自小腹。

3.卑惵 卑惵与怔忡相类，其症"痞塞不饮食，心中常有所怯，爱处暗室，或倚门后，见人则惊避，似失志状"（《证治要诀·怔忡》）。其病因在于"心血不足"。怔忡亦胸中不适，心中常有所怯。惊悸、怔忡与卑惵鉴别要点在于：卑惵之胸中不适由于痞塞，而惊悸、怔忡缘于心跳，有时坐卧不安，并不避人。而卑惵一般无促、结、代、疾、迟等脉象出现。

六、辨证论治

（一）辨证

1.辨证要点如下所述。

（1）分清虚实：惊悸、怔忡证候特点多为虚实相兼，虚者系指脏腑气血阴阳亏虚，实者多指痰饮、瘀血、火邪之类。痰饮、瘀血等虽为病理产物或病理现象，但在一定情况下，可形成惊悸、怔忡的直接病因，如水停心下、痰火扰心、瘀阻心脉等。因此辨证时，不仅要注意正虚一面，亦应重视邪实一面，并分清虚实之程度。正虚程度与脏腑虚损情况有关，即一脏虚损者轻，多脏虚损者重。在邪实方面，一般来说，单见一种夹杂者轻，多种合并夹杂者重。

（2）辨明惊悸、怔忡：大凡惊悸发病，多与情志因素有关，可由骤遇惊恐，忧思恼怒，悲哀过极或过度紧张而诱发，多为阵发性，实证居多，但也存在正虚因素。病来虽速，病情较轻，可自行缓解，不发时如常人。怔忡多由久病体虚、心脏受损所致，无精神因素亦可发生，常持续心悸，心中惕惕，不能自控，活动后加重。病来虽渐，病情较重，每属虚证，或虚中夹实，不发时亦可见脏腑虚损症状。惊悸日久不愈，亦可形成怔忡。

（3）结合辨病辨证：对惊悸、怔忡的临床辨证应结合引起惊悸、怔忡原发疾病的诊断，以提高辨证准确性，如功能性心律失常所引起的心悸，常表现为心率快速型心悸，多属心虚胆怯，心神动摇；冠心病心悸，多为阳虚血瘀，或由痰瘀交阻而致；病毒性心肌炎引起的心悸，初起多为风温干犯肺卫，继之热毒逆犯于心，随后呈气阴两虚，瘀阻络脉证；风心病引起的心悸，多由风湿热邪杂至，合而为痹，痹阻心脉所致；病态窦房结综合征多由心阳不振，心搏无力所致；慢性肺源性心脏病所引起的心悸，则虚实兼夹为患，多心肾阳虚为本，水饮内停为标。

（4）详辨脉象变化：脉搏的节律异常为本病的特征性征象，故尚需辨脉象，如脉率快速型心悸，可有一息六至之数脉，一息七至之疾脉，一息八至之极脉，一息九至之脱脉，一息十至以上之浮合脉。脉率过缓型心悸，可见一息四至之缓脉，一息三至之迟脉，一息二至之损脉，一息一至之败脉，两息一至之夺精脉。脉律不整型心悸，脉象可见有数时一止，止无定数之促脉；缓时一止，止无定数之结脉；脉来更代，几至一止之代脉，或见脉象乍疏乍数，忽强忽弱。临床应结合病史、症状，推断脉症从舍。一般认为，阳盛则促，数为阳热，若脉虽数、促而沉细、微细，伴有面浮肢肿，动则气短，形寒肢冷，舌质淡者，为虚寒之象。阴盛则结，迟而无力为虚寒，脉象迟、结、代者，一般多属虚寒，其中结脉表示气血凝滞，代脉常表示元气虚衰、脏气衰微。凡久病体虚而脉象弦滑搏指者为逆，病情重笃而脉象散乱模糊者为病危之象。

2.证候如下所述。

【心虚胆怯】

（1）症状：心悸，善惊易恐，坐卧不安，多梦易醒，食少纳呆，恶闻声响。舌象多正常，脉细略数或弦细。

（2）病机分析：心虚则神摇不安，胆怯则善惊易恐，故心悸多梦而易醒；心虚胆怯，脾胃失于健运，故食少纳呆；胆虚则易惊而气乱，故恶闻声响；惊则脉细小数，心肝血虚则脉细略数或弦细。

【心脾两虚】

（1）症状：心悸气短，头晕目眩，面色不华，神疲乏力，纳呆腹胀。舌质淡，脉细弱。

（2）病机分析：心主血脉，脾为气血生化之源，心脾两虚则气血生化不足，血虚不能养心，则致 心悸气短；血虚不能上荣于头面，故头晕目眩，面色不华；心脾两虚，气血俱亏，故神疲乏力；脾虚失于健运，故纳呆腹胀；舌为心苗，心主血脉，心血不足，故舌质淡，脉细弱。

【心阴亏虚】

（1）症状：心悸易惊，心烦失眠，口干，五心烦热，盗汗。舌红少津，脉细数。

（2）病机分析：心阴亏虚，心失所养，故心悸易惊；心阴亏虚，心火内生，故致心烦，不寐，五心烦热；虚火逼迫津液外泄则致盗汗；虚火耗津以致口干；舌红少津，脉细数，为阴虚有热之象。

【肝肾阴虚】

（1）症状：心悸失眠，五心烦热，眩晕耳鸣，腰痛遗精。舌红少津，脉细数。

（2）病机分析：肾阴不足，肝阴亏损，故心悸、五心烦热；肝阳上亢故眩晕；肾水不足则耳鸣；肝火内炽，故易怒，引动心火则烦躁；阴虚火旺则舌红少津，细数之脉亦为肝肾阴虚之征。

【心阳不振】

（1）症状：心悸不安，动则尤甚，形寒肢冷，胸闷气短，面色㿠白，自汗，畏寒喜温，或伴心痛。舌质淡，苔白，脉虚弱，或沉细无力。

（2）病机分析：久病体虚，损伤心阳，心失温养，则心悸不安；不能温煦肢体，故面色㿠白，肢冷畏寒；胸中阳气虚衰，宗气运转无力，故胸闷气短；阳气不足，卫外不固，故自汗出；阳虚则寒盛，寒凝心脉，心脉痹阻，故心痛时作；阳气虚衰，无力推动血行，故脉象虚弱无力。

【水饮凌心】

（1）症状：心悸，胸脘痞满，渴不欲饮，小便短少或下肢浮肿，形寒肢冷，眩晕，恶心呕吐，泛涎。舌淡苔滑，脉弦滑或沉细而滑。

（2）病机分析：阳虚不能化水，水邪内停，上凌于心，饮阻气机，故见心悸，胸脘痞满，渴不欲饮，小便短少或下肢浮肿；饮邪内停，阳气不布，则见形寒肢冷；饮邪内停，阻遏清阳，则见眩晕；胃失和降，饮邪上逆，则恶心呕吐，泛涎。舌淡苔滑，脉弦滑或沉细而滑皆为阳虚饮停之象。

【痰浊阻滞】

（1）症状：心悸短气，心胸痞闷胀满，痰多，食少腹胀，或有恶心。舌苔白腻或滑腻，脉弦滑。

（2）病机分析：痰浊阻滞心气为本证的主要病机。正如《血证论•怔忡》所说："心中有痰者，痰入心中，阻其心气，是以心跳不安。"故见心悸短气之症；由于痰浊阻滞，上焦之气机不得宣畅，故见心胸痞闷胀满；中焦气机不畅，则致食少腹胀；胃失和降则见恶心；痰多，苔腻，脉弦滑，均为内有痰浊之象。

【心血瘀阻】

（1）症状：心悸怔忡，短气喘息，胸闷不舒，心痛时作，或形寒肢冷。舌质暗或有瘀点、瘀斑，脉虚或结代。

（2）病机分析：或由心阳不振，或因阴虚血灼，或因痹证发展，均可导致血脉瘀阻，而使心失所养，引起心悸；血瘀气滞，心络挛急，不通则心痛，胸闷；气血不畅，则短气喘息；血脉不通，阳不外达故形寒肢冷；舌质暗，脉虚亦为血瘀之象；心脉瘀阻，气血运行失和，故脉律不匀，而成结代之象。

【邪毒犯心】

（1）症状：心悸，胸闷，气短，左胸隐痛。发热，恶寒，咳嗽，神疲乏力，口干渴。舌质红，少津，苔薄黄。脉细数，或结代。

（2）病机分析：外感风热，侵犯肺卫，故咳嗽，发热恶寒。表证未及发散，邪毒犯心，损及阴血，耗伤气阴，心神失养，故见心悸，胸闷；阴液耗损，口舌失润，故口干渴，舌少津；气短，神疲乏力乃气虚表现。舌质红，苔薄黄为感受风热之象，脉细数或结代为气阴受损之征。

（二）治疗

1.治疗原则如下所述。

（1）补虚为基本治则：由于本证的病变部位主要在心，证候特点是虚实相兼，以虚为主，故补虚是治疗本病的基本治则。

（2）兼以祛邪：当视脏腑亏虚情况的不同，或者补益气血之不足，或者调理阴阳之盛衰，以求阴平阳秘，脏腑功能恢复正常，气血运行调畅。本病的邪实，以痰饮内停及瘀血阻络最为常见，故化痰涤饮、活血化瘀也为治疗本病的常用治则。又因惊悸、怔忡以心中悸动不安为主要临床症状，故常在补虚及祛邪的基础上，酌情配伍养心安神或镇心安神的方药。

总之，益气养血、滋阴温阳、化痰涤饮、活血化瘀及养心安神，为治疗惊悸怔忡的主要治则。

2.治法方药如下所述。

【心虚胆怯】

（1）治法：益气养心，镇惊安神。

（2）方药：平补镇心丹加减。方用人参、五味子、山药、茯苓益气健脾；天门冬、生地、熟地滋养心阴；肉桂配合前述药物，有鼓舞气血生长之效；远志、茯苓、酸枣仁养心安神；龙齿、朱砂镇惊安神；车前子可去。全方共奏益气养心，镇惊安神之功。

心虚胆怯而挟痰者，当用十味温胆汤为治。因为此类患者易受惊恐，故除药物治疗之外，亦当慎于起居，保持环境安静，方能使药物效用巩固。

此外，龙齿镇心丹、琥珀养心丹、宁志丸等方剂，也具有益气养心、镇心安神的功效，临床可酌情选用。

【心脾两虚】

（1）治法：健脾养心，补益气血。

（2）方药：归脾汤加减。方中用人参、黄芪、白术、炙甘草益气健脾，以资气血生化之源；当归、龙眼肉补养心血；酸枣仁、茯神、远志养心安神；木香理气醒脾，使补不滞。

心血亏虚，心气不足，而见心动悸、脉结代者，可用炙甘草汤益气养血，滋阴复脉。方中用人参、炙甘草、大枣益气健脾；地黄、阿胶、麦门冬、麻仁滋阴养血；桂枝、生姜行阳气；加酒煎药，取其通利经脉，以增强养血复脉的作用。

心脾两虚，气血不足所致的心悸怔忡，亦可以选用十四友汤、益寿汤或七福饮等具有益气养血、养心安神功效的方剂进行治疗。

【心阴亏虚】

（1）治法：滋养阴血，宁心安神。

（2）方药：天王补心丹或朱砂安神丸。前方用天门冬、麦门冬、玄参、生地滋养心阴；当归、丹参补养心血；人参、茯苓补心气；酸枣仁、柏子仁、五味子、远志养心安神；朱砂镇心安神。后方用生地、当归滋阴养血；黄连清心泻热；朱砂镇心安神；甘草调和诸药。二方同为滋阴养血，宁心安神之剂，但前方偏于补益，清心作用较弱，以心气不足、阴虚有热者为宜；后者则重在清热，滋阴作用不强，对阴虚不甚而心火内动者较为适合。

除以上二方外，对心阴亏虚的患者，尚可采用安神补心丹或四物安神汤治疗。

【肝肾阴虚】

（1）治法：滋养肝肾，养心安神。

（2）方药：一贯煎合酸枣仁汤加减。一贯煎中，以沙参、麦门冬、当归、生地、枸杞子等滋养肝肾；川楝子疏肝理气。酸枣仁汤以酸枣仁养心安神；茯苓、甘草培土缓肝；川芎调血养肝；知母清热除烦。一贯煎侧重滋养肝肾，酸枣仁汤侧重养血安神，两方联合使用，可获滋补肝肾，补血宁心之功。若便秘可加瓜蒌仁，并重用生地；阴虚潮热，手足心热者，可加地骨皮、白薇；口渴者加石斛、玉竹。肝肾阴虚，虚火内炽，以致心肝火旺，而见心烦、急躁易怒、舌质红者，可加黄连、栀子清心泻火。

本证用一贯煎合朱砂安神丸治疗，亦可收到较好效果。此外，尚可用宁静汤加减化裁治疗。

【心阳不振】

（1）治法：温补心阳。

（2）方药：桂枝甘草龙骨牡蛎汤。方中桂枝、炙甘草温补心阳；生龙骨、生牡蛎安神定悸。心阳不足，形寒肢冷者，加黄芪、人参、附子；大汗出者，重用人参、黄芪，加煅龙骨、煅牡蛎，或加山茱萸，或用独参汤煎服；兼见水饮内停者，选加葶苈子、五加皮、大腹皮、车前子、泽泻、猪苓；夹有瘀血者，加丹参、赤芍、桃仁、红花等；兼见阴伤者，加麦门冬、玉竹、五味子；若心阳不振，以心动过缓为著者，酌加炙麻黄、补骨脂、附子，重用桂枝；如大汗淋漓，面青唇紫，肢冷脉微，喘憋不能平卧，为亡阳征象，当急予独参汤或参附汤，送服黑锡丹，或参附注射液静推或静滴，以回阳救逆。

【水饮凌心】

（1）治法：振奋心阳，化气行水。

（2）方药：苓桂术甘汤加味。本方主要功用是通阳行水，是"病痰饮者，当以温药和之"的代表方。方中茯苓，淡渗利水；桂枝、甘草，通阳化气；白术，健脾祛湿。兼见恶心呕吐，加半夏、陈皮、生姜；阳虚水泛，下肢浮肿，加泽泻、猪苓、车前、防己、葶

荔子、大腹皮；兼见肺气不宣，肺有水 湿者，表现咳喘，加杏仁、前胡、桔梗以宣肺，葶
苈子、五加皮、防己以泻肺利水；兼见瘀血者，加当归、川芎、刘寄奴、泽兰叶、益母草；
若肾阳虚衰，不能制水，水气凌心，症见心悸，喘咳，不能平卧，尿少浮肿，可用真武汤。

【痰浊阻滞】

（1）治法：理气化痰，宁心安神。

（2）方药：导痰汤加减。方中以半夏、陈皮理气化痰；茯苓健脾渗湿；甘草和中补土；
枳实、制天南星行气除痰。可加酸枣仁、柏子仁、远志养心安神。痰浊蕴久化热，痰热内
扰而见心悸失眠，胸闷烦躁，口干苦，舌苔黄腻，脉象滑数者，则宜清热豁痰，宁心安神，
可用黄连温胆汤加味。属于气虚夹痰所致的心悸，治宜益气豁痰，养心安神，可用定志丸
加半夏、橘红。

【心血瘀阻】

（1）治法：活血化瘀

（2）方药：血府逐瘀汤加减。方中桃仁、红花、川芎、赤芍、牛膝活血祛瘀；当归、
生地养血活血，使瘀去而正不伤；柴胡、枳壳、桔梗疏肝理气，使气行血亦行。

心痹怔忡虽以正虚为主，但瘀血阻滞心络为常见的病变。在运用本方时，可根据患者
虚实兼夹的不同情况加减化裁。兼气虚者，可去柴胡、枳壳、桔梗，加黄芪、党参、黄精
补气益气；兼血虚者，加熟地、枸杞子、制何首乌补血养血；兼阴虚者，去柴胡、枳壳、
桔梗、川芎，加麦门冬、玉竹、女贞子、旱莲草等养阴生津；兼阳虚者，去柴胡、桔梗，
酌加附子、肉桂、淫羊藿、巴戟天等温经助阳。

【邪毒犯心】

（1）治法：清热解毒，益气养阴。

（2）方药：银翘散合生脉散加减。方中重用金银花、连翘辛凉透表，清热解毒；配薄
荷、牛蒡子疏风散热；芦根、淡竹叶清热生津；桔梗宣肺止咳；人参益气生津；麦门冬益
气养生津；五味子生津止咳，共具清热解毒，益气养阴之功，治疗邪毒犯心所致气阴两虚，
心神失养之证。热毒甚者，加大青叶、板蓝根；若夹血瘀，症见胸痛不移，舌质紫暗有瘀
点、瘀斑者，加丹皮、丹参、益母草、赤芍、红花；若夹湿热，症见纳呆，苔黄腻者，加
茵陈、苦参、藿香、佩兰；若兼气滞，症见胸闷、喜叹息者，可酌加绿萼梅、佛手、香橼
等理气而不伤阴之品；口干渴，加生地、玄参；若邪毒已去，气阴两虚为主者，用生脉散
加味。

当然，临床所见证候不止以上几种，且疾病进程中亦多有变化，故临证必须详审。遇
有证候变化，治疗亦应随之而变化，切不可徒执一法一方。

对于惊悸怔忡的治疗，要抓住病变主要在心及重在调节2个环节。因其病主要在心，
故常于方中酌用养心安神之品。凡活动后惊悸、怔忡加重者，宜加远志、酸枣仁、柏子仁，
以助宁心之功。凡活动后惊悸怔忡减轻者，多为心脉不通，当加郁金、丹参、川芎之属，
以增通脉之力。另一方面，本病发生亦与其他脏腑功能失调或虚损有关，因此，治疗又不
可单单治心，而应全面考虑，分清主次；若原发在他脏，则应着重治疗他脏，以除病源。

本病晚期，气血双亏，阴阳俱损，临床表现常以心肾两衰为主，治疗中更应谨守益气
与温阳育阴兼用之大法，以防阳脱阴竭之虞。

3.其他治法如下所述。

（1）单方验方

1）苦参 20g，水煎服。适用于心悸而脉数或促的患者。

2）苦参合剂：苦参、益母草各 20g，炙甘草 15g，水煎服。适用于心悸脉数或促者。

3）朱砂 0.3g，琥珀 0.6g，每日 2 次，吞服，适用于各种心动过速。

（2）中成药

1）珍合灵：每片含珍珠粉 0.1g，灵芝 0.3g，每次 2～4 片，每日 3 次。

2）宁心宝胶囊：由虫草头孢菌粉组成，每次 2 粒，每日 3 次。

3）稳心颗粒：由黄精、人参、三七、琥珀、甘松组成，每次 9g，每日 3 次。

4）益心通脉颗粒：由黄芪、人参、丹参、川芎、郁金、北沙参、甘草组成，每次 10g，每日 3 次。

5）灵宝护心丹：由红参、麝香、冰片、三七、丹参、蟾酥、牛黄、苏合香、琥珀组成，每次 3～4 丸，每日 3～4 次。

（3）药物外治：生天南星 3g，川乌 3g。共为细末，用黄蜡熔化摊于手心、足心。每日 1 次，晚敷晨取，10 次为一个疗程。适用于心悸患者。

（4）针灸

1）体针：主穴选郄门、神门、心俞、巨阙。随证配穴：心胆气虚配胆俞，心脾两伤配脾俞，心肾不交配肾俞、太溪，心阳不振配膻中、气海，心脉瘀阻配血海、内关。

2）耳针：选交感、神门、心、耳背心。毫针刺，每日 1 次，每次留针 30 分钟，10 次为一个疗程。或用揿针埋藏或王不留行贴压，每 3～5 日更换 1 次。

3）穴位注射：选心俞、脾俞、肾俞、肝俞、内关、神门、足三里、三阴交。药用复方当归注射液，或复方丹参注射液，或维生素 B_{12}，每次选 2～3 穴，每穴注射 0.5～1 毫升，隔日注射 1 次。

七、转归及预后

心悸仅为偶发、短暂阵发者，一般易治，或不药而解；反复发作或长时间持续发作者，较为难治，但其预后主要取决于本虚标实的程度，邪实轻重，脏损多少，治疗当否及脉象变化等情况。如患者气血阴阳虚损程度较轻，未兼瘀血、痰饮，病损脏腑单一，治疗及时得当，脉象变化不显著，病证多能痊愈。反之，脉象过数、过迟、频繁结代或乍疏乍数者，治疗颇为棘手，预后较差，甚至出现喘促、水肿、胸痹心痛、厥脱等变证、坏证，若不及时抢救，预后极差，甚至猝死。心悸初起，病情较轻，此时如辨证准确，治疗及时，且患者能遵医嘱，疾病尚能缓解，甚至恢复。若病情深重，特别是老年人，肝肾本已损亏，阴阳气血亦不足，如病久累及肝肾，致真气亏损愈重，或者再虚中夹实，则病情复杂，治疗较难。

八、预防与护理

治疗引起心律失常的基础疾病，如积极治疗冠心病、肺心病；对于高血压患者应控制好血压；有风湿热者则宜抗风湿；有高脂血症者应注意饮食清淡，并予以降脂药；积极预防感冒，防治心肌炎；严禁吸烟。

患者应保持精神乐观，情绪稳定，坚定信心，坚持治疗。对心虚胆怯及痰火扰心、阴虚火旺等引起的心悸，应避免惊恐及忧思恼怒等精神刺激。

轻症可从事适当体力活动，以不觉劳累，不加重症状为度，避免剧烈活动。对水饮凌心、心血瘀阻等重症心悸，应嘱其卧床休息，保持生活规律。

应饮食有节，进食营养丰富而易消化吸收的食物，忌过饥、过饱、烟酒、浓茶，易低脂、低盐饮食。心气阳虚者忌过食生冷，心气阴虚者忌辛辣炙煿，痰浊、瘀血者忌过食肥甘，水饮凌心者宜少食盐。

药物治疗十分重要，治疗过程中应坚持服药，症状缓解后，亦当遵医嘱服药巩固一段时间。

九、现代研究

（一）辨证治疗

严氏将本病的病因归纳为邪、情、痰、瘀、虚五个字。病机归纳为：痰饮、瘀血内停；或心阴亏虚、心气不足、气阴两伤；或阴阳失调；或心阳不振、心肾阳虚等。临床上主要采用益气养心法、温通心阳法、滋阴宁心法、养心定志法、化痰泻热法、活血通脉法、疏肝理气法等治疗。

王氏指出本病病因病机在于气阴不足为本，痰瘀互阻为标，治疗时须辨证与辨病相结合，审度虚实偏重或虚实并重，益气养阴治其本，化痰逐瘀治其标。强调无论"补"或"通"，都应以"通"为重点。益气养阴为主的基本方为：炙黄芪30g，生地、太子参各12g，麦门冬、玉竹、郁金、降香各10g，丹参15g，五味子6g。痰瘀并治的基本方为：瓜蒌、薤白、法半夏、陈皮、淡竹茹、石菖蒲、郁金、降香各10g，茯苓、丹参各15g。

袁氏认为，本病为本虚标实之证，气血阴阳不足为本，血瘀、痰浊、水饮等为标，以虚证为多，常虚实兼夹，治疗上采用益气养阴、温肾助阳、理气化瘀、健脾利湿、化痰清热、镇心安神为法，常用保元生脉饮（人参、黄芪、肉桂、麦门冬、五味子、炙甘草）、黄连温胆汤、血府逐瘀汤之类加减。

周氏等观察规范化中医辨证治疗本病的临床疗效。将150例本病患者随机单盲分成观察组100例、对照组50例，观察组采用规范化中医辨证治疗，对照组采用常规西药治疗。结果在症状改善方面，规范化中医辨证治疗比常规西药治疗疗效要好。

（二）分型治疗

1.快速性心律失常 王氏等观察参麦注射液加稳心颗粒治疗急性病毒性心肌炎伴快速性心律失常的疗效。结果：治疗组应用参麦注射液加稳心颗粒后抗快速性心律失常的总有效率明显优于对照组。

宋氏等用复律煎剂治疗快速性心律失常患者，用心律平作对照。结果：治疗组总有效率优于对照组。

邢氏等观察养心定悸冲剂治疗快速性心律失常的临床疗效。结果：治疗组疗效要比对照组疗效好。

2.缓慢性心律失常 治疗较困难，尤其是病窦综合征是一种较严重的顽固难治性心律失常。近年来中医治疗报道较多，且收到良好效果。

屈氏等治疗了86例缓慢性心律失常患者，将本病分为气阴两虚、气滞血瘀、痰湿阻遏

3 种证型，运用温阳通脉、益气化瘀、理气化痰等方法治疗，疗效满意。

冯氏等认为本病为心肾阳虚而导致阴寒凝滞，瘀血阻于心脉，属本虚标实之证，治疗当用温阳益气活血化瘀之法，以振奋心肾之阳气，使血脉流通，扶正复脉，经用此法治疗46 例本病患者，临床症状改善明显。

刘氏等应用温通心阳、养血活血法治疗 40 例缓慢性心律失常患者，并设立阿托品对照组 31 例，结果治疗组在临床症状改善和动态心电图检查结果两方面均明显优于对照组。

杜氏用调律冲剂（由淫羊藿、黄芪、参三七、黄精、山楂、茶叶、炙甘草组成，具有温补心肾、化瘀复脉之功）治疗病态窦房结综合征取得较好疗效，且优于心宝丸对照组。

3.早搏 钱氏验证了复方苦参颗粒剂（苦参、黄芪、党参、麦门冬、柏子仁、炙甘草）治疗室性早搏的疗效，与对照组心律平相比较，结果两组总有效率无明显差异。

樊氏用脉安颗粒（由人参、丹参、徐长卿、郁金、苦参组成）在临床上与普罗帕酮对照观察治疗各类早搏 66 例，结果两组总有效率相当，而对患者临床症状的改善方面明显优于对照组。

李氏等观察宁心汤（黄芪、炒白术、苡仁、谷芽、麦芽、茯苓等）治疗过早搏动患者206 例。结果：治疗组总有效率优于对照组。

十、小结

惊悸、怔忡的病因主要是体质素虚（久病或先天所致的气血阴阳亏虚或脏腑功能失调）、情志内伤，以及外邪侵袭。此三者互相影响，互为因果，有主有从，其中体质素虚是发病的根本。本病的病位在心，但亦常与其他脏腑有密切关系。其病机变化不外虚、实两端。虚为气、血、阴、阳的亏虚，以致心气不足或心失所养；实则多为痰饮内停或血脉瘀阻，以致心脉不畅，心神不宁。虚实两者常互相夹杂，虚证之中，常兼痰浊、水饮或血瘀为患；实证之中，则多有脏腑虚衰的表现。

本病在临床上，应与胸痹心痛、奔豚、卑谍相鉴别。对于本病的辨证，应着重辨明惊悸与怔忡之不同，虚实夹杂的情况，脏腑亏损的程度，以及脉象的变化。

益气养血、滋阴温阳、涤痰化饮、活血化瘀为治疗惊悸怔忡的主要治则。心气不足治宜补益心气；心阴亏虚治宜滋养阴血、宁心安神；心脾两虚治宜健脾养心、补益气血；肝肾阴虚治宜滋养肝肾、养心安神；脾肾阳虚治宜温补脾肾、利水宁心；心虚胆怯治宜益气养心、镇惊安神；痰浊阻滞治宜理气化痰、宁心安神；血脉瘀阻治宜活血化瘀。因本病以心中悸动不安为主要临床特点，所以对各种证型的惊悸怔忡，都经常配伍养心安神的药物，有时尚需采用重镇安神之品，但重镇安神药一般不宜久用。

近几年来，应用中医药治疗缓慢性心律失常及快速性心律失常取得一定疗效，研究工作有一定的进展。

附方

（1）苓桂术甘汤（《金匮要略》）：茯苓 桂枝 白术 甘草。

（2）天王补心丹（《摄生秘剖》）：人参 玄参 丹参 茯苓 五味子 远志 桔梗 当归 天门冬 麦门冬 柏子仁 酸枣仁 生地。

（3）朱砂安神丸（《医学发明》）：朱砂 黄连 生地 当归 甘草。

（4）安神补心丹（《沈氏尊生》）：当归 生地 茯神 黄芩 川芎 白芍 白术 酸枣仁 远

志 麦门冬 玄参 甘草。

（5）四物安神汤（《万病回春》）：生地 当归 白芍 熟地 麦门冬 酸枣仁 黄连 茯神 竹茹 栀子 朱砂 乌梅。

（6）归脾汤（《济生方》）：白术 茯神 黄芪 龙眼肉 酸枣仁 人参 木香 甘草 当归 迎志。

（7）炙甘草汤（《伤寒论》）：炙甘草 大枣 阿胶 生姜 人参 生地 麦门冬 麻仁。

（8）十四友汤（《和剂局方》）：人参 黄芪 茯神 肉桂 当归 酸枣仁 地黄 远志 桃仁 阿胶 紫石英 龙齿 朱砂。

（9）益寿汤（《世医得效方》）：人参 黄芪 远志 茯神 酸枣仁 柏子仁 木香 白芍 当归 甘草 大枣 紫石英。

（10）七福饮（《景岳全书》）：人参 白术 远志 甘草 当归 酸枣仁 熟地。

（11）一贯煎（《柳州医话》）：沙参 麦门冬 当归 生地 枸杞子 川楝子。

（12）酸枣仁汤（《金匮要略》）：酸枣仁 甘草 知母 茯苓 川芎。

（13）宁静汤（《石室秘录》）：熟地 玄参 麦门冬 白芍 酸枣仁 人参 白术 白芥子。

（14）真武汤（《伤寒论》）：茯苓 芍药 白术 生姜 附子。

（15）平补镇心丹（《和剂局方》）：龙齿 朱砂 人参 山药 肉桂 五味子 天门冬 生地 熟地 远志 茯神 酸枣仁 茯苓 车前子。

（16）十味温胆汤（《医学入门》）：甘草 人参 陈皮 茯苓 熟地 半夏 酸枣仁 远志 枳实 五味子。

（17）龙齿镇心丹（《和剂局方》）：龙齿 远志 天门冬 熟地 山药 茯神 车前子 麦门冬 桂心 地骨皮 五味子。

（18）琥珀养心丹（《证治准绳》）：琥珀 龙齿 石菖蒲 远志 黑豆 甘草 茯神 酸枣仁 人参 当归 生地 朱砂 黄连 柏子仁 牛黄。

（19）宁志丸（《证治准绳》）：人参 茯神 茯苓 远志 柏子仁 酸枣仁 当归 琥珀 石菖蒲 朱砂 乳香。

（20）导痰汤（《济生方》）：半夏 橘红 茯苓 甘草 天南星 枳实。

（21）温胆汤（《备急千金要方》）：半夏 橘红 茯苓 甘草 竹茹 枳实 大枣。

（22）定志丸（《和剂局方》）：石菖蒲 远志 人参 茯神 朱砂。

（23）血府逐瘀汤（《医林改错》）：当归 生地 桃仁 红花 枳壳 赤芍 柴胡 甘草 桔梗 川芎 牛膝。

（24）银翘散（《温病条辨》）：金银花 连翘 桔梗 薄荷 竹叶 甘草 荆芥 淡豆豉 牛蒡子。

（25）生脉散（《备急千金要方》）：人参 麦门冬 五味子。

（26）桂枝甘草龙骨牡蛎汤（《伤寒论》）：桂枝 炙甘草 龙骨 煅牡蛎。

（27）独参汤（《景岳全书》）：人参。

（28）参附汤（《正体类要》）：人参 附子。

第二节　胸痹心痛

胸痹者，乃胸间闭塞而痛也。其主证为胸憋，心痛。心痛多呈间歇性，其痛多向颈、臂或左上胸臂府部延伸，常兼见心悸短气。严重病者出现四肢逆冷、汗出、脉微欲绝等"阳脱"危候。鉴于疼痛程度、兼挟症状和病程的新久，"胸痹"的病势较轻，感觉胸中气塞痞闷不舒，重者兼见胸痛和背痛。病势沉重者为"真心痛"。形成胸痹的原因大多为胸阳不足，阴乘阳位，气机不畅所致。即上焦阳虚，阴邪上逆，闭塞清旷之区，阳气不通之故。《医宗金鉴·胸痹心痛短气病脉证治》曰："凡阴实之邪，皆得以乘阳虚之胸，所以病胸痹心痛。"

胸痹最早见于《灵枢·本脏》："肺大则多饮，善病胸痹，喉痹逆气。"次见于《金匮要略·胸痹心痛短气病脉证治》："胸痹，不得卧，心痛彻背者……"古代文献对胸痹的记载《诸病源候论·胸痹候》甚为详尽，"胸痹之候，胸中幅幅如满，噎塞不利，羽羽如痒，喉里涩，唾燥；甚者，心里强痞急痛，肌肉苦搏，绞急如刺，不得俯仰，胸前皮皆痛，手不能犯，胸满短气，咳唾引痛，烦闷，自汗出，或彻背膂。其脉浮而微者是也。"唐孙思邈对胸痹的证候论述亦甚明了："胸痹之病，令人胸中坚满痹急痛……胸中幅幅而满短气咳，唾引痛，咽塞不利，羽羽如痒，喉中干燥，时咳欲呕吐，烦闷自汗出，或彻引背痛。"（《备急千金要方·胸痹第七》）

后世医家对胸痹的证候、脉象、治疗以及病理机转论述均有发展，如《类证治裁》曰："胸痹胸中阳微不运，久则阴乘阳位而为痹结也。其症胸满喘息，短气不利，痛引心背，由胸中阳气不舒，浊阴得以上逆，而阻其升降，甚则气结咳唾，胸痛彻背。夫诸阳受气予胸中，必胸次空旷，而后清气转运，布息展舒。胸痹之脉，阳微阴弦，阳微知在上焦，阴弦则为心痛。此《金匮》《千金》均以通阳主治也。"又如余无言叙述："所谓胸痹，统一胸部而言，且其痛，有放散性及牵掣性……有胁下逆抢心，诸逆心悬痛，心痛彻背，背痛彻心……"（《金匮要略新义》）

心痛者，古人有称为真心痛。《灵枢·厥病》曰："真心痛，手足青至节，心痛甚，旦发夕死，夕发旦死。"《素问·脏气法时论》称心痛为"胸中痛"；《金匮要略·胸痹心痛短气病脉证治》形容心痛为"心痛彻背，背痛彻心"。《脉经·心小肠部第二》记载心痛脉象："心脉……微急为心痛引背。"隋唐以后对心痛的论述有了发展，《诸病源候论·心痛病诸候》曰："心痛者，风冷邪气乘于心也。其痛发，有死者，有不死者，有久成疹者。心为诸脏主而藏神，其正经不可伤，伤之而痛，为真心痛，朝发夕死，夕发朝死。心有支别之络脉，其为风冷所乘，不伤于正经者，亦令心痛，则乍间乍甚，故成疹不死。又心为火，与诸阳汇合，而手少阴心之经也。若诸阳气虚，少阴之经，气逆，谓之阳虚阴厥，亦令心痛，其痛引喉是也。"这里确切地说明心痛的病因为"风冷邪气"侵及于心，"支别之络脉"而成疾，并将心痛分为"乍间乍甚"及"成疹不死"之轻症，"朝发夕死，夕发朝死"的重笃危象。

《备急千金要方·胸痹第七》对心痛之危候认识颇清楚，心痛"不治之，数日杀人"。此者，虽然指出了本病预后不良，但也指出尚有治疗机会。

后世医家对心痛的论述亦甚多，《丹台玉案》曰："卒然大痛无声，面青气冷，咬牙噤齿，手足冰冷者，乃真心痛也。又如《世医得效方》说，心痛"不暇履治"，未得到医生治疗即死，明代李梴形容 "一至即死"心痛来势之急。

古人曾将心痛和胃脘痛误认为一证，使后人认识含糊，很难辨识，至明代王肯堂对心痛和胃脘痛有了明确的认识。《证治准绳》曰："或问丹溪言，心痛即胃痛，然乎？曰：心与胃各一脏，其病形不同，因胃脘痛处在心下，故有当心而痛之名，岂胃脘痛即心痛者哉！历代方论，将二者混叙于一门，误自此始。"这里明确地指出心痛与胃脘痛为两种病，不应混淆。

综上所述，历代文献虽然有单言胸痹，或单言心痛，但胸痹、心痛二者的病变部位皆在心胸，而且常常为共同发生，又相互影响，故二者的病因、证候以及治疗有着密切联系，因此本文合而述之。

临床上，究其病因、病理和脏腑辨证相结合的原则，本病可分为13个证候类型：①外感风寒、内舍于心；②阳虚气滞、痰涎壅塞；③阳气不足，脉行不畅；④胸中气塞、饮邪挟痰；⑤郁怒伤肝，气结胸膺；⑥怒火伤肝、气瘀停胸；⑦阴寒厥冷、遏阻心阳；⑧气滞血瘀、脉络闭阻；⑨心阴不足、内热灼营；⑩心气不足、心阳虚损；⑪心肾阳虚，津伤蚀气；⑫阴阳两虚，气血不继；⑬心阳欲脱，肺心衰竭。论其治法就胸痹心痛而言，实证固当用攻法，但不可一味地攻邪，适当照顾正气；虚证固当用补法，亦不可专恃补益，适当运用"通法"，补中寓"通"，既可补而不滞，亦是通痹止痛之方法。

一、证候治疗

（一）外感风寒内舍于心

1.四诊摘要　胸痛胸闷，虚里处隐隐作痛，咳嗽痰多，形寒畏冷，头痛身疼，骨节烦痛，舌淡，肺浮紧。

2.辨证分析　素体阳虚或心阳不振，摄生不慎外感六淫、风寒束表、内舍胸膺、阴占阳位、寒邪犯上、客凝胸中、胸阳不振、心脉痹阻或收缩或痉挛，故胸痛、胸闷、虚里处隐隐作痛；风寒束表，内合其肺，肺失肃降，故咳嗽痰多；肺主皮毛，故形寒畏冷；寒主收引，寒为阴邪，故头身关节烦疼，舌淡、脉浮紧乃外感风寒之征象。

3.论治法则　助阳解表，宣痹通络。

4.首选方剂　麻黄附子细辛汤《伤寒论》方解：体质素来心气不足或阳虚之体，或有胸痹心痛宿疾。一旦外感风寒，寒邪遏阻心阳，阳气不展，心脉痹阻，胸痹心痛辄发。方用附子温经助阳，离空高照，阴霾自散；麻黄辛温发汗解表，开无形肺气，细辛发汗化痰，祛风止痛。三药合用，内助阳宣痹， 外解表通络，宿疾邪病同治。古方组合之妙，异病同治之法，实开后学另一法门。

5.备用方剂　当归四逆汤《伤寒论》方解：本方仲景用来治疗手足厥寒，脉细欲绝之厥阴病，以养血祛寒为主，故冠以当归，病机乃血虚寒滞，营血内虚，阳气被阻，不能温于四末，不能温行脉中。此与外感风寒，内舍于心的胸痛心痛，有异病同治之理。方用桂枝、细辛温散寒邪，宣痹通络止痛；当归、白芍养血活血；白芍、甘草同用，可缓急止痛；通草可上通乳络，下达膀胱，入经通络，气机畅达，大枣养营和胃。诸药组成，共成助阳解表、宣痹通络之功。

6.随症加减　咳嗽痰多者加葶苈子、紫苏子、头痛甚者加蔓荆子、白芷、川芎；关节烦疼，舌苔白腻者加威灵仙、苍术、薏苡仁；胸痛剧且四肢不温，冷汗出者，可含化苏合香丸，温开通窍止痛。

（二）阳虚气滞痰涎壅塞

1.四诊摘要　胸憋时痛，心痛彻背，胸脘痞满，胁下逆抢心，喘息短气不得卧，咳嗽，痰多而盛，神疲乏力，形寒肢冷，舌苔白或厚腻，舌质淡，脉弦滑或沉迟或紧数。

2.辨证分析　本证由于风寒外束而致上焦阳气不足，阴邪上乘，寒饮停滞所引起。阴寒之邪入侵则凝滞，凝滞则气逆，气逆则胸痹心痛。《素问•举痛论》曰："经脉流行不止，环周不休，寒气入经而稽迟，泣而不行，客于脉外则血少，客于脉中则气不通，故卒然而痛。"又说："寒气客于脉外则脉寒，脉寒则缩蜷，缩蜷则脉绌急……故卒然而痛。"总之，其病机：一为痰涎壅塞，气滞不通；一为中焦虚寒，大气不运。前者为实证，后者为虚证。实证者，除见胸痛之主证外，尚有胸满，胁下逆抢心之症，因气滞于胸，故胸满较甚，同时又影响于肝胃，肝胃气逆，所以胁下之气又上逆抢心；虚证者，神疲乏力，形寒畏冷，发语音低，脉沉迟，乃气虚之故也。《金匮要略方论本义•胸痹》曰："胸痹自是阳微阴盛矣，心中痞气，气结在胸，正胸痹之病状也，再连胁下之气俱逆而抢心，则痰饮水气，俱乘阴寒邪动而上逆，胸胃之阳全难支拒矣。"此即余无言所称之；"胸痹而兼心痞气，气结在胸"之谓也。（《金匮要略新义》）

胸背为阳，寸口亦为阳。今上焦阳气不足，故寸口脉沉而迟，胃脘以上寒邪停滞，故关上脉小紧数，紧数相加出现弦滑之象。上焦阳虚气滞，故出现呼吸短促而喘息，咳嗽、唾痰以及胸背疼痛等症。《金匮要略论注》曰："谓人之胸中如天，阳气用事，故清肃时行，呼吸往还，不愆常态，津液上下，润养无壅；痹则虚而不充，其息乃不匀而喘，唾乃随咳而生。胸为前，背为后，其中气痹则前后俱痛，上之气不能常下，则下之气能时上而短矣。寸口主阳，因虚伏出不鼓则沉而迟，关主阴，阴寒相搏则小紧数。"舌苔白或白腻或厚，舌质淡，均因痰湿之故。

3.论治法则　通阳散结，豁痰下气。

4.首选方剂　瓜蒌薤白半夏汤。方解：瓜蒌开胸中之痰结；薤白辛温通阳；白酒之轻扬，能引药上行；半夏逐饮降逆，行阳破阴。《金匮要略编注》曰："……瓜蒌苦寒，润肺消痰而下逆气，薤白辛温，通阳散邪，以白酒宣通营卫，使肺通调，则痹自开矣。"本方出于《金匮要略》"胸痹不得卧，心痛彻背者，瓜蒌薤白半夏汤主之"条，用于因胸阳不足，痰涎壅塞，病变在胸，喘息咳唾，心痛彻背者适合。

按：白酒为米酒之初熟者。《金匮要略语译》曰："白酒，有两说，曹颖甫即用高粱酒。《千金方》系白哉浆，《外台秘要》称白哉酒。哉，读'再'，程敬通解为酢浆，也就是米醋。"

5.备用方剂　导痰汤。方解：半夏辛温性燥，功能燥湿化痰，消痞散结，橘红理气化痰，使气顺则痰降，气化则痰化，茯苓健脾利湿，甘草、生姜和中补脾，使脾健则湿化痰消，更加天南星、枳实、瓜蒌，使积聚之痰化，胸中正气得伸。《医方集解》曰：二陈汤"加胆星、枳实为导痰汤……导痰汤加木香、香附名顺气导痰汤，治痰结胸满，喘咳上逆。"

6.随症加减　有热化之象者，如苔黄腻，舌质淡红时，瓜蒌薤白半夏汤去白酒加贝母、前胡、葶苈子；寒甚者去瓜蒌加附子、陈皮、杏仁、干姜；胸闷重者，酌加郁金、石菖蒲、檀香；胸痛剧者，酌选红花、延胡索、丹参，或加宽胸丸、冠心苏合丸等以辛温通阳，芳香化浊；痰阻络脉，咳痰不爽者，加远志、炙枇杷叶等。

胸痹、心痛其症除胸痛、心痛、喘息、咳唾、短气之外，尚有胸满，胁下逆抢心为实证，方用瓜蒌薤白白酒汤去白酒加厚朴、枳实、桂枝即积实薤白桂枝汤，以通阳散结，降逆平冲，除主证之外尚有神疲乏力，形寒畏冷，发语低微，脉沉迟为虚证者，可用人参汤（即理中汤）补中助阳，阳气振奋，则阴寒自散。《医宗金鉴•胸痹心痛短气病脉证治》曰："心中，即心下也。胸痹病，心下痞气，闷而不通者虚也。若不在心下而气结在胸，胸满连胁下，气撞心者实也。实者用积实薤白桂枝汤主之，倍用积朴者，是以破气降逆为主也。虚者用人参汤主之（即理中汤），是以温中补气为主也。由此可知，痛有补法，塞因塞用之义也。"

（三）阳气不足脉行不畅

1.四诊摘要　心悸不安，胸闷气短，动则尤甚，伴见面色㿠白，形寒肢冷，胸冷背凉，苦胖质淡、苔白，脉结代或虚弱无力。

2.辨证分析　久病体虚，慢性疾患迁延日久，宗气不足；或急病暴病耗气伤阳，阳气脱泄，心气衰竭、虚脱；或老年体衰、脏气不足、心气衰退；或素体先天不足、心气心阳虚衰。心阳心气皆有热能含义，能推动血液在脉管内运引，生生息息，循环无端。"运血者，即是气"，（唐容川语）心气心阳有推动温煦血脉的作用。而今心气心阳虚衰、阳热温煦功能不足，"阳虚者，阴必凑之"，阴寒之邪阻滞血脉，导致血脉运行不畅，或见痉挛，或见阻塞，由于心居胸中膈上两肺之间，故见心悸不安胸闷；"心主身之血脉"（《素问•痿论》），血脉营养全身，心气不足，故见短气、胸闷、动则尤甚；心气心阳不足、血脉空虚，故见面色㿠白，"血脱者，色白，夭然不泽"，（《灵枢•决气》）即指此而言。阴阳互根，今心阳心气不足，"阳虚者，寒动于中"，故见形寒肢冷，胸冷背凉；"心气通于舌"（《灵枢•脉度》），心气足，心阳盛则舌红柔润，今心气、心阳不足，故舌淡；温煦失职，血行涩滞，故脉见结、代，或虚弱无力。

3.论治法则　益气复脉。

4.首选方剂　炙甘草汤。方解：《伤寒论•辨太阳病脉病并治》曰："伤寒，脉结代，心动悸，炙甘草汤主之。甘草、生姜、人参、生地黄、桂枝、阿胶、麦门冬、麻仁、大枣，一名复脉汤。"方中炙甘草甘温益气，补心气，助心阳通经脉，利血气，治心悸不安，脉结代，是为君药；人参、大枣益气安胃，培补中州，"血化中焦"，资脉血之本源；生地黄、阿胶、麦冬、火麻仁补血滋阴，充养心阴，妙用桂枝、生姜辛温之品，振阳气，调营卫。合而用之，俾气血充足，阴阳调合，心阳得补，心阴得充，心之动悸，脉之结代者，自能恢复正常。本方在使用时，酒、水同煎是其特色。盖酒性辛热，可助行药势，温煦经脉，同时方中生地黄与酒同煎，临床证明养血复脉之力卓著。古人"地黄得酒良"之说，信不诬也。《肘后备急方》《备急千金要方》方书中，酒和地黄同用的方剂多具活血行血之功效。

5.备用方剂　保阴煎《顾松园医镜》。方解：方用龟甲、鳖甲血肉有情之品，滋补肾阴；生地黄、熟地黄、天冬、麦冬、玉竹补血养阴；磁石、酸枣仁安神镇惊除烦；茯苓、山药健脾和胃，以资化源；龙眼肉养心治怔忡；更用牛膝、地骨皮，活血通络，制其温补之品燥热之弊。诸药同用，共奏养阴补血、宁心安神之功。

6.随症加减 脉迟无力者，加熟附子片；形寒肢冷者加桂枝、干姜；心烦失眠者加黄连、肉桂（交泰丸）；易感冒者加黄芪、防风；脘腹饱胀，连及胸膺者加百合、乌药；肝郁气滞、胃脘疼痛者加良姜、广木香（女子用香附）；头晕耳鸣者加天麻、夏枯草。

（四）胸中气塞饮邪挟痰

1.四诊摘要 胸闷短气，头晕目眩，胸胁支满，咳逆吐涎，小便不利，舌苔薄白，舌质淡，脉沉细。

2.辨证分析 本证因寒邪犯肺，胸中气塞，饮邪挟痰所致。本证为胸痹之轻症，所以只出现胸中气塞短气，尚未发展到胸痛。短气是由于水气阻滞所致，因肺主通调水道，水道不通，则阻碍其呼吸之路，故发生短气。《金匮要略补注》曰："胸痹既有虚实，又有轻重，故痹之重者，必彻背彻心者也，轻者不然，然而何以亦言痹，以其气塞而不舒，短而弗畅也。"《医宗金鉴·胸痹心痛短气病脉证治》曰："胸痹胸中急痛，胸痛之重者也，胸中气塞，胸痹之轻者也。胸为气海，一有其隙，若阳邪干之则化火，火性气开不病痹也。若阴邪干之则化水，水性气阖，故令胸中气塞短气，不足以息，而胸痹也。"

饮邪者，乃脾阳不运，以致水饮停聚。阳明经脉走胸，少阳经脉走胁，因经气既虚，水饮凝聚，影响经气输注，所以胸胁支满；头晕目眩，为饮邪上冒所致，咳逆吐涎为水饮上逆之故；小便不利，乃肾阳不能气化之故；舌苔脉象均为胸中气塞与饮邪之象。《金匮要略方论本义》曰："此痰饮之在胃，而痞塞阻碍及于胸胁，甚至支系亦苦满，而上下气行愈不能利，清阳之气不通，眩晕随之矣。此虽痰饮之邪未尝离胃，而病气所侵，已如斯矣。"

3.论治法则 宣肺利水，疏利胃气。

4.首选方剂 茯苓杏仁甘草汤、橘枳姜汤合方。方解：茯苓化水逐饮，杏仁利肺气，甘草和胃气，使中宫有权，肺气畅利，则水饮多消。《金匮要略补注》曰："……茯苓逐水，杏仁散结，用之当矣，又何于甘草，盖以短气则中土不足也，土为金之母也。"陈皮理气，枳实泄满，生姜温胃行水。曹颖甫曰："……湿痰阻气，以疏气为主，而橘皮、枳实以去痰。"（《金匮要略发微》）《神农本草经》曰："茯苓主胸胁逆气，杏仁主下气，甘草主寒热邪气，为治胸痹之轻剂。"

按：本证一属于饮，一属于气滞，这主要是以病机方面而言。而在临证中，二者不能截然分开。因此，二方合之而用，但临证也不应拘泥于此，可以分用，也可以与栝蒌薤白汤配伍运用。

5.备用方剂 苓桂术甘汤。方解：方中茯苓健脾，渗湿利水为主药；桂枝通阳化气，温化水饮为辅药；白术健脾燥湿为佐药；甘草补脾益气，调和诸药为使药。四味合用，温运脾阳，可为治本之剂。《金匮要略》曰："病痰饮者，当以温药和之……短气有微饮，当从小便去之。"《删补名医方论》曰："茯苓淡渗逐饮出下窍，因利而去，故用以为君，桂枝通阳疏水走皮毛，从汗而解，故以为臣，白术燥湿，佐茯苓消痰以除支满，甘草补中，佐桂枝建土以制水邪也。"

6.随症加减 呃逆者，酌加枳壳、竹茹、半夏；大便不实者，枳实易枳壳；有浮肿者，酌加薏苡仁、冬瓜皮、大腹皮、防己以健脾利湿。

（五）郁怒伤肝气结胸膺

1.四诊摘要　急躁易怒，心胸满闷，虚里隐隐作痛，头目、少腹胀痛，口苦咽干，呕恶不食，舌边红，苔薄黄，脉弦数。

2.辨证分析　肝主疏泄，性喜条达，由于精神刺激，郁怒伤肝，而使肝脏疏泄功能过亢，肝气横逆上冲气结胸中，故见心胸满闷；气郁不畅，虚里隐隐作痛；气机不升不降，头目、少腹皆胀痛；肝气横逆，犯胃克脾，胃不纳，脾不运，故呕恶不食，肝气化火，故见口苦咽干，舌边红，苔薄黄，脉弦数。

3.论治法则　平肝理气，清热泻火。

4.首选方剂　龙胆泻肝汤（《医宗金鉴》）。方解《金匮翼》："肝火盛而胁痛者，肝火实也，其人气急善怒。"郁怒伤肝，肝气横逆上冲，气结胸中不得疏泄，从而化火，疾患生焉。方用苦寒之龙胆草泻肝胆之火，柴胡疏肝开郁，和解退热，二者同用泄肝疏肝，平肝皆寓意其中；黄芩、栀子泻热除烦；木通、车前子、泽泻清利湿热；阳邪伤阴劫液，肝体阴而用阳，故用生地黄、当归柔肝养肝，刚脏济之以柔，甘草和中解毒，"益用甘味之药"，肝气得疏得平，肝火得清得泻，肝脏得柔得养，方证合拍，收平肝理气、清热泻火之功效。

5.备用方剂　柴胡疏肝散《景岳全书》。方解：柴胡、炙甘草、枳壳、白芍乃仲景名方四逆散，能疏肝理气，调解心胸气机郁滞，胀闷不舒；柴胡配枳壳，一升一降，调畅气机；白芍伍甘草，疏缓心胸挛痛；香附理血中之气而循常道而行；川芎气中血药，活血兼理气，不失为备用方剂。

6.随症加减　胸闷心痛甚者，加炒蒲黄、五灵脂、降香；热盛者加牡丹皮、栀子；胃痛泛酸者加黄连、吴茱萸；舌苔白厚腻者，加苍术、草豆蔻；便秘者加生大黄。

（六）怒火伤肝气瘀停胸

1.四诊摘要　急躁易怒，气逆胸闷，心胸憋闷刺痛，痛引肩背内侧，口唇指甲青紫，舌紫或有瘀点、瘀斑，脉细湿或见结代。

2.辨证分析　喜怒不节，情志内伤，怒火伤肝，气逆于上，郁积胸中，气滞而致血瘀，胸阳不能宣通，怒气、痰浊、瘀血阻塞心络，故心胸憋闷刺痛；心肺同居上焦，肺失肃降，故见气逆胸闷；手少阴心经循肩背而行，故痛引肩背内侧；舌紫或有瘀斑，脉细涩，为气滞血瘀所致；脉或见结代，乃心阳不足且有气滞之征。

3.论治法则　平肝降气，活血化瘀。

4.首选方剂　通窍活血汤《医林改错》。方解：本证病机乃气滞血瘀，心阳痹阻，不能舒展，宜选用降气通络，活血化瘀，辛香化浊之药予之，通窍活血汤乃首选。方用川芎活血行气止痛，其辛香走散之力最强，张元素谓其"上行头目，下达血海"通达气血；赤芍活血，长于治疗血滞；桃仁破血行瘀；红花活血散瘀；红枣建中和胃，固其生化之源；老葱、鲜姜用其辛香之性味，行气化浊；尤妙用麝香走窜通闭，开窍镇痉，通络止痛，胸痹、心痛发作者，投之即止。用黄酒作煎，其辛温走窜之力，要有助于降气、活血。全方九味药有降气、止痛、活血、化瘀之功效。

5.备用方剂　冠心苏合丸《中华人民共和国药典》。方解：苏合香理气宽胸；乳香活血祛瘀，疗血滞之痛；檀香降气，又可清阳明之热，还可化太阴之湿；冰片通窍，散火止痛；

青木香理气滞，"塞者通之"最为所长。诸药合用，有理气宽胸，活血通络，宣痹止痛之功效，常法炼蜜为丸，有缓图之意也。

6.随症加减 胸闷不舒者，加瓜蒌、薤白、桂枝；畏寒肢冷者，加附子、肉桂；短气乏力者，加人参、炙甘草；胸膺刺痛明显，舌有瘀斑者加丹参、三七；舌苔白腐者加石菖蒲、郁金。

（七）阴寒厥冷遏阻心阳

1.四诊摘要 胸痛胸闷，心痛彻背，背痛彻心，四肢厥冷，喜暖喜温，面色苍白，或紫黯灰滞，爪甲青紫，脉沉紧，或结代，舌质淡或青紫。

2.辨证分析 本证因先天禀赋不足，或后天折丧太过，阳气大虚，阴寒之气上冲，即《素问•举痛论》所指之"寒气客于背俞之脉……其俞注于心，故相引痛。"所以心痛牵引及背，背痛牵引及心，相互牵掣，疼痛剧烈，发作有时，经久不瘥。《金匮要略心典》曰："心背彻痛，阴寒之气，遍满阳位，故前后牵引作痛，沈氏云："邪感心包，气应外俞，则心痛彻背，邪袭背俞，气从内走，则背痛彻心。俞脏相通，内外之气相引，则心痛彻背；背痛彻心"。又因寒气厥逆，病位偏下，病程较长，以痛为主，故四肢厥冷，爪甲青紫，脉象沉紧等，其他如面色苍白、喜暖喜温等均为阴寒之象。

3.论治法则 扶阳通痹，峻逐阴邪。

4.首选方剂 赤石脂丸。方解：乌头、附子、川花椒、干姜均为大辛大热之品，用之驱寒止痛，并用赤石脂温涩调中，收敛阳气，使寒去而正不伤。《医宗金鉴》曰："既有附子之温，而复用乌头之迅，佐干姜行阳，大散其寒，佐蜀椒下气，大开其邪，恐过于大散大开，故复佐赤石脂人心，以固涩而收阳气也；《成方切用•祛寒门》曰："此乃阴寒之气，厥逆而上干，横格于胸背经脉之间，牵连痛楚，乱其气血，扰其疆界……仲景用蜀椒、乌头，一派辛辣，以温散其阴邪，然恐胸背既乱之气难安，而即于温药队中，取用干姜之温，赤石脂之涩，以填塞厥气所横冲之新隧，俾胸之气自行于胸，背之气自行于背，各不相犯，其患乃除。"

5.备用方剂 回阳饮。方解：方中人参大补元气，补气固脱；附子大辛大热，为祛寒之要药；配以炮姜辛苦大热，守而不走，散寒力大；佐以甘草和中益气，诸味合之，以达回阳复阴。《中医内科学杂病证治新义》曰："本方为固气温阳之剂，人参补气固脱为主，四逆汤之温里回阳为辅，故用于虚脱，四肢厥冷，脉搏沉伏微弱者，有兴奋强壮强心之作用。"此方适合于胸痹心痛阴寒厥逆之象者。

6.随症加减 寒邪冷气入乘心络，或脏腑暴感风寒上乘于心，令人卒然心痛或引背膂，甚者终年不瘥者用《医学启源》桂附丸，即赤石脂丸加桂枝，"每服30丸，温水下，觉至痛处即止，若不止加至50丸，以止为度；若是朝服，至午后再进20丸，若久心痛，每服30丸至50丸"。

胸痛并有瘀血征象者，酌加活血定痛之味，如川芎、赤芍、降香、乳香、延胡索、荜茇；肤冷自汗甚者，加黄芪、龙骨、牡蛎等。

若胸痛时缓时急，时觉胸中痞闷，并兼有其他湿象者，乃属寒湿留着，宜用薏苡附子散，以温化寒湿。若胸痹心痛，寒中三阴无脉者，回阳救急汤加猪胆汁，以其苦人心而通脉；泄泻者加升麻、黄芪；呕吐加姜汁，吐涎沫加盐炒吴茱萸。

（八）气滞血瘀脉络闭阻

1.四诊摘要　胸闷心痛，短气，喘息，心烦善恐，口唇、爪甲青紫，皮肤黯滞，苔白或干，舌质青紫，舌尖边有瘀点，脉细涩结代。

2.辨证分析　本证为胸痹日久所致气滞血瘀之象。胸阳闭阻，气血逆乱，血脉不通，血行不畅，心失所养，则心气不足，气衰血涩，故血脉运行不利，进而导致瘀血塞络。如《血证论》所述："气为血之帅，血随之而运行，血为气之守，气得之而静谧，结则血凝。"血凝"在于脉，则血凝而不流"（《素问•痹论》），气滞血瘀则不通，"不通则痛"，于是症见胸闷心痛，喘息，咳嗽，咯血，爪甲青紫，血瘀日久化热，烘热晡热，烦躁闷乱；当心气不匀，则出现结代脉；舌青紫、尖边瘀点为血瘀脉络之征。

3.论治法则　行气活血，化瘀通络。

4.首选方剂　血府逐瘀汤。方解：方中当归、川芎甘温辛散，养血通经活络；配生地黄之甘寒，和血养阴；合赤芍、红花、桃仁、牛膝活血祛瘀，通利血脉；柴胡以疏肝解郁；桔梗宣肺和气，以通百脉；枳壳理气，即"气为血帅，气行则血行"。总之，此方具有桃红四物汤与四逆散二方之综合作用，不仅能行血分之瘀滞，又善于解气分之郁结，活血而不耗血，祛瘀又能生新。此方适用于胸痹心痛之气滞血瘀重者。

5.备用方剂　加味丹参饮。方解：丹参化瘀，檀香、砂仁调气，青皮行气；百合清心安神；乌药顺气止痛，川楝子理气止痛，郁金行气解郁、破瘀血。本方适用于气郁日久，瘀血停着胸痹心痛，气滞血瘀之轻者。

6.随症加减　气郁化火，烦躁眩晕，口苦咽干者，酌加牡丹皮、桑叶、炒栀子、生石决明以清肝潜阳，若瘀血严重，疼痛剧者，但正气未衰，可酌加三棱、莪术、穿山甲（代）、土鳖虫破血消坚之味，或用蒲黄、五灵脂等份研细末冲服。《医学实在易•补遗并外备方》曰："……治心痛血滞作痛，蒲黄、五灵脂（等份），生研每服三钱，酒煎服。"若有呕者，酌加三七、花蕊石等化瘀止血药；舌苔黄腻，口苦者，先用温胆汤加藿香、佩兰、杏仁、薏苡仁，清热利湿，再化再用活血化瘀方。

（九）心阴不足内热灼营

1.四诊摘要　胸闷心痛，心悸怔忡，虚烦不眠，躁扰不宁，五心烦热，潮热盗汗，呼吸气短，或急促困难，口干饮少，咳嗽少痰，偶有咯血，尿赤便结，头晕目眩，苔少或干或无苔或剥苔，舌质红绛或青紫，脉细数或结代。

2.辨证分析　本证为忧虑过度，气郁化火，火灼阴津，心阴不足之证。即所谓阴虚则生内热。《体仁汇编》曰："心虚则热收于内，心虚烦热也。"内热灼营，症见心悸、怔忡、虚烦不眠，五心烦热，躁扰不宁，《丹溪心法》曰："怔忡者血虚，怔忡无时，血少者多。"阴虚必耗伤阴血，血不养心，故胸闷心痛；阴虚则阳浮，神明失濡，故头晕目眩，《东垣十书》曰："心君不宁，化而为火……津液不行"，故内热灼津，则咳嗽痰少，咯血，尿赤便结；心虚日久，则心肺俱病，肺气损伤，故呼吸困难，少气无力；脉舌之征均为心阴亏损之故。

3.论治法则　滋阴除烦，养心宁神。

4.首选方剂　天王补心丹。方解：生地黄、玄参滋阴清虚热除烦，使心不为虚火所扰，为主药；辅以丹参、当归补血养心；党参、茯苓益心气；柏子仁、远志安心神，使心血足而神自藏，佐以天冬、麦冬之甘寒滋阴液以清虚养心；五味子、酸枣仁之酸温以敛心气，桔梗载药上行；朱砂人心安神，共以滋阴养血，补心阴。《删补名医方论》曰："心者主火，而所以主者神也，火盛则神困。心藏神，补神者必补其心，补心者必消其火，而神始安。补心丹故用生地……取其下足少阴以滋水，主水盛可以伏火（制约火势，不使偏亢），此非补心阳，补心之神耳……清气无如柏子仁，补血无如酸枣仁……参苓之甘以补心气，五味之酸，以收心气，二冬之寒，以清气分之火，心气和而神自归矣。当归之甘，以补心血，丹参之寒以生心血，玄参之咸，以清血中之火，血足而神自藏矣。更加桔梗为舟楫，远志为向导，和诸药，人心而安神明……"本方适用于胸痹心痛之心阴血不足，又兼心神不宁者。

5.备用方剂　百合固金汤。方解：百合、生地黄、熟地黄滋润肺肾之阴，肾阴足则能交通心肾为主药；麦冬助百合以润肺止嗽；玄参助生地黄、熟地黄以滋肾清热为辅药，当归、白芍养血和阴；贝母、桔梗清肺化痰为佐药；甘草协调诸药。以上诸味合而用之，阴液充足，使心阴得养。

6.随症加减　心悸怔忡，睡眠不宁，酌加龙齿、夜交藤，以养心安神，口燥咽干，酌加石斛以养胃阴；阳亢内热甚者，酌加焦柏、黄芩以降相火；神情躁扰者，酌加朱砂、龙骨、琥珀，以镇静安神；舌红苔剥，脉细数，酌加肥玉竹、磁石等养阴潜阳；盗汗严重者，酌加生龙骨、地骨皮以退虚热。

（十）心气不足心阳虚损

1.四诊摘要　心痛憋闷，心悸短气，而色晄白，言语轻微，精神萎靡，一身尽肿，四肢无力，形寒肢冷，自汗纳少，小便不利，舌苔薄自，舌质淡，脉沉无力，或细或结代。

2.辨证分析　本证因劳累疲乏，耗损心气，从而造成心气虚，心阳虚。心阳不足，气血运行不畅，心脉阻滞，则心痛憋闷；心气不足，心气虚弱，因虚而悸，故心悸气短，脉细而弱，《伤寒明理论》曰："其气虚者，由阳气内弱，心下空虚，正气内动而为悸也"；气来不匀，则脉有结代；心阳虚，则气不足，故精神萎靡；心阳不足，卫外之气不固，则自汗；阳虚则外寒，故有形寒肢冷；阳虚水泛，膀胱气化不利，故一身尽肿，小便不利，舌苔薄白，舌质淡亦为心阳不足之象。吴昆曰："夫面色萎白，则望之而知气虚矣，言语轻微，则闻之而知其气虚矣，脉切之而知其气虚矣。"

3.论治法则　补养心气，温煦心阳。

4.首选方剂　保元汤。方解：人参益气，黄芪固表，甘草和中，桂枝助阳，其中人参得桂枝之引导，则益心气之功更显，桂枝得甘草之和平，则温心阳而调理气血，所谓气虚不愈，诸药无效者，惟有益脾补肾。本方用人参、黄芪、甘草补中益气，恢复胃气，心气方得以而升，再酌以肉桂温下焦元阳，两顾脾肾。脾为后天之本，运化水谷之精微，心得谷气，心血而足，肾为先天之本，肾阳充沛，温煦心阳和心气，从而达到补心气，温煦心阳之功。本方适用于胸痹心痛之气怯者。

5.备用方剂　四君子汤加附子、肉桂。方解：四君子汤甘温益气，健脾养胃；附子、肉桂温经散寒，使脾阳健运，心阳亦升，心气充足，因而气返血生，即所谓"阳旺则能生阴血"（《脾胃论》）。本方用于胸痹心阳虚，心气不足者适合。

6.随症加减　精神萎靡，阳虚气怯甚者，可重用人参、黄芪；心痛甚者或阵发性心痛，酌加上油肉桂，丹参、川芎；呼吸气促而喘者，酌加蛤蚧、五味子；心悸失眠重者，酌加龙骨、牡蛎、酸枣仁、茯神等；头面、四肢浮肿者，酌加茯苓皮、冬瓜皮等利水之品。

（十一）心肾阴虚津伤蚀气

1.四诊摘要 心悸不宁，心烦易怒，短气，失眠艰寐，五心潮热，颧红口干，目眩，头晕耳鸣，盗汗口干，舌红少津，脉细数。

2.辨证分析 究其病因，或为中焦脾胃虚弱，纳呆食少，或脾失健运，水谷精微不能濡养五脏六腑，皆可引起血的化源不足，心血、阴精、津液不足，造成心阴虚；或为大吐、大泻、大失血之后，导致心阴亏虚；或为热病后期，热邪伤阴，累及肾阴，故肾阴虚和心阴虚，每多同时互见，谓之心肾阴虚；或为七情内伤，"五志化火"，暗耗肾精阴血，导致心肾阴虚。是故心肾阴虚，水火未济，心火内动，犯扰神明，心神不定，故心悸不宁；心火亢盛，子病及母，肝火亢盛，故心烦易怒，失眠艰寐；肝火灼阴，肝体阴而用阳，"诸风掉眩，皆属于肝"，风阳上扰，故目眩、头昏；阴虚于下，阳亢于上，故颧红、口干，亢阳逼津外泄为盗汗；"阴虚者热生于内"，故见五心潮热，舌红少津，津伤蚀气，故见短气，细数脉，皆为阴虚之脉象也。

3.论治法则 滋阴清火，养心安神。

4.首选方剂 天王补心丹《摄生秘剖》。方解：本方组成药物多为养阴安神药，生地黄、天冬、麦冬、玄参养阴精，增津液；丹参、当归补血养心，旨在补益心肾之阴而治其本；人参、茯苓补益心气；远志、柏子仁、酸枣仁宁心安神；五味子酸收，耗散心神，非敛不救，点睛之药，独具巧思；桔梗乃舟楫之品，载药上行，直达神明之府，更用朱砂为衣，入心安神。诸药协用，有滋阴清火，养心安神的功效。

5.备用方剂 七福饮《景岳全书》。方解：全方旨在益气养阴，宁心安神。人参、熟地黄相伍为两仪膏，益气、养阴、补血；当归、白术、炙甘草活血通络，健脾和胃，三药同伍、通心阳、利经脉、善治心悸不宁；酸枣仁、远志安神宁心。药仅七味，配伍得当。功效益气养阴，宁心安神。

6.随症加减 心悸甚者，加入磁石、龙齿；腰酸遗精者，加入山茱萸、巴戟；挟有瘀热者，加入牡丹皮、泽兰；眩晕耳鸣者，加入天麻、钩藤；头痛者加入白龙、荷叶。

（十二）阴阳两虚气血不继

1.四诊摘要 胸闷心痛，夜卧憋醒，短气心悸，自汗，口干少津，头晕耳鸣，食少倦怠，腰酸肢软，恶风肢冷，或手足心热，夜尿频数，舌质红或黯，舌苔少或少津，脉弦细无力，或结代。

2.辨证分析 本证因患胸痹已久，久病耗伤气血。气血两亏，血行不畅，心气不继，故见胸闷心痛，夜卧憋醒，心择短气，舌质黯，脉来结代；阴血不足，则头晕耳鸣，手足心热；阳气虚衰，则食少倦怠，腰酸膝软，恶风肢冷，夜尿频数；苔薄少津，脉细弱。《长沙方歌括》曰："以患者正气大亏，无阳以宣其气，更无阴以养其心，此脉结代，心动悸之所由来也。"

3.论治法则 益气补血，滋阴复脉。

4.首选方剂 炙甘草汤。方解：炙甘草甘温，益气补中，化生气血，以复脉之本，为主药；党参、大枣补气益胃，以助气血生化之源；生地黄、阿胶、麦冬、火麻仁补心血，养心阴，以充养血脉；桂枝合炙甘草，以壮心阳，合生姜以通血脉，使血行旺盛，共为辅佐之味。诸药合用，心气复而心阳通，心血足而血脉充，从而达到益气养阴。《注解伤寒论》曰："补可以去弱，人参、甘草、大枣之甘，以补不足之气；桂枝、生姜之辛，以益正气……麻仁、阿胶、麦门冬、地黄之甘，润经益血，复脉通心也。"

5.备用方剂　八珍汤。方解：党参甘温，补中益气；白术甘苦温，健脾助运；茯苓甘淡，合白术健脾渗湿，炙甘草甘温，益气补中，化生气血；熟地黄滋肾补血；当归补血养阴；白芍养血和阴；川芎活血行气。总之，四物治血虚，四君治气虚，更用生姜、大枣调和营卫，使气血互为生长，故本方适合于胸痹心痛之气血双亏者。

6.随症加减　阴虚阳亢，头晕耳鸣，心烦易怒者，酌加钩藤、桑叶、牡丹皮、炒栀子；心神不宁，烦躁惊怖失眠者，酌加茯神、酸枣仁、远志、合欢皮、桑叶等，亦可加沉香、郁金、延胡索等以行气止痛；大便溏者去火麻仁加酸枣仁以养心宁心；心悸甚者，可酌加龙齿、朱砂，以镇心安神。

（十三）心阳欲脱肺心衰竭

1.四诊摘要　胸闷气憋，心痛频发，咳嗽喘息，吐血咯血，语言低微，冷汗淋漓，肢厥肤冷，重则神志昏蒙，沉睡不醒，或神昏谵语，舌质青紫或紫绛，苔少或黄燥，脉沉细虚数无力，或出现怪脉　（鱼跃、雀啄、弹石……）。

2.辨证分析　本证因病程日久，元气大亏，心脉瘀阻已极，心阳欲脱而致肺心衰竭之证。心气衰败，又肺气将竭，故气血瘀阻，症见胸闷气憋，心痛频发；气机不畅，则咳喘不宁，语言低微；阳气外散，阴不内守，则吐血、咯血；心阳耗尽，阳不达四末，则肢厥肤冷，汗为心之液，汗多则亡阳；真阳欲脱，真元外散，则神志昏蒙，沉睡不醒，或神昏谵语；舌脉之征，为血瘀络阻，真元告罄，阴阳绝离之象。余无言曰："……少阴之脉沉，尤不可一刻缓也。脉沉一证，不论在太阴、少阴，总属于阳虚，　此即心脏衰弱之表现。"（《伤寒论新义》）

3.论治法则　回阳救逆，益气固精。

4.首选方剂　参附汤。方解：病势危笃，此时若不急用大温大补之味，不足回阳救脱，故方中以人参大补元气为主药，附子温壮真阳为辅佐药。二药合用，相得益彰，具有回阳固脱之功。方中药味较少，但药量宜重，以资药力迅速而功专。《删补名医方论》曰："补后天之气无如人参，补先天之气不如附子，此参附汤之所由立也……二药相须，用之得当，则能瞬息化气于乌有之乡，顷刻生阳于命门之内，方之最神捷者也。"本方适合于阳气暴脱，危在顷刻之胸痹心痛之急救，待至阳气来复，病情稳定之后，视病之转机，再行他法调理之。

5.备用方剂　回阳救急汤。方解：本方附子大辛大热，温壮真阳，祛寒散邪为主药；人参大补元气为辅药；干姜温中散寒，协助附子加强回阳之力；肉桂温中散寒止痛；白术温健脾胃；茯苓渗湿；五味子生津敛汗；藿香芳香走窜，斩关直入，助参附姜桂以速奏殊功。诸味合之，功效回阳救逆，益气与脉。《成方切用•祛寒门》曰："寒中三阴，阴盛则阳微，故以附子姜桂辛热之药，祛其阴寒，而以六君温补之药，助其阳气，五味合人参，可以生脉，加麝香者，通其窍也。"本方适用于胸痹心痛阴寒内盛，阳气衰微而见四肢厥冷之主候。何秀山曰："此为回阳固脱，益气生脉之第一良方。"

6.随症加减 喘急不得卧，为肾不纳气，酌加黑锡丹；脾阳亦虚者，加椒目、升麻、干姜。肺肾阴阳俱虚者，加五味子、蛤蚧尾；心神不宁并有瘀斑、唇绀、脉沉细涩，加丹参、朱砂、琥珀、沉香：呕吐涎沫或少腹痛，加盐炒吴茱萸；无脉者，加猪胆汁一匙呕吐不止者，加姜汁。

二、参考方

1.细辛散（《备急千金要方》）治胸痹达背痛。细辛 3g，枳实 9g，瓜蒌 15～20g，生地黄 9g，白术 9g，桂心 3g，茯苓 9g，甘草 3g，酒服。（方解：细辛辛温入心，散寒止痛，枳实行气消痞；瓜蒌宽胸散结；生地黄甘寒入心，滋阴凉血；白术、茯苓健脾益心气，桂心温中补阳，散寒止痛；甘草调和诸药，补中益气。诸味合之，温散胸中阴寒，使胸痹达背之痛缓解）。本方用于胸痹心痛彻背，背痛彻心者适合。

2.前胡散（《备急千金要方》）治胸中逆气，心痛彻背，少气不食。前胡、茯苓、白术、白芍桂心、当归、半夏、吴茱萸、麦冬、大枣、羊脂。（方解：前胡降气化痰，解胸中痞气；茯苓、白术健脾渗湿；白芍补血，益肝脾真阴，而收摄脾气之散乱；桂心温中补阳，散寒止痛；当归养血和血补阴；半夏降逆止呕，宽中消痞，下气散结；吴茱萸温中止痛，理气止呕；麦冬主心腹结气，伤中伤饱，胃络肠细；大枣补脾和胃，益气生津；羊脂补虚润燥。诸味合之温降胸中逆气，以止痛。）本方用于胸痹逆气，心痛彻背者适合。

3.治中汤（《备急千金要方》）治胸中满，噎塞。人参 5～10g，白术 9g，甘草 3g，干姜 2g，青陈皮各 6g。（方解：人参补气益脾，白术健脾燥湿，甘草和中补土，干姜温中散寒，青陈皮理气散结化滞。《张氏医通》曰："胸中幅幅，如满噎塞，习习如痒，喉中涩燥，唾沫，橘皮枳实生姜汤不应，用治中汤。"）本方用于胸痹心痛中满气结者适合。

4.下气汤（《备急千金要方》）治胸腹闭满，上气喘息。杏仁 9g，槟榔 5～9g。（方解：杏仁润肺降气，槟榔利气，疗胸腹胀。）本方应用于胸痹腹满，上气喘息者适合。

5.三甲养心汤（《中医心病证治》）治胸痹心痛心阴不足者。（方解：牡蛎养阴收敛，固涩潜阳；龟甲、鳖甲滋阴潜阳，散结通脉；丹参活血祛瘀，养血凉血；麦冬养阴生津；寄生养血通络，益血脉，制首乌益精血；女贞子、百合、墨旱莲、玄参养阴生精，补气升阳；竹茹甘微寒，疗惊悸怔忡，心烦燥乱。）本方对胸痹心痛，阴虚内热灼营者适合。

6.附陈杏姜汤（验方）治胸痹心痛之痰浊阻络。（方解：附子辛热，散寒止痛，陈皮理气健脾，燥湿化痰；杏仁降气行痰；生姜温中散寒。）本方用于胸痹心痛痰湿阻络之证。

7.冠心二号（验方）治胸痹心痛之气滞血瘀者。（方解：川芎活血行气止痛，丹参活血祛瘀，赤芍活血行滞，红花活血祛瘀，降香行瘀止痛。本方为活血而不破血，行气而不破气。）适用于胸痹心痛气滞血瘀者。

8.四逆汤（《伤寒论》）治胸痹心痛之心阳欲脱者。

9.救脱汤（《类证治裁》）治胸痹心痛之心阳欲脱之证。（方解：附片大辛大热，温阳散寒，参补元气，黄芪补气固表；熟地黄主补血气，补益真阴，五味子生津敛汗，麦冬养阴生津。方由参附汤、生脉散，加熟地黄、黄芪而成，回阳、益气、救脱。）适用于胸痹，心痛，心阳欲脱者。

10.膈下逐瘀汤（《医林改错》）治胸痹心痛气血瘀阻者。（方解：方中当归、川芎、赤芍养血活血，牡丹皮清热凉血，活血化瘀；桃仁、红花、五灵脂破血逐瘀，配香附、乌药、枳壳、延胡索行气止痛，且增强逐瘀之力，甘草调和诸药）本方适用于胸痹心痛气滞血瘀者。

三、文献别录

《灵枢·厥病》篇："厥心痛，与背相控，善瘈，如从后触其心，伛偻者，肾心痛也。"

《素问·举痛论》："寒气客于五脏，厥逆上泄，阴气竭，阳气未入，故卒然痛，死不知人，气复返则生矣。"

《脉经》："短而数，心痛心烦，寸口沉，胸中痛引背。吴上沉，心痛，上吞酸。寸口伏，胸中有逆气。寸口滑，胸满逆。"

《圣济总录》："心痛诸候，皆由邪气客于手心主之脉。盖少阴心之经，五脏六腑君主之官也。将神所舍，诸阳所合。其脏坚固，邪气未易以伤。是以诸邪在心，多在包络者，心主之脉也。其候不一，有寒气卒客于脏腑，发卒痛者；有阳虚阴厥，痛引喉者；有心背相引，善瘈伛偻者；有腹胀归于心而心痛甚者；有急痛如针锥所刺者；有其色苍苍，终日不得太息者；有卧从心间痛，作愈甚者；有发作种聚，往来上下，痛有休止者。或因于饮食，或从于外风，中脏既虚，邪气客之，痞而不散。宜通而塞。故为痛也。君主真心不痛，苦痛即实气相搏，手足厥冷，非治药之所及，不可不辨也。"

《仁斋直指方》："夫心为五官之主，百骸之所以听命者也，心之正经，果为风冷邪气所于，果为气血痰水所犯，则其痛掣背胀胁，胸烦咽干，两目赤黄，手足具青至节。朝发而暮殂矣。然心之包络，与胃口相应，往往脾痛连心，或阳虚阴厥。亦令心下急痛。或他脏之邪，亦有客乘于心者，是则心之别脉受焉，如所谓九种心痛皆是也。"

《医学正传》："有真心痛者，大寒触犯心君，又曰污血冲心。医者宜区别诸证而治之，无有不理也。"

《丹台玉案》："平素原无心痛之疾，卒然大痛无声，面青气冷，咬牙噤齿，手足如冰冷者，乃真心痛也。"

《证治准绳》："心痛者，手足厥逆而痛，身冷汗出，便溺清利或大便利而不渴，气微力弱，急以术附汤温之，寒厥暴痛，非久病也，朝发暮死，急当救之，是知久病无寒暴病非热也。"

《医门法律》："胸痹总因阳虚，故阴得乘之。"

《张氏医遥》："千金治胸痹达背痛，用细辛散。胸中逆气，心痛彻背，少气不食，用前胡汤。胸中幅幅如满，噎塞羽羽如痒，喉中涩燥唾沫，服橘皮枳实生姜汤。不应用治中汤，胸痹腹背闭满，上气喘息，用下气汤。胸背疼痛。用熨背散，足补金匮之未逮。"

《类证治裁》："胸痹胸中阳微不运，久则阴乘阳位而为痹结也。其症胸满喘息，短气不利，痛引心背。由胸中阳气不舒，浊阴得以上逆，而阻其升降，甚则气结咳唾，胸痛彻痛，夫诸阳受气于胸中，必胸次空旷，而后清气转运，布息展舒。胸痹之脉，阳微阴弦，阳微知在上焦，阴弦则为心痛，此金匮千金均以通阳主治也。"

《医醇賸义·真心痛》："真心痛者，水来克火，寒邪直犯君主，脘痛呕吐，身冷，手足青至节，甚则旦发夕死，茯苓四逆汤主之。"

《医醇賸义·厥心痛》："厥心痛者，中寒发厥而心痛也，虽在包络，然已是心之外府，故手足厥逆，身冷汗出，便溺清利，甚亦朝发夕死。"

　　《王庆其医案医话集·治真心痛经验》："听任继学先生介绍治疗真心痛经验：急性心肌梗死，病本在心，标在五脏；病因，情志、饮食、风寒；三气杂至，合而为病；病机，瘀、痰、热。治疗基本方：归尾（白酒洗）、川芎、金银花、土鳖虫。加减：手足厥冷加附子；疼痛加香樟梅皮粉（串雅内编·心痛门）；气滞加香附、郁金、檀香；寒滞加川椒、附子、干姜；妇人加仙茅、淫羊藿；补气阴加黄芪（上焦水炙、中焦蜜炙）、麦冬（30～40g，脾虚用炒），也可补阴中加肉桂或桂枝；气虚加党参或生晒参。心动过缓加麻黄、细辛、鹿角。急性期缓解后调理：命门火衰用右归饮，中气不足用补中益气汤；肝郁不舒用逍遥散。高血压用吴茱萸、青葙子泡脚；心痛用失笑散外敷心俞穴。食疗：千金鲤鱼汤、当归生姜羊肉汤等。转归：急性心梗3～7天是关键，大面积心梗者2小时服1次药，9天可下地，动静结合。"

第四章　肺系病症

第一节　感冒

一、概述

感冒是由卫表不和引起，以鼻塞、流涕、喷嚏、咳嗽、头痛、恶寒、发热、全身不适等为主要临床表现的外感疾病。

感冒又有伤风、冒风、伤寒、冒寒、重伤风等名称。

"感冒"一词首见于北宋《仁斋直指方•诸风》，此后历代医家沿用此名。隋代《诸病源候论》所指的"时气病"之类，应包含有"时行感冒"。

《内经》认识到感冒主要是外感风邪所致，《素问•骨空论》："风从外入，令人振寒，汗出，头痛，身进，恶寒。"汉代《伤寒论》已经论述了寒邪所致感冒。《诸病源候论•风热候》指出："风热之气，先伤皮毛，乃人于肺也……其状使人恶风寒战，目欲脱，涕唾出……有青黄脓涕"，已经认识到风热病邪可引起感冒并较准确地描述其临床症候。清代不少医家已认识到本病与感受时行疫毒有关，《类证治裁•伤风》就有"时行感冒"之名。

汉代张仲景《伤寒论》所列桂枝汤、麻黄汤为感冒风寒轻重两类证候的治疗作了示范。

金元时期《丹溪心法•伤风》明确指出本病病位在肺，治疗"宜辛温或辛凉之剂散之"。明代《万病回春•伤寒附伤风》说："四时感冒风寒者宜解表也。"

清代《证治汇补•伤风》等对虚人感冒有了进一步认识，提出扶正祛邪的治疗原则。

二、病因病机

病机关键：卫表不和。

1.外感风邪，时行疫毒　风邪或时行疫毒，从皮毛或口鼻侵犯入体，使卫表不和而发病。风邪虽为六淫之首，但在不同季节，往往随时气而入侵。临床上以冬、春两季发病率较高，故以夹寒、夹热为多见。疫毒指一种为害甚烈的异气，或称疫疬之气，是具有较强传染性的邪气，即指时行疫毒之邪。人感时行疫毒而病感冒则为时行感冒。由此可见，外感风邪是感冒的主要原因，但风邪多合时气或时行疫毒伤人为病。

2.正气虚弱，卫表不和　人体感冒，除因邪气盛外，总是与人体的正气失调有关。由于正气素虚，或素有肺系疾病，不能调节肺卫而感受外邪。即使体质素健，若因生活起居不慎，如疲劳、饥饿而机体功能下降，或因汗出裹衣，或餐凉露宿、冒风沐雨，或气候变化时未及时加减衣服等，正气失调，腠理不密，邪气得以乘虚而入。

总之，风性轻扬，即"伤于风者，上先受之"。肺为脏腑之华盖，其位最高，开窍于典，职司呼吸，外主皮毛，其性娇气，不耐邪侵，故外邪从口鼻、皮毛入侵，肺卫首当其冲、感冒病位在肺卫，主要在卫表，其基本病机是外邪影响肺卫功能失调，易致卫表不和，肺失宣肃，尤以卫表不和为主要方面。

三、诊断与鉴别

（一）诊断

1.病史 四季皆有，以冬春季为多见，气候突然变化，有伤风受凉、淋雨冒风的经过，或时行感冒正流行之际；起病较急，病程较短，病程3～7天，普通感冒一般不传变。

2.证候 典型的肺卫症状，初起鼻咽部痒而不适，鼻塞，流涕，喷嚏，语声重浊或声嘶，恶风，恶寒，头痛等。继而发热，咳嗽，咽痛，肢节酸重不适等。部分患者病及脾胃，而兼有胸闷，恶心，呕吐，食欲减退，大便稀溏等症。时行感冒呈流行性发病，多人同时发病，迅速蔓延。可有咽部充血，扁桃体肿大。

3.理化检查 血常规、胸部X线检查。

（二）鉴别诊断

1.风温二者均有发热，风温早期更与风热感冒相似。但感冒一般病情轻微，发热不高或不发热，病势少有传变，服解表药后多能汗出热退，病程较短，四时可发；而风温其病情较重，必有发热，甚至高热寒战，服解表药后热虽暂减，但旋即又起，多有传变，由卫而气，入营入血，甚则神昏、谵妄、惊厥等，有明显季节性。

2.鼻渊二者均可见鼻塞流涕，或伴头痛等症。但鼻渊多流浊涕腥臭，眉额骨处胀痛、压痛明显，一般无恶寒发热，病程漫长，反复发作；而感冒一般多流清涕，并无腥臭味，寒热表证明显，头痛范围不限于前额或眉骨处，病程短，治疗后症状很快消失。

四、辨证论治

（一）辨证要点

1.辨风寒感冒与风热感冒 感冒常以风邪夹寒、夹热而发病，因此临床上应先分清风寒、风热两证。二者均有恶寒、发热、鼻塞、流涕、头身疼痛等症，但风寒证多见恶寒重发热轻，无汗，有时无汗恶寒，可伴高热，头身疼痛不适症状明显，鼻流清涕，口不渴，舌苔薄白，脉浮或浮紧；风热证发热重恶寒轻，有汗，鼻流浊涕，口渴，舌苔薄黄，脉浮数。

2.辨普通感冒与时行感冒 普通感冒呈散发性发病，肺卫症状明显，但病情较轻，全身症状不重，少有传变；时行感冒呈流行性发病，传染性强，肺系症状较轻而全身症状显著，症状较重，且可以发生传变，入里化热，合并他病。

3.辨常人感冒与虚人感冒 普通人感冒后，症状较明显，但易康复。平素体虚之人感冒之后，缠绵不已，经久不愈或反复感冒。在临床上还应区分是气虚还是阴虚。气虚感冒，兼有倦怠乏力，气短懒言，身痛无汗，或恶寒甚，咳嗽无力，脉浮弱等症。阴虚感冒，兼有身微热，手足心发热，心烦口干，少汗，干咳少痰，舌红，脉细数。

（二）治疗原则

感冒，邪在肺卫，治疗当因势利导，从表而解，以解表达邪为原则。解表之法应根据所感外邪寒热暑湿的不同，而分别选用辛温、辛凉、清暑解表法。时行感冒的病邪以时行疫毒为主，解表达邪又很重视清热解毒。虚人感冒应扶正祛邪，不可专事发散，以免过汗伤正。病邪累及胃肠者，又应辅以化湿、和胃、理气等法治疗，照顾其兼证。

（三）分证论治

1 风寒感冒

证候：恶寒重，发热轻，无汗，头痛，肢节酸痛，鼻塞声重，时流清涕，喉痒，咳嗽，咳痰稀薄色白，舌苔薄白，脉浮或浮紧。

病机：风寒外袭，肺气失宣，故咳嗽，咳痰清稀色白；肺气失宣，窍道不利，故鼻塞声重，流清涕，咽痒；风寒之邪外束肌表，卫阳被郁，故见恶寒发热，无汗；清阳不展，络脉失和，则头痛，肢节酸痛；寒为阴邪，故口不渴或喜热饮；苔薄白而润，脉浮紧，俱为表寒之象。

治法：辛温解表，宣肺散寒。

方药：荆防败毒散。

加减：风寒重，恶寒明显，加麻黄、桂枝；头痛，加白项背强痛，加葛根；风寒夹湿，身热不扬，身重苔腻，脉濡，用羌活胜湿汤加减；风寒兼气滞，胸闷呕恶，用香苏散加减。

2.风热感冒

证候：发热，微恶风寒，或有汗，鼻塞，喷嚏，流稠涕，头痛，咽喉疼痛，咳嗽痰稠，舌苔薄黄，脉浮数。

病机：风热犯表，热郁肌腠，卫表不和，故身热，微恶风寒，汗出不畅；风热上扰，则见头胀痛；风热之邪熏蒸清道，则咽喉肿痛，咽燥口渴，鼻流黄涕；风热犯肺，肺失清肃，则咳嗽，痰黄黏稠；舌苔薄黄，脉浮数，为风热侵于肺卫之征。

治法：辛凉解表，宣肺清热。

方药：银翘散。

加减：发热甚，加黄芩、石膏、大青叶；头痛重，加桑叶、菊花、蔓荆子；咽喉肿痛，加板蓝根、玄参；咳嗽痰黄，加黄芩、知母、浙贝母、杏仁、瓜蒌皮；口渴重，重用芦根，加花粉、知母。

时行感冒，呈流行性发生，寒战高热，全身酸痛，酸软无力，或有化热传变之势，重在清热解毒，方中加大青叶、板蓝根、蚤休、贯众、生石膏等。

3.暑湿感冒

证候：发生于夏季，面垢身热汗出，但汗出不畅，身热不扬，身重倦怠，头昏重痛，或有鼻塞流涕，咳嗽痰黄，胸闷欲呕，小便短赤，舌苔黄腻，脉濡数。

病机：夏季感冒，感受当令暑邪，暑多夹湿，每多湿热并重，暑湿伤表，卫表不和，故发热，汗出热不解；暑湿犯肺，肺气不清，窍道不利，故鼻塞流浊涕；暑邪夹湿上犯，则面垢，头昏重胀痛；暑热内扰，热盛津伤，则心烦口渴，小便短赤；暑湿阻滞，气机不展，故身重倦怠，胸闷泛恶；舌苔黄腻，脉濡数为暑热夹湿之象。

治法：清暑祛湿解表。

方药：新加香薷饮。

加减：暑热偏盛，加黄连、青蒿、鲜荷叶、鲜芦根；湿困卫表，身重少汗恶风，加藿香、佩兰；小便短赤，加六一散、赤茯苓。

4.体虚感冒

（1）气虚感冒

证候：素体气虚，易反复感冒，恶寒，发热，热势不高，鼻塞流涕，头痛，汗出，倦怠乏力，气短，咳嗽咯痰无力，舌质淡苔薄白，脉浮无力。

病机：老年人多病者，气虚则卫表不密，故恶风，易汗出；腠理不固，易受邪侵，风寒外袭，卫表不和，故恶寒发热，头痛鼻塞；气虚腠理不固，易受邪侵，故反复发作，稍有不慎即易感冒；肺气失宣，则咳嗽，咯痰无力；素体气虚体弱，故见倦怠无力，气短；舌质淡苔薄白，脉浮无力为气虚邪在卫表之征。

治法：益气解表。

方药：参苏饮。

加减：表虚自汗，加黄芪、白术、防风；表证轻，气虚明显，用补中益气汤。

（2）阴虚感冒

证候：微恶风寒，少汗，身热，手足心热，头昏心烦，口干，干咳少痰，鼻塞流涕，舌红少苔，脉细数。

病机：由于素体阴虚，感受外邪后邪从热化，故见身热头痛，微恶风等证；阴虚生内热，故头晕心悸，手足心热；虚热迫津外泄，则盗汗；虚火上扰，心神不安，故心烦，失眠；肺阴不足，气失宣肃，故干咳少痰；阴虚津少，津不上承，故口干咽燥；舌红少苔，脉细数均为阴虚内热之象。

治法：滋阴解表。

方药：加减葳蕤汤。

加减：阴伤明显，口渴心烦，加沙参、麦冬、黄连、天花粉。

（四）其他

1.单验方

（1）生姜 10g，红糖适量，煎水服用。适用于风寒感冒轻证。

（2）蒲公英、大青叶各 30g，草河车 15g，薄荷 5g（或荆芥 10g），水煎服。适用于风热感冒热毒较重者。

（3）柴胡、炒黄芩、青蒿各 15g，大青叶 30g，水煎服。适用于感冒身热持续，或发热起伏不退者。

（4）贯众、紫苏、荆芥各 10g，甘草 3g，水煎顿服，连服 3 天。适用于预防冬春季节流行性感冒。

（5）藿香、佩兰各 5g，薄荷 2g，煎汤代茶口服。适用于预防夏季暑湿感冒。

2.中成药

（1）通宣理肺丸：每次 1 丸，每日 2 次口服。适用于风寒感冒。

（2）感冒退热冲剂：每次袋，每日 3 次，开水冲饮。适用于风热感冒。

（3）银翘解毒片：每次 4 片，每日 2～3 次。适用于风热感冒。

（4）正柴胡饮冲剂：每次 1 袋，每日 3 次，开水冲服。适用于外感风寒初起。

（5）藿香正气软胶囊每次 2～3 粒，每日 3 次口服。适用于外感风寒，内伤湿滞之头痛昏重、脘腹胀满、呕吐泄泻等症。也可用藿香正气的其他剂型。

（6）板蓝根冲剂每次 1 包，每日 2～3 次口服。适用于风热感冒，发热、咽喉中烂，以及时行感冒。

（7）玉屏风滴丸每次 1 袋，每日 3 次口服。适用于气虚易感冒患者。

3.外治法

（1）刮痧：用边缘光滑的瓷汤匙蘸润滑油（花生油或麻油）刮颈背，颈自风池穴向下，骨从背脊两旁由上而下。刮时要用力均匀，不要太重，防止刮破皮肤，刮到出现紫色出血点为止。感冒周身酸痛者，可以均匀力量反复刮胸背、腋窝、胴窝处至皮肤出现红色斑点或紫色斑片。

（2）拔火罐：选大椎、身柱、大抒、肺俞，拔罐后留罐 15min 后起罐，或用闪罐法。适用于风寒感冒。

（3）刺络拔罐：选大椎、风门、身柱、肺俞，常规消毒后，用三棱针点刺，使其自然出血，待出血颜色转淡后，加火罐于穴位上，留罐 10min 后起罐，清洁局部并再次消毒针眼。适用于风热感冒。

4.针灸

（1）主穴：列缺、合谷、大椎、太阳、风池。

配穴：风寒感冒者加风门、肺俞；风热感冒者加曲池、尺泽、鱼际；夹湿者加阴陵泉；夹暑者加委中；体虚感冒者加足三里。鼻塞流涕者加迎香；咽喉疼痛者加少商；全身酸楚者加身柱。

（2）耳针：选肺、内鼻、屏尖、额，用中强刺激，适用于感冒初期。咽痛加咽喉、扁桃体，毫针刺。

五、辨病思路

（1）感冒有普通感冒与时行感冒之分，中医感冒与西医学感冒基本相同，普通感冒相当于西医学的普通感冒、上呼吸道感染，时行感冒相当于西医学的流行性感冒。

（2）反复感冒，引起正气耗散，由实转虚，或在素体亏虚的基础上，反复感邪，以致正气愈亏，而风邪易侵，均可导致本虚标实之证。

第二节　咳嗽

一、概述

咳嗽是指肺气不清，肺失宣肃而上逆，发出咳声或咳吐痰液为主要表现的一种病证。

历代将有声无痰称为咳，有痰无声称为嗽，有痰有声谓之咳嗽。临床上多为痰声并见，很难截然分开，故以咳嗽并称。

《黄帝内经》对咳嗽的成因、症状及证候分类、证候转归及治疗等问题已作了较系统的论述，阐述了气候变化、六气影响及肺可以致咳嗽，如《素问•宣明五气》说："五气所病……肺为咳。"《素问•咳论》更是一篇论述咳嗽的专篇，指出"五脏六腑皆令人咳，非独肺也"。强调了肺脏受邪以及脏腑功能失调均能导致咳嗽的发生。对咳嗽的症状按脏腑进行分类，分为肺咳、心咳、胃咳、膀胱咳等，并指出了证候转归和治疗原则。

汉代张仲景所著《伤寒论》、《金匮要略》不仅拟出了不少治疗咳嗽行之有效的方药，还体现了对咳嗽进行辨证论治的思想。

隋代《诸病源候论·咳嗽候》在《黄帝内经》脏腑咳的基础上，又论述了风咳、寒咳等不同咳嗽的临床证候。唐宋时期，如《备急千金要方》《外台秘要》《太平惠民和剂局方》等收集了许多治疗咳嗽的方药。

明代《景岳全书》将咳嗽分为外感、内伤两类，《明医杂著》指出咳嗽"治法须分新久虚实"，至此咳嗽的理论渐趋完善，切合临床实际。

二、病因病机

病机关键：肺气不清。

咳嗽分外感咳嗽与内伤咳嗽，外感咳嗽病因为外感六淫之邪；内伤咳嗽病因为饮食、情志等内伤因素致脏腑功能失调，内生病邪。外感咳嗽与内伤咳嗽，均是病邪引起肺气不清，失于宣肃，迫气上逆而作咳。

1.外感　由于气候突变或调摄失宜，外感六淫从口鼻或皮毛侵入，使肺气被束，肺失肃降，《河间六书·咳嗽论》谓："寒、暑、湿、燥、风、火六气，皆令人咳嗽"即是此意。风为六淫之首，其他外邪多随风邪侵袭人体，所以外感咳嗽常以风为先导，或夹寒，或夹热，或夹燥，其中尤以风邪夹寒者居多。《景岳全书·咳嗽》说："外感之嗽，必因风寒。"

2.内伤　内伤病因包括饮食、情志及肺脏自病。饮食不当，嗜烟好酒，内生火热，熏灼肺胃，灼津生痰；或生冷不节，肥甘厚味，损伤脾胃，致痰浊内生，上干于肺，阻塞气道，致肺气上逆而作咳。情志刺激，肝失调达，气郁化火，气火循经上逆犯肺，致肺失肃降而作咳。肺脏自病者，常由肺系疾病日久，迁延不愈，耗气伤阴，肺不能主气，肃降无权而肺气上逆作咳；或肺气虚不能布津而成痰，肺阴虚而虚火灼津为痰，痰浊阻滞，肺气不降而上逆作咳。

《素问·咳论》说："五脏六腑皆令人咳，非独肺也。"说明咳嗽的病变脏腑不限于肺，凡脏腑功能失调影响及肺，皆可为咳嗽病证相关的病变脏腑。但是其他脏腑所致咳嗽皆须通过肺脏，肺为咳嗽的主脏。肺主气，咳嗽的基本病机是内外邪气干肺，肺气不清，肺失宣肃，肺气上逆迫于气道而为咳。

三、诊断与鉴别

（一）诊断

1.病史　有外感病史或脏腑失调表现。

2.证候　以咳逆有声，或咳吐痰液为主要临床症状；听诊可闻及两肺野呼吸音增粗，或干湿啰音。

3.理化检查　血常规、胸部 X 线、肺 CT 或肺功能检查。

（二）鉴别诊断

1.哮病、喘病　共同点是均有咳嗽。哮病和喘病虽然也会兼见咳嗽，但各以哮、喘为其主要临床表现。哮病主要表现为喉中哮鸣有声，呼吸气促困难，甚则喘息不能平卧，发作与缓解均迅速；喘病主要表现为呼吸困难，甚至张口抬肩，鼻翼扇动，不能平卧。

2.肺胀　二者均有咳嗽症状。但肺胀有久患咳、哮、喘等病证的病史，除咳嗽症状外，还有胸部膨满，喘逆上气，烦躁心慌，甚至颜面紫黯、肢体浮肿等，病情缠绵，经久难愈。

3.肺痨　二者均有咳嗽，咳嗽是肺痨的主要症状之一，但尚有咯血、潮热、盗汗、身体消瘦等主要症状，具有传染性，X线胸部检查有助鉴别诊断。

4.肺癌　二者均有咳嗽，但肺癌常以咳嗽或咯血为主要症状，多发于40岁以上吸烟男性，咳嗽多为刺激性呛咳，病情发展迅速，呈恶病质，一般咳嗽病证不具有这些特点。肺部X线检查及痰细胞学、气管镜检查有助于确诊。

四、辨证论治

（一）辨证要点

1.辨外感内伤　外感咳嗽，多为新病，起病急，病程短，常伴肺卫表证。内伤咳嗽，多为久病，常反复发作，病程长，可伴见他脏见证。

2.辨证候虚实　外感咳嗽以风寒、风热、风燥为主，均属实，而内伤咳嗽中的痰湿、痰热、肝火多为邪实正虚，阴津亏耗咳嗽则属虚，或虚中夹实。另外，咳声响亮者多实，咳声低怯者多虚；脉有力者属实，脉无力者属虚。

（二）治疗原则

外感咳嗽，为邪气壅肺，多为实证，故以祛邪利肺为治疗原则，根据邪气为风寒、风热、风燥的不同，应分别采用疏风、散寒、清热、润燥治疗。内伤咳嗽，多属邪实正虚，故以怯邪扶正、标本兼顾为治疗原则，根据病邪为"痰"与"火"，祛邪分别采用祛痰、清火为治，正虚则养阴或益气为宜，又应分清虚实主次处理。

咳嗽的治疗，除直接治肺外，还应从整体出发注意治脾、治肝、治肾等。外感咳嗽一般均忌敛涩留邪，当因势利导，肺气宣畅则咳嗽自止；内伤咳嗽应防宣散伤正，注意调理脏腑，顾护正气。咳嗽是人体祛邪外达的一种病理表现，治疗决不能单纯见咳止咳，必须按照不同的病因分别处理。

（三）分证论治

1.外感咳嗽

（1）风寒袭肺

证候：咳声重浊，气急，喉痒，咯痰稀薄色白，常伴鼻塞、流清涕、头痛、肢体酸楚、恶寒发热、无汗等表证，舌苔薄白，脉浮或浮紧。

病机：风寒之邪外束肌表，内袭于肺，肺卫失宣，肺气闭郁，不得宣通，故咳嗽声重，气急咽痒；寒邪郁肺，气不布津，凝聚为痰，故痰白清稀；风寒束表，皮毛闭塞，卫阳被郁，故见鼻塞，流清涕，头痛，肢体酸楚，恶寒发热，无汗等风寒表证；舌苔薄白，脉浮或浮紧均为风寒袭肺之象。

治法：疏风散寒，宣肺止咳。

方药：三拗汤合止嗽散。

加减：痒甚，加牛蒡子、禅脱；鼻塞声重，加辛夷花、苍耳子；夹痰湿，咳而痰黏，胸闷，苔腻，加半夏、茯苓、厚朴；表证明显，加防风、苏叶；表寒未解，里有郁热，热为寒遏，咳嗽音嘎，气急似喘，痰黏稠，口渴心烦，身热，加生石膏、桑白皮、黄芩。

（2）风热犯肺

证候：咳嗽咳痰不爽，痰黄或稠黏，喉燥咽痛，常伴恶风身热、头痛肢楚、鼻流黄涕、口渴等表热证，舌苔薄黄，脉浮数或浮滑。

病机：风热犯肺，肺失清肃而见咳嗽频剧，气粗或咳声嘶哑；肺热伤津，则见口渴，喉燥咽痛；肺热内郁，蒸液成痰，故咳痰不爽，痰黄或稠黏；风热犯表，卫表不和而见鼻流黄涕，头痛，汗出，四肢酸楚，恶风身热等表热证；舌苔薄黄，脉浮数或浮滑，均为风热犯肺之征。

治法：疏风清热，宣肺止咳。

方药：桑菊饮。

加减：咳嗽甚，加前胡、瓜蒌、枇杷叶、浙贝；表热甚，加银花、荆芥、防风；咽喉疼痛，声音嘎哑，加射干、牛蒡子、山豆根、板蓝根；痰黄稠，肺热甚，加黄芩、知母、石膏；鼻衄或痰中带血，加白茅根、生地；咽燥口干，加沙参、麦冬；夏令暑湿，加六一散、鲜荷叶。

（3）风燥伤肺

证候：喉痒干咳，无痰或痰少而黏连成丝，咳痰不爽，或痰中带有血丝，咽喉干痛，唇鼻干燥，口干，常伴鼻塞，头痛，微寒，身热等表证，舌质红干而少津，苔薄白或薄黄，脉浮。

病机：风燥犯肺，肺失清肃故见干咳作呛；燥热灼津则咽喉口鼻干燥，痰黏不易咯吐；燥热伤肺，肺络受损，则痰中夹血；本病多发生于秋季，乃燥邪与风热并见的温燥证，故见风燥外客，卫气不和的表证；舌质红干而少津，苔薄白或薄黄，脉浮，均为温燥伤肺的表现。

治法：疏风清肺，润燥止咳。

方药：桑杏汤。

加减：表证较重，加薄荷、荆芥；津伤较甚，加麦冬、玉竹；肺热重，加生石膏、知母；痰中带血丝，加生地、白茅根。

干咳而少痰或无痰，咽干鼻燥，兼有恶寒发热，头痛无汗，舌苔薄白而干，用杏苏散加减；恶寒甚、无汗，加荆芥、防风。

2.内伤咳嗽

（1）痰湿蕴肺

证候：咳嗽反复发作，尤以晨起咳甚，咳声重浊，痰多，痰黏腻或稠厚成块，色白或带灰色，胸闷气憋，痰出则咳缓、憋闷减轻，常伴体倦，脘痞，腹胀，大便时溏，舌苔白腻，脉濡滑。

病机：痰湿蕴肺，肺失宣降，故咳嗽痰多，咳声重浊，痰黏腻或稠厚成块，色白或带灰色；晨间痰壅，故咳痰尤甚，痰出则咳缓、憋闷减轻；湿痰中阻，脾为湿困，故见胸闷，体倦，脘宿，腹胀，大便时溏等症；舌苔白腻，脉濡滑，为痰湿内盛之象。

治法：燥湿化痰，理气止咳。

方药：二陈汤合三子养亲汤。

加减：肺气不宣，加桔梗、杏仁、枳壳；胸闷脘痞，加苍术、厚朴；寒痰较重，痰黏白如泡怯寒背冷，加干姜、细辛；脾虚证候明显，加党参、白术；有表寒，加紫苏、荆芥、防风；病情平稳后可服六君子汤加减调理。

（2）痰热郁肺

证候：咳嗽气息急促，或喉中有痰声，痰多稠黏或为黄痰，咳吐不爽，或痰有热腥味，或咳吐血痰，胸胁胀满，或咳引胸痛，面赤，或有身热，口干欲饮，舌苔薄黄腻，舌质红，脉滑数。

病机：痰热壅阻肺气，肺失清肃，故咳嗽气息粗促，痰多稠黏或为黄痰，咳吐不爽；痰热郁蒸，则痰有腥味；热伤肺络，故咳吐血痰，胸胁胀满，或咳引胸痛；肺热内郁，则有身热，口干欲饮；舌苔薄黄腻，舌质红，脉滑数，均为痰热塑肺之征。

治法：清热肃肺，化痰止咳。

方药：清金化痰汤。

加减：痰黄如脓或有热腥味，加鱼腥草、金荞麦根、象贝母、冬瓜仁等；便秘，加葶苈子、风化硝；咳痰不爽，加北沙参、麦冬、天花粉。

（3）肝火犯肺

证候：上气咳逆阵作，咳时面赤，常感痰滞咽喉，咯之难出，量少质黏，或痰如絮状，咳引胸胁胀痛，咽干口苦，症状可随情绪波动而增减，舌红或舌边尖红，舌苔薄黄少津，脉弦数。

病机：肝失调达，郁结化火，上逆侮肺，肺失宣肃以致气逆作咳，咳则连声；肝火上炎，故咳时面红，咽干口苦；木火刑金，炼液成痰，肺热津亏，则痰黏或痰如絮状，难以咳出；胁肋为肝经循行的区域，故咳引胸胁胀痛；舌红或舌边尖红，舌苔薄黄少津，脉弦数，皆为肝火肺热之征。

治法:清肝泻火，化痰止咳。

方药：黛蛤散合黄芩泻白散。

加减：火旺，加山栀、丹皮；胸闷气逆，加葶苈子、瓜蒌、枳壳；咳引胁痛，加郁金、丝瓜络；痰黏难咯，加海浮石、浙贝母、冬瓜仁；咽燥口干，咳嗽日久不减，加北沙参、百合、麦冬、天花粉、诃子。

（4）肺阴亏耗

证候：干咳，咳声短促，痰少黏白，或痰中带血丝，或声音逐渐嘶哑，口干咽燥，常伴有午后潮热，手足心热，夜寐盗汗，口干，舌质红少苔，或舌上少津，脉细数。

病机：肺阴不足，虚火内灼，肺失滋润，肃降无权，肺气上逆，则干咳，咳声短促；虚火灼津为痰，肺损络伤，故痰少黏白，或痰中带血丝；阴虚肺燥，津液不能濡润上承，则咳声逐渐嘶哑，口干咽燥；阴虚火旺，故午后潮热，手足心热，颧红，夜寐盗汗；阴精不能充养而致形瘦神疲；舌质红少苔，或舌上少津，脉细数，为肺阴亏虚，阴虚内热之征。

治法：滋阴润肺，化痰止咳。

方药：沙参麦冬汤。

加减:久热久咳，用桑白皮易桑叶，加地骨皮；咳剧，加川贝母、杏仁、百部；咳而气促，加五味子、诃子；咳吐黄痰，加海蛤粉、知母、瓜蒌、竹茹、黄芩；痰中带血，加山栀、丹皮、白茅根、白及、藕节；低热，潮热骨蒸，加功劳叶、银柴胡、青蒿、白薇；盗汗，加糯稻根须、浮小麦。

（四）其他

1.单验方

（1）川贝母3g，白梨2个，白冰糖适量，水煎服用。适用于燥热咳嗽。

（2）蚕茧 2 个剪碎，用棉籽油 30g 炸焦后，打入鸡蛋 1 个，炒热，1 次吃完，每日 1 次。适用于慢性咳嗽。

（3）生梨 1 个，洗净连皮切碎，加冰糖炖水服；或用大生梨 1 个，切去盖，挖去心，加入川贝母 3g，仍旧盖上，以竹签插定，放碗内隔水蒸 2h，喝汤吃梨，每日 1 个。适用于肺燥咳嗽，痰量少，咯痰不爽者。

（4）佛耳草、苏子、莱菔子各 6g，煎服。适用于咳嗽痰浊壅盛证。

（5）桑皮、枇杷叶各 12g，煎服。适用于咳嗽痰热证。

（6）矮地茶 30g，每日 1 次，服 20～30 天。适用于咳嗽肺热证。

2.中成药

（1）二冬膏每次 9～5g，每日 2 次口服。适用于咳嗽阴虚证。

（2）二陈丸每次 9～15g，每日 2 次口服。适用于咳嗽痰湿停滞证。

（3）川贝枇杷糖浆每次 10ml，每日分 3 次口服。适用于感冒、咳嗽风热犯肺，内郁化火证。

（4）止嗽定喘口服液每次 10ml，每日分 2～3 次口服，儿童酌减。适用于咳嗽表寒里热证。

（5）蛇胆川贝散每次 0.3～0.6g，每日 2～3 次口服。适用于咳嗽肺热痰多证。

（6）蛇胆陈皮口服液每次 10ml，每日 2～3 次口服。适用于咳嗽痰热证。

（7）清肺消炎丸 1 袋，每日 2～3 次口服，适用于咳嗽痰热阻肺证。

3.外治法

（1）石白散（熏洗法）：石菖蒲、麻黄、生姜、葱白、艾叶各适量。上药共研粗末，入锅内炒热后，用纱布包裹备用。取药袋趁热在胸背上，由上而下，反复热熨。凉后再炒用，每次热熨 10～15min。每日 1 次。适用于咳嗽，兼有喘促者。

（2）药蛋熨法：半夏、苍术、麻黄各 25g，鸡蛋（连壳）1 枚。将药放入砂锅内，加清水适量（水超出药面 1cm），入鸡蛋，以文火煎沸 15min，待药性深入鸡蛋后取出鸡蛋备用。趁热取鸡蛋擦熨背部的心俞、肺俞及足部涌泉双侧穴位。蛋凉再入药液中煮之再熨，每次热熨 10～15min，每日 1～2 次。 适用于咳嗽肺气上逆证。

（3）熏洗法：款冬花（适量）。蛋拌、晾干，将药放入有嘴壶中点燃烧之，吹熄盖住壶口，备用。将壶嘴对准患者口咽吸之。若胸中发闷，抬起头，以指掩盖嘴，稍定再吸咽之，每次吸 3～5min，每日 1 次。适用于慢性咳嗽（久嗽）。

4.针灸

（1）外感咳嗽

主穴：列缺 合谷 肺俞。

配穴：风寒加风门、太渊；风热加大椎、曲池；咽喉痛加少商放血；急性支气管炎加大椎、风门、足三里；肺炎加大椎、身柱、膻中；支气管扩张加尺泽、鱼际、孔最。

（2）内伤咳嗽

主穴：肺俞 太渊 三阴交。

配穴：痰湿阻肺加丰隆、阴陵泉；肝火灼肺加行间；肺阴亏虚加膏肓；咯血加孔最；上呼吸道感染加尺泽、鱼际；慢性支气管炎加身柱、膏肓、足三里；肺结核加尺泽、膏肓、百劳。

（3）穴位贴敷法：选肺俞、定喘、风门、膻中、丰隆。用白附子 16%、洋金花 48%、川椒 33%、樟脑 3%制成粉剂。将药粉少许置穴位上，用胶布贴敷，每 3～4 日更换一次，最好在三伏天应用。亦可用白芥子、甘遂、细辛、丁香、苍术、川芎各等量，研成细粉，加入基质，调成糊状，制成直径 lcm 圆饼，贴在穴位上，用胶布固定，每 3 日更换 1 次，5 次为 1 个疗程。

（4）穴位注射法：选定喘、大抒、风门、肺俞，用维生素 $B_1$100mg 注射液或胎盘注射液，每次以 1～2 穴，每穴注入药液 0.5ml，选穴由上而下依次轮换。隔日 1 次。本法用于慢性咳嗽。

五、辨病思路

（1）咳嗽既是独立性的病证，又是肺系多种病证的一个症状。本节是讨论以咳嗽为主要临床表现的一类病证。西医学的上呼吸道感染、支气管炎、支气管扩张、肺炎等以咳嗽为主症者可参考本病证进行辨证论治，其他疾病兼见咳嗽者，可与本病证联系互参。

（2）咳嗽是许多肺系疾患所共有的症状，但作为中医病证之一的咳嗽，应着重与肺痨、肺胀、喘证、哮证、肺癌等病证相鉴别。

（3）外感咳嗽与内伤咳嗽可相互影响为病，病久则邪实转为正虚。外感咳嗽如迁延失治，邪伤肺气，更易反复感邪，而致咳嗽屡作，转为内伤咳嗽；肺脏有病，卫外不固，易受外邪引发或加重，特别在气候变化时尤为明显。久则从实转虚，肺脏虚弱，阴伤气耗。由此可知，咳嗽虽有外感、内伤之分，但有时两者又可互为因果。

第三节　肺痈

一、概述

肺痈是肺叶生疮，形成脓肿的一种病证，属内痈之一。其临床特征为发热、咳嗽、胸痛、略吐腥臭脓血浊痰。

现代医学所指的多种原因引起的肺组织化脓症，如肺脓肿、化脓性肺炎、肺坏疽，以及支气管扩张继发感染等疾病，均可参照本篇辨证论治，其中，肺脓肿的临床表现与肺痈更为贴近。

二、临床表现

发病多急，常突发高热，咳嗽胸痛，初期咳少量黏液痰，溃脓期即病后 10 天左右，咯吐多量黄绿色脓痰或脓血痰，气味腥臭。并多伴有精神不振、乏力、食欲减退等全身感染中毒症状。

三、鉴别诊断

肺痈应注意与下列病证做鉴别。

1.风温　由于肺痈初期与风温极为类似，故应注意区别。风温起病多急，以发热、咳嗽、烦渴，或伴气急胸痛为特征，与肺痈初期颇难鉴别。但肺痈之振寒、咯吐浊痰明显，喉中有腥味。风温经正确及时治疗后，多在气分解除，如经一周后身热不退，或热退而复升，应进一步考虑肺痈之可能。

2.痰饮　痰饮咳嗽见弛有咳逆倚息，咳痰量多等症，易与肺痈相混，但痰饮咳嗽起病较缓，痰量虽多，然无腥臭脓痰，亦非痰血相兼，且痰饮咳嗽的热势不如肺痈亢盛。

3.肺痿、肺痈　同属肺部疾患，症状也有相似之处，两者虽同为肺中有热，但肺痈为风热犯肺，热壅血瘀，肺叶生疮，病程短而发病急，形体多实，消瘦不甚，咳吐脓血腥臭，脉数实；肺痿为气阴亏损，虚热内灼，或肺气虚冷，以致肺叶萎缩不用，病程长而发病缓，形体多虚，肌肉消瘦，咳吐涎沫，脉数虚。两者一实一虚，显然有别。《金匮要略心典》："肺痿、肺痈二证虽同，惟胸中痛，脉滑数，唾脓血，则肺痈所独也。比而论之，痿者萎也，如草木之萎而不荣，为津烁而肺焦也，痈者壅也，如土之壅物而不通，为热聚而肺瘀也。故其脉有虚实不同，而其数则一也。"若肺痈久延不愈，误治失治，痰热壅结二焦，熏灼肺阴，可转成肺痿。《外科正宗》："久嗽劳伤，咳吐痰血，寒热往来，形体消削，咯吐瘀脓，声哑咽痛，其候传为肺痿。"

4.肺疽《外科精义》："其肺疮之候，口干喘满，咽燥而渴，甚则四肢微肿，咳嗽脓血，或腥臭浊沫，胸中隐隐微痛者，肺疽也。"即把肺痈亦称之谓肺疽。因此，肺痈、肺疮、肺疽有时可视为一义。然《中国医学大辞典》："肺疽：①此证生于紫宫、玉堂二穴，属仟脉之经，十日可刺，脓水黄白色者可治，如无脓或渐大旁攻，上硬下虚，自破流水不绝，咳唾引痛者，不治。②因饮酒或食辛热之物而吐血者之称。治详伤酒吐血条。"即把位于紫宫、玉堂穴之疮疡和伤酒或食辛热饮食物所致之吐血亦称之谓肺疽，与称谓肺疽之肺痈，当不难区别。

四、辨证论治

（一）辨证要点

1.掌握病性　本病为热毒瘀结于肺，成痈酿脓，故发病急，病程短，属于邪盛证实。临床以实热证候为主要表现。

2.辨别病期　根据病程的先后不同阶段和临床表现，辨证可分为初期、成痈期、溃脓期、恢复期以作为分证的依据。

（二）分证论治

1.初期

主症：恶寒、发热、咳嗽、胸痛、咳则痛甚，呼吸不利，咯白色黏沫痰，痰量日渐增多，口干鼻燥。舌苔薄黄或薄白，脉象浮数而滑。

治法：疏风散热，宣肺化痰。

方药：银翘散加减。

金银花18g，连翘15g，芦根20g，竹叶10g，荆芥10g，薄荷6g（后下），瓜蒌仁15g，鱼腥草30g，甘草6g。水煎服。

头痛者，可加菊花、桑叶、蔓荆子等以疏风热，清头目；内热转甚者，可加石膏、炒黄芩以清肺热，或可加鱼腥草以加强清热解毒之力；咳甚痰多者，可加杏仁、桑白皮、冬瓜子、枇杷叶、贝母以化痰止咳；胸痛呼吸不利，可加瓜蒌皮、广郁金、桃仁以活血通络，化瘀止痛；喘甚者，可加用麻杏石甘汤以清肺平喘。

2.成痈期

主症：身热转甚，时时振寒，继则壮热不退，汗出烦躁，咳嗽气急，胸满作痛，转侧不利，咳吐黄稠脓痰，气味腥臭，口干咽燥。舌质红苔黄腻；脉滑数或洪数。

治法：清热解毒，化瘀散结，泄肺逐痰。

方药：苇茎汤合如金解毒散加减。

苇茎 30g，冬瓜仁 20g，薏苡仁 20g，桃仁 12g，桔梗 12g，黄芩 12g，黄连 10g，栀子 10g，鱼腥草 30g，红藤 30g，蒲公英 20g，瓜蒌仁 18g，甘草 6g。水煎服。

咳痰黄稠，酌配桑白皮、瓜蒌、射干、竹茹等清化之品；咳而喘满，咯痰稠浊量多，不得卧者，合葶苈大枣泻肺汤泄肺逐痰；咯脓浊痰，腥臭味严重者，可合用犀黄丸；胸痛甚者，可加乳香、没药、郁金、赤芍药、丹参等活血散结，通络定痛；烦渴甚者，可加石膏、知母、天花粉清热保津；便秘者，可加大黄、枳实荡涤积热。

3.溃脓期

主症：咳吐大量脓痰，或如米粥，或痰血相兼，腥臭异常，有时咯血，胸中烦满而痛，甚则气喘不能平卧，有热面赤，烦渴喜饮。舌质红或绛，苔黄腻，脉象滑数或数实。

治法：清热解毒，化瘀排脓。

方药：加味桔梗汤加减。

桔梗 15g，薏苡仁 20g，川贝母 12g，金银花 18g，白及 12g，鱼腥草 30g，野荞麦根 30g，败酱草 20g，黄芩 12g，甘草 6g。水煎服，每日 1 剂。若咯血者，可加牡丹皮 12g，三七末 3g，紫珠草 30g，藕节 20g。伤津者，加沙参 15g，麦冬 12g，天花粉 18g。气虚者，加黄芪 18g。

4.恢复期

主症：身热渐退，咳嗽减轻，咯吐脓血痰日渐减少、臭味亦减，痰液转为清稀，食纳好转，精神渐振；或见胸胁隐痛，难以久卧，短气，自汗盗汗，低热，午后潮热，心烦，口燥咽干，面色不华，形体消瘦，精神萎靡，或见咳嗽，咯血脓血痰日久不净，或痰液一度清稀而复转臭浊，病情时轻时重，迁延不愈。舌质红或淡红，苔黄或薄黄；脉细或细数无力。

治法：益气养阴，润肺化痰，扶正托邪。

方药：沙参麦冬汤加减。

北沙参 18g，麦冬 15g，玉竹 15g，天花粉 12g，桑叶 12g，桔梗 12g，薏苡仁 18g，冬瓜仁 20g，百合 18g，川贝母 10g，甘草 6g。水煎服。

若低热者，加青蒿 15g，白薇、地骨皮各 12g。咯痰腥臭脓浊者，加鱼腥草 30g，败酱草 20g。

五、其他疗法

简验方如下。

（1）鲜薏苡根。适量、捣汁，温热服，一日 3 次，或加红枣煨服，可下臭痰浊脓。

（2）丝瓜水。丝瓜藤尖（取夏秋间正在生长的），折去一小段，以小瓶在断处接汁，一夜得汁若干，饮服。

（3）白及 30g，生蛤壳 45g，怀山药 30g，共研细末，一日 2 次，每次 3g，开水送服。

（4）白及 120g，浙贝 30g，百合 30g，共研细末，早、晚各服 6g。

前二方用于溃脓期，后二方用于恢复期。

六、预防与调摄

凡属肺虚或原有其他慢性疾患，肺卫不固，易感外邪者，当注意寒温适度，起居有节，以防受邪致病；并禁烟酒及辛辣炙煿食物，以免燥热伤肺。一旦发病，则当即早治疗，力求在未成脓前得到消散，或减轻病情。

肺痈患者，应做到安静卧床休息，每天观察记录体温、脉象的变化，咳嗽情况，咳痰的色、质、量、味，注意室温的调节，做好防寒保温。在溃脓后可根据肺部病位，予以体位引流；如见大量咯血，应警惕血块阻塞气道，或出现气随血脱的危症，当按"咯血"采取相应的调摄措施。

饮食宜清淡，多食蔬菜，忌油腻厚味。高热者可予半流质。多吃水果，如橘子、梨、枇杷、莱菔等，均有润肺生津化痰的作用。每天可用苡米煨粥食之，并取鲜芦根煎汤代茶。禁食一切辛辣刺激及海腥发物，如辣椒、葱、韭菜、黄鱼、鸭蛋、虾子、螃蟹等。吸烟、饮酒者一律均须戒除。

七、病案选录

邹某，男，56 岁，1972 年 10 月 24 日初诊。

病史：发热、咳嗽、吐脓痰约一周。患者过去有慢性咳嗽史，西医诊为支气管扩张。一周前感冒后病情加重，咳嗽，吐脓性痰，量多，有恶臭味，伴发热（38.6～39.2℃）、口干、右胸痛。曾服四环素、土霉素等无效。脉滑数，苔薄黄腻。

辨证施治：痰热壅肺，蕴而成痈。治以清热化痰，解毒化瘀之法。

处方：银花 15g，连翘 24g，鱼腥草 30g，蒲公英 30g，黄芩 9g，瓜蒌 12g，陈皮 9g，半夏 9g，茯苓 12g，薏苡仁 24g，桃仁 9g，赤芍 12g，甘草 6g。

二诊：服药二剂，咳嗽轻，吐痰少，发热、胸闷，口干等症状有所好转。脉滑而不数。照原方续服。

三诊：又服上方四剂，病情显著好转，体温正常，咳嗽轻，痰量又较前减少，亦无明显腥臭味，偶感胸痛，舌苔薄白，脉弦。

原方去蒲公英，加丹参 12g。后以此方为基础，随证化裁，共服 20 余剂，病愈。

第四节　肺胀

一、概述

肺胀是多种慢性肺系疾患反复发作，迁延不愈，导致肺气胀满，不能敛降的一种病证。临床表现为胸部膨满，憋闷如塞，喘息上气，咳嗽痰多，烦躁，心悸，面色晦暗，或唇甲发绀，脘腹胀满，肢体浮肿等。其病程缠绵，时轻时重，经久难愈，严重者可出现神昏、痉厥、出血、喘脱等危重证候。

根据肺胀的临床证候特点，与西医学中慢性支气管炎合并肺气肿、肺源性心脏病相类似，肺性脑病则常见于肺胀的危重变证，可参考本节内容进行辨治。但由于本病是临床常见的慢性疾病，病理演变复杂多端，还当与咳嗽、痰饮（支饮、溢饮）等互参，注意与心悸、水肿（喘肿）、喘厥等病证的联系。

二、诊断依据

（1）有慢性肺系疾患病史多年，反复发作，时轻时重，经久难愈。多见于老年人。

（2）临床表现为咳逆上气，痰多，胸中憋闷如塞，胸部膨满，喘息，动则加剧，甚则鼻扇气促，张口抬肩，目胀如脱，烦躁不安，日久可见心慌动悸，面唇发绀，脘腹胀满，肢体浮肿，严重者可出现喘脱。

（3）常因外感而诱发：其他如劳倦过度、情志刺激等也可诱发。

三、相关检查

1.X线检查 胸廓扩张，肋间隙增宽，肋骨平行，活动减弱，横膈降低且变平，两肺野透亮度增加，肺血管纹理增粗、紊乱，右下肺动脉干扩张，右心室增大。

2.心电图检查 表现为右心室肥大的改变，电轴右偏，顺钟向转位，出现肺型P波等。

3.血气分析检查 可见低氧血症或合并高碳酸血症。

4.血液检查 红细胞和血红蛋白可升高，全血黏度和血浆黏度可增加。白细胞总数可增高，中性粒细胞增加。后期可有肝、肾功能的改变，血清电解质紊乱。

四、鉴别诊断

肺胀与哮病、喘证：肺胀与哮病、喘证均以咳而上气、喘满为主症，有其类似之处。区别言之，肺胀是多种慢性肺系疾病日久积渐而成，除咳喘外，尚有心悸，唇甲发绀，胸腹胀满，肢体浮肿等症状；哮是呈反复发作性的一个病种，以喉中哮鸣有声为特征；喘是多种急慢性疾病的一个症状，以呼吸气促困难为主要表现。从三者的相互关系来看，肺胀可以隶属于喘证的范畴，哮与喘病久不愈又可发展成为肺胀。此外，肺胀因外感诱发，病情加剧时，还可表现为痰饮病中的"支饮"证。凡此俱当联系互参，掌握其异同。

五、辨证论治

（一）辨证要点

辨证总属标实本虚，但有偏实、偏虚的不同，因此应分清其标本虚实的主次。一般感邪时偏于邪实，平时偏于本虚。偏实者须分清痰浊、水饮、血瘀的偏盛。早期以痰浊为主，渐而痰瘀并重，并可兼见气滞、水饮错杂为患。后期痰瘀壅盛，正气虚衰，本虚与标实并重。偏虚者当区别气（阳）虚、阴虚的性质，肺、心、肾、脾病变的主次。早期以气虚为主，或为气阴两虚，病在肺、脾、肾；后期气虚及阳，甚则可见阴阳两虚，病变以肺、肾、心为主。

（二）治疗原则

治疗应抓住治标、治本两个方面，祛邪与扶正共施，依其标本缓急，有所侧重。标实者，根据病邪的性质，分别采取祛邪宣肺。降气化痰，温阳利水，甚或开窍、息风、止血等法。本虚者，当以补养心肺、益肾健脾为主，或气阴兼调，或阴阳两顾。正气欲脱时则应扶正固脱，救阴回阳。

（三）分证论治

1.痰浊壅肺证

主症：胸膺满闷，短气喘息，稍劳即著，咳嗽痰多，色白黏腻或呈泡沫，畏风易汗，脘痞纳少，倦怠乏力，舌暗，苔薄腻或浊腻，脉小滑。

证机概要：肺虚脾弱，痰浊内蕴，肺失宣降。

治法：化痰降气，健脾益肺。

方药：苏子降气汤合三子养亲汤加减。二方均降气化痰平喘，但苏子降气汤偏温，以上盛兼有下虚，寒痰喘咳为宜；三子养亲汤偏降，以痰浊壅盛，肺实喘满，痰多黏腻为宜。

常用药：苏子、前胡、白芥子化痰降逆平喘；半夏、厚朴、陈皮燥湿化痰，行气降逆；白术、茯苓、甘草运脾和中。

痰多，胸满不能平卧，加葶苈子、莱菔子泻肺祛痰平喘；肺脾气虚，易出汗，短气乏力，痰量不多，酌加党参、黄芪、防风健脾益气，补肺固表。

若属外感风寒诱发，痰从寒化为饮，喘咳，痰多黏白泡沫，见表寒里饮证者，宗小青龙汤意加麻黄、桂枝、细辛、干姜散寒化饮；饮郁化热，烦躁而喘，脉浮，用小青龙加石膏汤兼清郁热；若痰浊夹瘀，唇甲紫暗，舌苔浊腻者，可用涤痰汤加丹参、地龙、桃仁、红花、赤芍、水蛭等。

2.痰热郁肺证

主症：咳逆，喘息气粗，胸满，烦躁，目胀睛突，痰黄或白，黏稠难咯，或伴身热，微恶寒，有汗不多，口渴欲饮，溲赤，便干，舌边尖红，苔黄或黄腻，脉数或滑数。

证机概要：痰热壅肺，清肃失司，肺气上逆。

治法：清肺化痰，降逆平喘。

方药：越婢汤加半夏汤或桑白皮汤加减。前方宣肺泄热，用于饮热郁肺，外有表邪，喘咳上气，目如脱状，身热，脉浮大者；后方清肺化痰，用于痰热壅肺，喘急胸满，咳吐黄痰或黏白稠厚者。

常用药：麻黄宣肺平喘；黄芩、石膏、桑白皮清泄中郁热；杏仁、半夏、苏子化痰降气平喘。

痰热内盛，胸满气逆，痰质黏稠不易咯吐者，加鱼腥草、金荞麦、瓜蒌皮、海蛤粉、大贝母、风化硝清热化痰利肺；痰鸣喘息，不得平卧，加射干、葶苈子泻肺平喘；痰热伤津，口干舌燥，加天花粉、知母、芦根以生津润燥；痰热壅肺，腑气不通，胸满喘逆，大便秘结者，加大黄、芒硝通腑泄热以降肺平喘；阴伤而痰量已少者，酌减苦寒之味，加沙参、麦冬等养阴。

3.痰蒙神窍证

主症：神志恍惚，表情淡漠，谵妄，烦躁不安，撮空理线，嗜睡，甚则昏迷，或伴肢体瞤动，抽搐，咳逆喘促，咳痰不爽，苔白腻或黄腻，舌质暗红或淡紫，脉细滑数。

证机概要：痰蒙神窍，引动肝风。

治法：涤痰，开窍，息风。

方药：涤痰汤加减。本方可涤痰开窍，息风止痉，用于痰迷心窍，风痰内盛，神志昏蒙或嗜睡，痰多，肢体相动者。

常用药：半夏、茯苓、橘红、胆星涤痰息风；竹茹、枳实清热化痰利膈；菖蒲、远志、郁金开窍化痰降浊。另可配服至宝丹或安宫牛黄丸以清心开窍。

若痰热内盛，身热，烦躁，谵语，神昏，苔黄舌红者，加葶苈子、天竺黄、竹沥；肝风内动，抽搐，加钩藤、全蝎，另服羚羊角粉；血瘀明显，唇甲发绀，加丹参、红花、桃仁活血通脉；如皮肤黏膜出血，咯血，便血色鲜者，配清热凉血止血药，如水牛角、生地、丹皮、紫珠草等。

4.阳虚水泛证

主症：心悸，喘咳，咳痰清稀，面浮，下肢浮肿，甚则一身悉肿，腹部胀满有水，脘痞，纳差，尿少，怕冷，面唇青紫，苔白滑，舌胖质黯，脉沉细。

证机概要：心肾阳虚，水饮内停。

治法：温肾健脾，化饮利水。

方药：真武汤合五苓散加减。前方温阳利水，用于脾肾阳虚之水肿；后方通阳化气利水，配合真武汤可加强利尿消肿的作用。

常用药：附子、桂枝温肾通阳；茯苓、白术、猪苓、泽泻、生姜健脾利水；赤芍活血化瘀。

若水肿势剧，上凌心肺，心悸喘满，倚息不得卧者，加沉香、黑白丑、川椒目、葶苈子、万年青根行气逐水；血瘀甚，发绀明显，加泽兰、红花、丹参、益母草、北五加皮化瘀行水。待水饮消除后，可参照肺肾气虚证论治。

5.肺肾气虚证

主症：呼吸浅短难续，声低气怯，甚则张口抬肩，倚息不能平卧，咳嗽，痰白如沫，咯吐不利，胸闷心慌，形寒汗出，或腰膝酸软，小便清长，或尿有余沥，舌淡或黯紫，脉沉细数无力，或有结代。

证机概要：肺肾两虚，气失摄纳。

治法：补肺纳肾，降气平喘。

方药：平喘固本汤合补肺汤加减。前方补肺纳肾，降气化痰，用于肺肾气虚，喘咳有痰者；后方功在补肺益气，用于肺气虚弱，喘咳短气不足以息者。

常用药：党参（人参）、黄芪、炙甘草补肺；冬虫夏草、熟地、胡桃肉、脐带益肾；五味子收敛肺气；灵磁石、沉香纳气归原；紫菀、款冬、苏子、法半夏、橘红化痰降气。

肺虚有寒，怕冷，舌质淡，加肉桂、干姜、钟乳石温肺散寒；兼有阴伤，低热，舌红苔少，加麦冬、玉竹、生地养阴清热；气虚瘀阻，颈脉动甚，面唇发绀明显，加当归、丹参、苏木活血通脉。如见喘脱危象者，急用参附汤送服蛤蚧粉或黑锡丹补气纳肾，回阳固脱。病情稳定阶段，可常服皱肺丸。

六、预防调护

（1）原发病的治疗。

（2）防止经常感冒、内伤咳嗽迁延发展成为慢性咳喘，是预防形成本病的关键。

（3）既病之后，更应注意保暖，秋冬季节，气候变化之际，尤需避免感受外邪。

（4）一经发病，立即治疗，以免加重。

（5）平时常服扶正固本方药增强正气，提高抗病能力，禁烟酒，忌食辛辣、生冷、咸、甜之物。

（6）有水肿者应进低盐或无盐饮食。

第五节　肺痿

一、概述

肺痿，系咳喘日久不愈，肺气受损，津液耗伤，肺叶痿弱，临床表现以气短，咳吐浊唾涎沫，发作为特点。

大凡各种原因所致的慢性咳嗽，如现代医学的慢性支气管炎、支气管扩张症、慢性肺脓肿后期纤维化、肺不张、肺硬变、矽肺等，经久不愈，咳唾稠痰、脓痰或涎沫，或痰中带血丝，咯血者，参照本病辨证论治。

二、临床表现

咳吐浊唾涎沫，虚热者痰黏而稠，不易咯出，容易咯血；虚寒者吐涎沫，痰清稀而量多。有肺伤久咳，或痰热久嗽，或肺痨久咳，或肺痈日久，或寒哮日久等病史。

三、鉴别诊断

1.肺痿与肺痈　同属肺脏疾患，但肺痿以咳吐浊唾涎沫为主症；而肺痈以咳则胸痛、吐痰腥臭，甚则咳吐脓血为主症。《医门法律》说："肺痈者，肺气壅而不通也；肺痿者，肺气衰而不振也。"一般说，肺痈为实证，或虚实夹杂为主，肺痿则纯属虚；肺痈脓痰腥臭，肺痿浊痰不臭，肺痿虽亦咯吐黄痰浊痰，或咳唾脓血，但痰浊脓血不腥；肺痈发病急，病势凶，形体不瘦，肺痿发病缓，病程长，形体消瘦。肺痈失治久延，可转为肺痿。肺痈脉数而实，肺痿脉数而虚。《医宗金鉴》说："肺痿得之于热亡津，虚邪也，故脉数虚；肺痈得之于热毒蓄结，实邪也，故脉数而实。"

2.劳嗽与肺痿　都存在程度不同的肺脏器质性和功能性病变，但肺痿不同于劳味劳嗽的病理改变，二者有轻重因果关系。一般说，肺痿较劳嗽更为严重，是在劳嗽的基础上进一步恶化而临床表现二者都有口干舌燥、痰中带血，骨蒸盗汗，气短，喘促，语声低怯，皮毛干枯，神疲消瘦，失精亡血，脉虚数等，为阴虚内热，鉴别要点就在于有无浊唾涎沫及气息张口抬肩。一般说，劳嗽未恶化到肺痿病理阶段，不出现浊唾涎沫之症状；劳嗽虽然可以出现呼吸困难，气短，但其程度没有肺痿严重，待劳嗽发展成肺痿时，呼吸就更加困难，不得不借助于张口抬肩来进行呼吸。临床见有劳嗽后期可转为肺痿重疾。

3.涎沫与饮痰　肺痿写痰饮病之临床表现不难区别，仅就咳吐涎沫与饮痰而言，一般肺燥津伤之轻者，则发为无痰之干咳，然肺燥深重津气伤极而叶萎者，则发为"吐白沫"之肺痿，这种白沫的特点是中间不带痰块，胶黏难出，伴口燥咽干，白沫之泡，小于粟粒，轻如飞絮，结如棉球，有时粘在唇边，吐而不爽，与痰饮病咳吐之饮痰，痰液成块，或虽色白粘连成丝，但口咽一般不燥，较易咯出，显然有别。肺痿咳吐之浊唾涎沫与痰饮病之饮痰，乃一燥一湿，一虚一实，有如水之与火，冰之与炭，不可混为一谈。

四、辨证论治

（一）辨证要点

1.辨寒热 虚热肺痿是阴液不足，虚热内生；虚寒肺痿是用气耗伤，肺中虚冷；两者容易辨认。唯虚热肺痿日久，阴损及阳，可见气阴两虚，或出现寒热夹杂现象。寒热夹杂者，应当辨其阴虚内热为主，或是气伤虚冷为主，施治方可中的。如虚寒肺痿仍按虚热论治，必将进一步耗伤阳气，反使病情加重，不可不慎。

2.辨兼证 肺痿病位主要在肺，肺阴不足可以同时有肾阴不足，证见潮热盗汗，手足心热，腰痛膝软，足跟疼痛等；肺气不足可以同时有脾气虚损，证见全身乏力，纳少腹胀，大便溏稀，四肢沉重等。在辨证中均宜分辨。

（二）分证论治

1.肺燥津伤，虚热肺痿

主症：咳吐浊唾涎沫，其质黏稠，不易咯出，胶黏唇边，吐不清爽，长丝不断，或涎沫中带有血丝，或咳甚则咯血，血色鲜红，咳声不扬，语声低怯，甚则音嗄，气急喘促，咽干口燥，潮热盗汗，形体消瘦，皮毛干枯，可兼肾阴亏损或心阴不足等见症。舌质红，津少而干；脉象虚数。

治法：滋润生津，益气养阴，清金救肺。

方药：麦门冬汤加减。

党参15g，麦冬12g，法半夏10g，山药18g，玉竹15g，石斛12g，甘草6g。水煎服，每日1剂。

如阴虚燥热较盛、虚热表现比较明显，可用清燥救肺汤（桑叶、石膏、杏仁、甘草、麦冬、人参、阿胶、炒胡麻仁、炙枇杷叶）以清热润燥。津伤甚者，再加沙参、玉竹养其肺津；潮热明显，可加银柴胡、地骨皮等以清虚热。平时可常服琼玉膏调理（生地黄汁、茯苓、人参、白蜜）。

2.肺中虚冷，虚寒肺痿

主症：咳吐涎沫，其质清稀量多，口不渴，形寒气短，神疲乏力，不思饮食，尿频数或遗尿不禁，夜尿次数较多，舌质淡苔薄白，舌体胖嫩，脉虚弱。

治法：温肺散寒，益气生津。

方药：甘草干姜汤加味。

炙甘草9g，干姜12g，党参15g，白术12g，茯苓12g，黄芪12g，大枣5枚。水煎服，每日1剂。

阴虚血少气弱者，可选用炙甘草汤以益气养血滋阴（炙甘草、人参、桂枝、生姜、阿胶、生地黄、麦冬、火麻仁、大枣），往往可收到比较好的效果。

五、其他疗法

简验方如下。

（1）百合30g煮粥，每日一次，适用于虚热肺痿。

（2）银耳15g，冰糖10g。同煮内服，适用于虚热肺痿。

（3）紫河车一具，研末，每日一次，每服3g，适用于虚寒肺痿。

六、预防与调摄

由于肺痨是因久咳引起，积极预防咳嗽反复发作，对预防肺痿有积极的意义，除了外感咳嗽及时治疗外，平时还需要做到以下几点。

（1）要加强锻炼，增强体质，提高机体的抗病能力。

（2）要戒烟，减少对呼吸道的刺激，也可减轻咳嗽的发作。

（3）避免过食黏腻肥甘之品，以免助痰生湿，加重病情。

（4）改善环境卫生，消灭烟尘等空气污染，对预防咳嗽有重要意义。

第六节　肺痨

一、概述

肺痨是指以咳嗽、咯血、潮热、盗汗及身体逐渐消瘦为主要临床表现的一种具有传染性的慢性虚弱性肺系病证。病轻者诸症间作，重者则每多兼见。西医所称的肺结核可参考本篇辨证论治。

二、病因病机

肺痨的致病因素，主要有两个方面，外则痨虫传染，内伤则正气虚弱，两者多互为因果。痨虫蚀肺，肺阴耗损，可致阴虚火旺，或气阴两虚，甚则阴损及阳，其病理性质主要在于阴虚。

（一）感染"痨虫"

"痨虫"传染是形成本病的主要病因，因直接接触本病患者，导致"痨虫"入肺，侵蚀肺脏而发病。如探病、酒食、看护患者或与患者朝夕相处，都是导致感染的条件。

（二）正气虚弱

或由于先天禀赋不足，小儿发育不良，抗病能力低下，"痨虫"乘虚入侵。或因酒色过度，耗伤才血，元气受伤；或劳倦太过，忧思伤脾，脾虚肺弱，痨虫入侵而发病。或因大病、久病后身体虚弱，重于调治；或外感咳嗽，经久不愈；或胎产之后失于调养，气血不足等，皆易致"痨虫"入侵。还可因生活贫困，或厌食挑食，饮食营养不足，终致体虚不能抗邪而感染"痨虫"。

肺痨之病机特点以阴虚为主。肺喜润恶燥，痨虫蚀肺，肺体受损，首耗肺阴，而见肺阴亏损之候，继则肺肾同病，兼及心肝，导致阴虚火旺；或因肺脾同病，导致气阴两伤，甚则阴损及阳，而见阴阳两虚之候。

三、临床表现

初期仅感疲劳乏力、干咳、食欲不振、形体逐渐消瘦。病重者可出现咳嗽、咯血、潮热、颧红、盗汗、形体明显消瘦等主要临床表现。且有与肺痨患者长期密切接触史。

四、相关检查

X线检查可早期发现肺结核，X线摄片大多可见肺部结核病灶。活动性肺结核痰涂片或结核菌培养多呈阳性。听诊病灶部位呼吸音减弱或闻及支气管呼吸音及湿啰音。红细胞沉降率增快、结核菌素试验皮试呈强阳性有助于诊断。

五、鉴别诊断

1.虚劳　肺痨与虚劳的共同点是都有正气虚表现，而主要区别在于肺痨为痨虫侵袭所致，主要病变在肺，具有传染性，以阴虚火旺为其病机特点，以咳嗽、咯血、潮热、盗汗、消瘦为主要临床症；而虚劳则由多种原因所导致，病程较长，病势缠绵，一般不具有传染性，可出现五脏气、血、阴、阳亏虚的虚损症状，是多种慢性虚损证候的总称。

2.肺痿　肺痨与肺痿两者病位均在肺，但肺痿是多种慢性肺部疾患所导致的肺叶痿弱不用。在临床上肺痿是以咳吐浊唾涎沫为主要症，而肺痨是以咳嗽、咯血、潮热、盗汗为特征。肺痨后期亦可致肺痿。

3.肺胀　以咳嗽、咳痰、气喘、浮肿四大主症为特征，其中气喘不续症状最为显著，多为久哮证等肺系疾病演变而成，而肺痨以咳嗽、咯血、潮热、盗汗、消瘦为主要临床症状。

六、辨证论治

（一）辨证要点

初期仅感疲劳乏力、干咳、食欲不振、形体逐渐消瘦。病重者可出现咳嗽、咯血、潮热、颧红、盗汗、形体明显消瘦等主要临床表现。且有与肺痨患者长期密切接触史。

（二）分证论治

肺痨的病变部位主要在肺，临床以肺阴亏损为多见，如进一步演变发展，则表现为阴虚火旺，或气阴耗伤，甚至阴阳两虚。病久多及脾肾，临床上以咳嗽、咯血、潮热、盗汗四大主要症状为特点。

肺痨的治疗当以补虚培元和治痨杀虫为原则。根据体质强弱分别主次，尤需重视增强正气，以提高抗病能力。调补脏器重点在肺，同时注意补益脾肾。治疗大法应以滋阴为主，火旺者兼以降火，合并气虚、阳虚者，则当同时兼顾。杀虫主要是针对病因治疗，如《医学正传•劳极》指出"一则杀其虫，以绝其根本，一则补其虚，以复其真元"的两大治则。

1.肺阴亏损

主症：干咳少痰，咳声短促，或痰中带血丝，血色鲜红，胸部隐痛，午后自觉手足心热，或盗汗，皮肤干灼，口干咽燥，苔薄，舌边尖红，脉细或兼数。

证候分析：阴虚肺燥，肺失滋润，其气上逆，故咳；虚火灼津，故少痰；肺损络伤，则痰中带血，血色鲜红，胸部隐痛；阴虚内热，故午后手足心热，皮肤干灼；肺阴耗伤，则口干咽燥；苔薄质红，脉细数属阴虚之候。

治法：滋阴润肺。

方药：月华丸（《医学心悟》）。本方功能补虚杀虫，滋阴镇咳，化痰止血。方中沙参、麦冬、天冬、生地、熟地滋阴润肺；百部、獭肝、川贝润肺止嗽，兼能杀虫；桑叶、白菊花疏风清热，清肺止咳；阿胶、三七有止血和营之功；茯苓、山药健脾补气，以资气血生化之源。若咳频而痰少质黏者，可加甜杏仁与方中川贝共奏润肺化痰止咳之功，并可配合琼玉膏（《洪氏集验方》）以滋阴润肺；痰中带血丝较多者，加白及、小蓟、仙鹤草、白茅根等和络止血；若低热不退者可酌配银柴胡、地骨皮、功劳叶、青蒿、胡黄连等以清热除蒸；若久咳不已，声音嘶哑者，可加诃子皮等以养肺利咽，开音止咳。

2.虚火灼肺

主症：呛咳气急，痰少质黏，或吐痰黄稠量多，咯血，血色鲜红，午后潮热，骨蒸，五心烦热，颧红，盗汗量多，心烦口渴，失眠，急躁易怒，或胸胁掣痛，男子遗精，女子月经不调，形体日渐消瘦，舌红而干，苔薄黄或剥，脉细数。

证候分析：肺病及肾，肺肾阴伤，虚火内灼，炼津成痰，故呛咳气急，痰少质黏，或吐痰黄稠量多；虚火灼伤血络，则咯血，血色鲜红；肺病及肾，不能输津滋肾，致肾水亦亏，水亏火旺，故骨蒸，潮热，盗汗，五心烦热；肝肺络脉不和，故见胸胁掣痛；心肝火盛，则心烦失眠，易怒；肾阴亏虚，相火偏旺，扰动精室，则遗精；冲任失养，则月经不调；阴精耗伤以致形体日渐消瘦；舌红而干，苔薄黄而剥，脉细数均为阴虚燥热内盛之象。

治法：滋阴降火。

方药：百合固金汤（《医方集解》）合秦艽鳖甲散（《卫生宝鉴》）加减。百合固金汤功能滋养肺肾，用于阴虚阳浮，肾虚肺燥之证。用百合、麦冬、玄参、生地、熟地滋阴润肺，止咳生津；当归活血养血；白芍柔润滋阴；桔梗、贝母、甘草清热化痰止咳；合鳖甲、知母滋阴清热；秦艽、柴胡、地骨皮、青蒿清热除蒸；另可加龟甲、阿胶、五味子、冬虫夏草滋养肺肾之阴，培其本元；百部、白及补肺止血，抗结核杀虫。若火旺较甚，热势明显者，酌加胡黄连、黄芩苦寒泻火、坚阴清热；痰热蕴肺，咳嗽痰黄稠浊，酌加桑白皮、花粉、知母、马兜铃、鱼腥草等清化痰热；咯血较著者，加黑山栀、丹皮、紫珠草、大黄炭、地榆炭等凉血止血；血出紫黯成块，伴胸胁刺痛者，可酌加三七、茜草炭、蒲黄、郁金等化瘀和络止血；盗汗甚者可选乌梅、煅牡蛎、麻黄根、浮小麦等养阴止汗。

3.气阴耗伤

主症：咳嗽无力，气短声低，咳痰稀白量多，或痰中带血，午后潮热，伴有畏风寒，自汗、盗汗，纳少神疲，便溏，面色㿠白，颧红，舌质淡、边有齿痕，苔薄，脉细弱而数。

证候分析：肺脾同病，阴伤气耗，清肃失司，肺不主气而为咳，气不化津而成痰，肺虚络损，痰中带血；阴虚内热则午后潮热，盗汗，颧红；阴虚日久而致气虚，气虚不能卫外，故畏风，自汗；脾虚不健，则纳少神疲，便溏；舌质淡、边有齿痕，苔薄，脉细弱而数均为气阴两虚之候。

治法：益气养阴。

方药：保真汤（《十药神书》）加减。本方功能补气养阴，兼清虚热。药用人参、黄芪、白术、茯苓、大枣、炙甘草补肺益脾，培土生金；天冬、麦冬、五味子滋阴润肺止咳；熟地、生地、当归、白芍以育阴养荣，填补精血；地骨皮、银柴胡清退虚热；黄柏、知母滋阴清热；陈皮、生姜运脾化痰。亦可加白及、百部以补肺杀虫。若夹有湿痰者，可加姜半夏、橘红、茯苓等燥湿化痰；咯血量多者可酌加蒲黄、仙鹤草、三七等，配合补气药，以补气摄血；咳嗽痰稀者，可加紫菀、款冬花、苏子温润止嗽；有骨蒸、盗汗等伤阴症状者，可加鳖甲、牡蛎、乌梅、地骨皮、银柴胡等补阴配阳，清热除蒸；如纳少腹胀、大便溏薄者，酌加扁豆、薏苡仁、莲子肉、山药等甘淡健脾。

4.阴阳虚损

主症：咳逆喘息，少气，咳痰色白有沫，或夹血丝，血色暗淡，潮热，盗汗，自汗，声嘶或失音，面浮肢肿，心慌，唇紫，形寒肢冷，或见五更泄泻，口舌生糜，大肉尽脱，男子滑精阳痿，女子经少、经闭，舌质光淡隐紫，少津，脉微细而数，或虚大无力。

证候分析：肺痨日久，阴伤及阳，出现阴阳两虚，肺、脾、肾三脏并损的证候。肺不主气，肾不纳气，故咳喘少气，咳痰色白；咳伤血络则痰中带血，血色暗淡；阴伤则潮热盗汗；阴伤声道失润，金碎不鸣而声嘶；脾肾两虚则见浮肿，肾泄；病及于心，则心慌，唇紫；虚火上炎，则口舌生糜；卫虚则形寒自汗；精气衰竭，无以充养形体、资助冲任之化源，故女子经少、经闭，大肉尽脱；命门火衰，故男子滑精、阳痿；舌脉均为阴阳俱损之象。

治法：滋阴补阳。

方药：补天大造丸（《医学心悟》）加减。本方温养精气，培补阴阳。方中用人参、黄芪、白术、山药、茯苓以补肺脾之气；白芍、当归、枣仁、远志养血宁心；枸杞、熟地、龟甲培补阴精；鹿角、紫河车助真阳而填精髓。另可酌加麦冬、阿胶、五味子滋养肺肾。若肾虚气逆喘息者，配钟乳石、冬虫夏草、诃子、蛤蚧、五味子等摄纳肾气以定喘；心悸者加丹参、远志镇心安神；五更泄泻者配用煨肉豆蔻、山茱萸、补骨脂以补火暖土，并去地黄、阿胶等滋腻碍脾的药物。

七、其他疗法

（一）针灸治疗

1.基本处方 膏肓、肺俞、膻中、太溪、足三里。

膏肓功擅补肺滋阴；肺俞、膻中属前后配穴法，可补肺止咳；太溪补肾水以滋肺阴；足三里疗诸劳虚损。

2.加减运用

（1）肺阴亏损证：加肾俞、复溜、三阴交以养阴润肺。诸穴针用补法，膏肓、肺俞可用灸法。

（2）虚火灼肺证：加尺泽、阴郄、孔最以滋阴清热、凉血止血。诸穴针用平补平泻法，膏肓、肺俞可用灸法。

（3）气阴耗伤证：加气海、三阴交以益气养阴。诸穴针用补法，奇肓、肺俞可用灸法。

（4）阴阳虚损证：加肾俞、脾俞、关元以填补精血、温补脾肾。诸穴针用补法，膏肓、肺俞可用灸法。

（5）胸痛：加内关以理气宽胸。诸穴针用平补平泻法。

（6）心烦失眠：加神门以养心安神。诸穴针用平补平泻法。

（7）急躁易怒：加太冲以疏肝理气。诸穴针用平补平泻法。

8.面浮肢肿 加关元、阴陵泉以温肾健脾利水。诸穴针用平补平泻法，关元可用灸法。

（二）耳针疗法

取肺区敏感点、脾、肾、内分泌、神门，每次取双耳穴2～3穴，毫针刺法，留针15～20分钟，隔日1次，10次为1个疗程。

（三）穴位敷贴法

（1）取穴：颈椎至腰椎旁膀胱经第一侧线。

（2）药物：五灵脂、白芥子各15g，甘草6g，大蒜15g。

（3）方法：五灵脂、白芥子研末，与大蒜同捣匀，入醋少量，摊纱布上，敷于颈椎至腰椎旁膀胱经第一侧线上，保持 1～2 小时，皮肤有灼热感则去之，7 日 1 次。

八、预防及预后

肺痨是一种慢性传染性疾病，长期以来一直威胁着人类健康。结核病的传染源主要是痰涂片检查阳性的肺结核排菌患者，传染途径是经呼吸道传染。结核病传染的程度主要受结核患者的排菌量、咳嗽症状以及接触的密切程度等因素的影响。预防或减少发生结核病的措施首先就是不要受结核菌感染，不受结核菌感染就不会发生结核病。因此及时发现和彻底治疗结核患者，消灭传染源，是控制结核病在人群中流行的最有效和最重要的方法。如能在人群中及时发现并彻底治疗传染源，则能保护健康人减少或免受结核菌的传染，从而使受结核菌感染的人群和发生结核病的人明显减少。

新生儿应进行疫苗注射结核病患者，尤其是排菌患者应尽量减少出现在公共场所，避免对着他人咳嗽、打喷嚏，在患病期间最好不结婚、生育，以免把病菌传染给对方或加重病情，应待肺结核病情稳定后再结婚、生育。肺结核患者一旦确诊必须进行全程规律化疗，这种方法能治愈 90% 以上新发的肺结核患者。对长期与排菌患者密切接触且结核菌素试验呈强阳性人群也主张用异烟肼预防性化疗六个月。卡介苗接种是预防儿童粟粒型肺结核和结核性脑膜炎的有效方法，所以对新生儿应该按计划免疫程序进行卡介苗接种，以提高对结核病的免疫能力。

做好宣传工作，预防疾病的传播流行。痰是结核杆菌最集中的地方，对痰的处理，是防止结核病传播的重要手段之一。最科学简便的方法是把吐在纸上，包好，然后烧掉。或在痰盒中装少量石灰，能杀死结核菌。做到"无病早防，有病即查，查出必治，治必彻底"，并且向广大群众进行防痨宣传，使广大群众掌结核病的防治知识。定期集体肺部检查，对新生儿接种卡介苗，是预防结核病发生的重要措施。

九、病案选录

郭某，女，20 岁，1976 年 3 月 25 日初诊。

病史：咳嗽，发热两个多月，伴精神不振，身软乏力，食欲减退，口苦乏味，吐痰不多，两颧潮红，午后发热，体温在 37.4～38.3℃，夜间盗汗，有时心悸，睡眠不实，停经一个多月，血沉 38mm，胸透为浸润型肺结核，注射链霉素有反应。现仅服雷米封，但症状不减。脉沉弦数，舌质红，苔薄。

辨证施治：肺阴不足，阴虚火旺，肺失清肃，虚热内生。治以滋阴清热之法。

处方：沙参 12g，生地 12g，黄芩 9g，夏枯草 15g，连翘 15g，麦冬 12g，丹皮 6g，地骨皮 12g，百部 12g，甘草 6g。

二诊：服上方六剂，精神佳，咳嗽轻，痰少，仍低热，纳呆。上方加麦芽 24g，银柴胡 9g。

三诊：服药十剂，症状明显好转，精神好，食欲增，体温降低，37.2～37.5℃。原方加赤芍 12g，银柴胡 9g。

四诊：又服十剂，一般情况好转，体重增加，身不发热，体温正常，盗汗也不明显。仍以上方化裁，共服四十余剂，病情稳定，60 多天后复查血常规、血沉均属正常，5 个月后胸部透视病灶已趋硬结。

第七节　咯血

一、概述

咯血是血由肺而来，经咳嗽而出的一种证候。或痰血相混，或痰中夹有血丝，或为纯血，间夹泡沫，或一咯即出，满口皆血，故前人又称为嗽血或咯血。

咯血的发生多和肺有关，但其他疾病，特别是心脏疾患也可引起咯血。

现代医学的肺结核、肺炎、肺脓肿、支气管扩张、心力衰竭、血液病等，都能引起咯血，均可参照本篇施治。

二、辨证论治

（一）辨证要点

1.辨外感、内伤　外感者多属肺有燥热，证见发热头痛，咽痒咳嗽，口干鼻燥，脉浮数。内伤者，或属肝火犯肺，证见口苦胁痛，烦躁火升，苔黄，脉弦数，或属阴虚阳亢，两颊潮红，午后潮热，咳嗽痰少，五心烦热，舌红苔少，脉弦细。

2.辨标本虚实　咯血者其标在肺，其本在肾。张景岳说："咳血属肾。"即是指其本而言。若肾阴亏损，则虚火上犯于肺，而里上盛下虚之候。一般来说，外感者属实，内伤者多虚或虚实夹杂之证。

3.咯血与吐血相鉴别　两者容易混淆，但其病因证治各不相同，故必须分清。

（二）分证论治

1.燥热伤肺

主症：喉痒咳嗽，痰中带血，口干鼻燥，或有身热，舌红，少津，苔薄黄，脉数。

治法：清热润肺，宁络止血。

方药：桑杏汤。

桑叶、栀子、淡豆豉、沙参、梨皮、杏仁、贝母。

加减：兼有外感风热的表证时，加银花、连翘、牛蒡子。

2.肝火犯肺

主症：咳嗽阵作，痰中带血或纯血鲜红，胸胁胀痛，烦躁易怒，口苦，舌质红，苔薄黄，脉弦数。

治法：清肝泻肺，凉血止血。

方药：泻白散合黛蛤散。

桑白皮、地骨皮、海蛤壳、青黛、甘草。

加减：肝火较甚者加丹皮、栀子、黄芩；若咯血量多、纯血鲜红，可用犀角地黄汤加三七粉冲服。

3.阴虚肺热

主症：咳嗽痰少，痰中带血或反复咯血，血色鲜红，口干咽燥，颧红，潮热盗汗，舌质红，脉细数。

治法：滋阴润肺，宁络止血。

方药：百合固金汤。

百合、麦冬、玄参、生地、熟地、当归、白芍、贝母、甘草。

加减:盗汗加糯稻根、浮小麦、五味子、牡蛎。

三、其他疗法

（1）鲜土大黄 60g。水煎服。适用于肺结核咯血。

（2）生地 18g，黄芩 8g，丹皮 9g，大黄炭 9g。水煎服。适用于热伤血络之咯血。

（3）地榆、甘草各 12g。水煎服。适用于肺结核咯血。

（4）白及 30g，百部 30g，百合 60g，桃仁 9g。共为细末，每次 9g，每日 2 次。适用肺结核，支气管扩张咯血。

（5）白及、花蕊石、血余炭各等分，或其中任何一味研细末，每次 6～9g。适用于应急止血。

四、预防与调摄

咯血，是内科常见急症，病因复杂，病情多变，严重者威胁患者生命，应尽快找出病因，明确出血部位。急则治其标，先止血。但千万不能忽略针对病因的治疗。虽然咯血国内常见的仍是支气管扩张、肺结核、肺肿瘤，但知每个患者均需全面考虑具体分析，有的放矢地进行检查、治疗。

（1）预防感冒外出时要根据天气变化增加衣服，防止受寒感冒。

（2）注意饮食以富含维生素的食物为首选。

（3）"管理空气"房间经常通风，保持适宜温度（一般 18～25℃）和湿度（一般 40%～70%）。

（4）锻炼身体要进行适度的体育锻炼和呼吸功能锻炼。

（5）备急救药家里要备小药箱，尤其要备足止咳药物，如治疗干咳为主的喷托维林（咳必清）片和糖浆；以镇咳为主的可愈糖浆；以镇咳化痰为主的棕胺合剂等。家庭必备止血药物如云南白药、镇静的药物如安定等。注意要及时更换小药箱里的过期药物。

（6）戒烟、限酒患有呼吸道疾病的患者，一定要戒烟、限酒，以减少发生咯血的诱因。

（7）情志调畅中医认为，情志变化和疾病有一定的关系，如"喜伤心""忧伤肺"。像《红楼梦》中患有肺结核的林黛玉平时忧虑过度，对花落泪，悲天悯人，最后因咯血而死。所以，预防咯血还要注意修身养性。

五、病案选录

励某，男，39 岁，1973 年 9 月 6 日初诊。

病史:吐血五天。患者于 7 年前发现胃小弯溃疡。五天前突然大口吐血，量较多，同时黑便，在某医院治疗五天，稍有好转，但仍断断续续，且黑便不止，伴胃脘嘈杂不适，头晕，耳鸣，口干苦，全身乏力，精神不振，睡眠不安，过去有吐血、便血史。

体检:面色苍白，精神萎靡，呈明显贫血貌，肺（−），心前区可闻柔软之吹风样收缩期杂音，上腹部轻压痛，肝脾来触及，三天前查血色素 10.9g，现大便潜血试验仍阳性。舌质淡，苔白，脉沉细数。

辨证施治:胃病日久，脾胃虚弱，劳倦过度以致气不摄血，血液妄行而吐血。治以益气摄血，佐以降逆清火之法。

处方:黄芪 30g,当归 15g,赤、白芍各 12g,生地炭 12g,旱莲草 9g,丹参 12g,白及 9g,黄芩炭 12g,仙鹤草 12g,煅牡蛎 30g。

二诊:服药两剂,症状明显好转,头晕减轻,食欲好,未再吐血,大便转为黄色,仍感全身乏力,有时上腹部不适,舌淡苔白,脉细弱。仍宗前方加减:

黄芪 30g,党参 12g,当归 15g,白苟 12g,茯苓 9g,白术 9g,白及 9g,仙鹤草 12g,陈皮 9g,麦芽 15g,牡蛎 30g,甘草 6g。

三诊:服药三剂,大便潜血试验(-),精神食欲均佳,有时上腹轻微不适,舌质较前转红,上方去仙鹤草,加山药 15g,远志 6g。

四诊:一般情况较好,生活自理如常,唯感腰困,乏力,仍以上方为基础去白及、牡蛎,加枸杞子、麦冬等。后以此方加减化裁,又服中药十余剂,恢复正常工作。

第八节　哮病

一、定义

哮病是一种突然发作,以呼吸喘促、喉间哮鸣有声为临床特征的疾病。痰浊内伏,是哮病的宿根,常因感受外邪、饮食不当或情志失调而诱发。

由于哮必兼喘,所以哮病又称作哮喘;亦有称之为哮吼或喘者。

二、历史沿革

《内经》虽无哮病之名,但在许多篇章里都有与哮病相关的症状、病因病机的记载。如《素问·阴阳别论篇》说:"阴争于内,阳扰于外,魄汗未藏,四逆而起,起则熏肺,使人喘鸣。"《素问·通评虚实论篇》亦有"乳子中风热,喘鸣肩息……"的记载。喘,指气喘;鸣,即指喉间作声。《素问·太阴阳明论篇》又把这一症状称作"喘呼":"犯贼风虚邪者阳受之阳……受之则入六腑……入六腑则身热不时卧,上为喘呼。""喘呼"也就是气喘而呼鸣有声的意思。可见,《内经》不但对哮病的临床特征有所掌握,而且还认识到本病主要是肺的病变,且与其他脏腑有关;外邪入侵,影响脏腑(特别是肺)的生理功能,是哮病的主要病因病机。

汉代张仲景《伤寒论》中虽然亦无"哮病"这一病名,但"喘家作,桂枝加厚朴杏子佳"之"喘家",可能就是指素有哮喘史的患者,"作",则指本病之发作。《金匮要略·肺痿肺痈咳嗽上气病脉证并治》的"咳而上气,喉中水鸡声""其人喘,目如脱状"、"咳逆上气,时时唾浊,但坐不得眠";《金匮要略·痰饮咳嗽病脉证并治》的"膈上病痰,满喘咳吐,发则寒热,背痛、腰疼,目泣自出,其人振振身目瞤剧,必有伏饮",即是对哮病发作时的喉间哮鸣有声、不能平卧的临床特点的描述,同时也指出伏饮、痰浊与本病的发病直接有关。仲景对本病的治疗有丰富的经验,他的许多处方,如桂枝加厚朴杏子汤、越婢加半夏汤、小青龙汤、射干麻黄汤、皂荚丸、葶苈大枣泻肺汤等,至今仍为治疗哮病常用之方。

隋代巢元方《诸病源候论》称本病为"上气鸣息""咳嗽",对其病机有精辟的阐发:"肺主于气,邪乘于肺,则肺疾,疼则肺管不利,不利则气道涩,故气上喘逆,鸣息不通。"

该书还指出本病之发与痰有关："其胸膈痰饮多者，嗽则气动于痰，上搏咽喉之间，痰气相击，随嗽动息，呼呷有声。"其书虽不载方药，但对本病有"应加消痰破饮之药"的原则性的提示。

唐代孙思邈《备急千金要方》、王焘《外台秘要》等著作，以广搜博采为特点，保留了古代医家许多宝贵的经验。如《外台秘要·卷九·久咳坐卧不得方》所载"久患气嗽，发时奔喘，坐卧不得，并喉里呀声，气欲绝"的证候和以麻黄、杏仁为主药的处方，就很明确地认识到本病的发作性和证候特点。

宋代赵佶《圣济总录》等方书虽然没有专门论及哮病，但所论之"伤寒喘""肺实""肺气喘急"等证，无疑也包括哮病在内。在"伤寒喘"一证里，就指出"其证不一"，有邪气在表、邪实在里以及水气、郁热之异；并强调治法虽多，"各求其本"；已经初具辨证论治的规模。陈无择《三因极一病证方论·喘脉证治》认为上气喘咳一类疾患，主要是肺的病变，应明确定位，庶免迷乱多歧。他说："夫五脏皆有上气喘咳，但肺为五脏华盖，百脉取气于肺，喘既动气，故以肺为主。"杨士瀛《仁斋直指附遗方论》亦谓："肺主气，一呼一吸，上升下降，营卫息数，往来流通，安有所谓喘；惟夫邪气伏藏，疲涩浮涌，呼不得呼，吸不得吸，于是上气促急，填塞肺脘，激动争鸣，如鼎之沸，而喘之形状具矣。"从他所描述的喘的症状与病因病机看，很明显的是指哮喘，即哮病。许叔微《普济本事方·卷一》称哮病为"齁喘"，并谓"凡遇天阴欲作雨，便发……甚至坐卧不得，饮食不进，此乃肺窍中积有冷痰，乘天阴寒气从背、口鼻而入，则肺胀作声。此病有苦至终身者，亦有母子相传者"。对哮病的病因病机、临床特点、预后都有了比较明确的认识。书中还载有治哮专方"紫金丹"，以砒剂治哮，至今还为临床所用。在王执中的《针灸资生经》中，已经有了哮喘之名，如他说："因与人治哮喘，只缪（刺）肺俞，不缪（刺）他穴""凡有喘与哮者，为按肺俞无不酸疼，皆为缪刺肺俞，令灸而愈"。又，此期医方中治疗哮病的处方多不胜计，如《圣济总录》一书，单肺气喘急一门就有 35 方；《普济 本事方》还载有治哮专方"紫金丹"，以砒剂治哮。

金元时期，朱丹溪在《丹溪心法》一书中始以"哮喘"作为独立的病名成篇。他认为"哮喘必用薄滋味，专注于痰"；并把哮喘的治法，精辟地概括为"未发以扶正气为主，既发以攻邪气为急"。此论一直为后世医家所宗，影响颇大。

迨明代，朱丹溪弟子戴思恭在《秘传证治要诀·卷六·哮喘》中，明确地提出本病有"宿根"之说："喘气之病，哮吼如水鸡之声，牵引胸背，气不得息，坐卧不安，此谓嗽而气喘，或宿有此根…… 遇寒暄则发……"虞搏《医学正传》明确地对哮与喘做出了区别："喘以气息言，哮以声响言""喘促喉中如水鸡响者，谓之哮；气促而连续不能以息者，谓之喘。"王肯堂《证治准绳》更详细地叙述了两者见症之异："喘者，促促气急，喝喝息数，张口抬肩，摇身撷肚""哮与喘相类，但不似喘开口出气之多……以胸中多痰，结于喉间，与气相搏，随其呼吸呀呷于喉间作声……待哮出喉间之痰去，则声稍息；若味不节，其胸中未尽之痰复与新味相结，哮必更作。"秦景明《病因脉证》认为，哮与喘的主要区别，在于哮是发作性疾患："每发六、七日，轻则三、四日。或一月，或半月，起居失愤，则旧病复发。"在哮喘的治疗方面，王肯堂《证治准绳》比较系统地对前人经验进行了总结，对哮之属冷而发者，属中外皆寒，用东垣参苏温肺汤合紫金丹劫寒痰；属寒包热，宗仲景、丹溪用越婢加半夏；遇厚味而发者，用清金丹。李士材《医宗必读》则认为哮病其因甚多，或因坐卧寒湿，或因酸咸过食，或因积火熏蒸，总不外乎痰火郁于内，风寒束于外，所以用药不可过于寒凉，恐风邪难解；亦不可过热，恐痰火易升，主张用苏子、枳壳、桔梗、防风、半夏、瓜蒌、茯苓、甘草一方统之，冬加麻黄，夏加石膏，寒加生姜。张景岳《景岳全书》认为哮病之治，应宗丹溪未发扶正、已发攻邪之说，但"扶正气须辨阴阳，阴虚者补其阴，阳虚者补其阳；攻邪气须分微甚，或温其寒，或清其痰火；发久者，气无不虚，故于消散中宜酌加温补，或于温补中宜量加消散"。明人论哮病的治疗，要推张氏最为全面精当。

他还指出："倦倦以元气为念，必使元气渐充，庶可望其渐愈，若攻之太甚未有不致日甚而危者。"亦很有见地。

清代医家在哮病的认识上较之前人又有所进展。李用粹《证治汇补·卷五》精辟地把哮病病因总结为"内有壅塞之气，外有非时之感，膈有胶固之痰"三句话；吴谦《医宗金鉴》把喘吼分作寒热虚实四类，按外寒伤肺、停饮、火郁、痰盛、气虚、背气虚寒立方。沈金鳌《沈氏尊生书》更进一步认识到本病"大都感于童稚之时，客犯盐醋，渗透气腕，一遇风寒，便窒塞道路，气息喘促"。又谓本病有食哮、水哮、风痰哮、远年久哮种种之异。此外，张璐《张氏医通》、林珮琴《类证治裁》、俞根初《通俗伤寒论》、陈修园《医学三字经》等书中有关哮喘的部分，都结合自己临床实践，对前人经验进行总结和整理。

三、范围

西医学的支气管哮喘、哮喘型支气管炎以及嗜酸性粒细胞增多症或其他急性肺部过敏性疾患引起的哮喘，均可参考本篇进行辨证论治。

四、病因病机

宿痰内伏于肺，每因外感、饮食、情志、劳倦等因素，以致痰阻气道、肺失宣降，是哮病的基本病因病机。

1.痰伏于内　痰为体内的病理产物，哮病的形成与发作，均以痰为基本病因。产生痰的原因很多，由于痰为津液败浊所成，而脾主饮食水谷的精华与水湿的运化，所以一般常说"脾为生痰之源"，但除脾运失健之外，其他脏腑的功能失调也能产生痰，同时与外界各种致病因素对人体的影响也分不开。如外感风寒而失于表散，或燥热之邪袭肺，病邪由浅入深，留于肺系，影响人体气机和津液的流通，日久而变生痰浊；或因饮食不节，恣食厚味肥甘，嗜饮茶水、酒浆，损伤脾胃；或因长期吸烟，熏灼气道，亦能生痰。此外，如愤怒忧思不断，气机郁滞；或病后体弱，失于调摄，也能造成脏腑功能失调，从而产生痰浊。痰伏于内，胶结不去，遂成为哮病的宿根，一经新邪引动，则痰随气动，聚于肺系，发为哮喘。

2.肺失宣降　肺主气，司呼吸，外合皮毛，主宣发和肃降。痰浊既为哮病的宿根，又因其久留人体不去，而使正气逐渐虚弱。脾土虚弱，运化功能低下，则新痰日生；肺气耗散，卫外不固，又易致外邪入侵。如外受风寒，或淋雨践露，或气候突然变化，或正值节气递换，宿痰为新邪引动；或积食化热，火升气逆；或情志违和，或疲劳困乏；以至痰动气阻，壅于肺系，使肺气既不得宣发于外，又不能肃降于下，上逆而为喘息迫促，而哮鸣作声。

总之，哮病的病理因素以痰为主，痰伏藏于肺，成为发病的"宿根"。此后如遇气候突变、饮食不当、情志失调、劳累等多种诱因，均可引起发作。发作期的基本病机变化为"伏痰"遇感引触，痰阻气闭，以邪实为主。若反复久发，肺脾肾渐虚，则在平时也有正虚表现，当大发作时，可见正虚与邪实相互错杂，甚则发生喘脱。

五、诊断与鉴别诊断

（一）诊断

1.发病特点 哮病大多起病于童稚之时，与禀赋有关，以后可因感冒、气候变化、疲劳、饮食不当、起居失宜等诱因引动而发作，常数年、数十年发作不愈。且发作常有明显的季节性。一般发于秋初或冬令者居多，其次是春季，至夏季则缓解。但也有常年反复发作者。发作时以呼吸迫促、喉间痰鸣有声以及咳嗽、咯痰、胸闷为特点。

2.临床表现 哮喘发作时的表现：常突然发作，或先有寒热、喷嚏、鼻痒、咽痒、咳嗽或胸闷、恶心呕吐、腹胀、情绪不宁等症状而后出现哮喘并逐渐加重。患者呼吸困难，呼气延长，往往不能平卧，伴有哮鸣、咳嗽，痰多呈黏液样或稀水样，咯吐不利，如能咯出黏痰则痰鸣气喘可得暂时平息，而移时复作。哮喘严重时，甚至张口出气，两肩高耸，心跳心慌，额部冷汗淋漓，面唇紫黑，睛突，烦躁不安，痛苦异常。每次发作可持续数分钟、数小时或数日不等。

哮喘缓解期的表现：哮病在缓解期，可有轻度咳嗽、咯痰、呼吸紧迫感等表现，但也有毫无症状者；病程日久，反复发作者，平时亦可见气喘、咳嗽、咯痰，呼吸时喉间有声，以及自汗畏风、神疲形瘦、腰酸、浮肿等症状。

（二）鉴别诊断

喘证喘证以气息喘急迫促为主要表现，多并发于多种急、慢性疾病病程中。而哮病是一个独立的疾病，除了气息喘促外，以在发作时喉中哮鸣如水鸡声为其特点。"喘以气息言，哮以声响言"，两者以此为辨。实喘中的痰喘，也可能出现气息喘促、哮鸣有声，有类似于哮病、但不若哮病有反复发作的特点，不难鉴别。

六、辨证论治

（一）辨证

1.辨证要点

（1）辨冷哮、热哮：哮病在发作期主要表现为实证，但有寒热之别。寒证内外皆寒，谓之冷哮；其证喉中哮鸣如水鸡声，咳痰清稀，或色白而如泡沫，口不渴，舌质淡，苔白滑，脉象浮紧。热证痰火壅盛，谓之热哮；其证喉中痰声如曳锯，胸高气粗，咳痰黄稠胶黏，咯吐不利，口渴喜饮，舌质红，舌苔黄腻，脉象滑数。

（2）辨肺、脾、肾之虚：哮病在缓解期可表现为虚证，但有肺虚、脾虚、肾虚之异。肺气虚者，证见自汗畏风、少气乏力；脾气虚者，证见食少、便溏、痰多；肾气虚者，证见腰酸耳鸣、动则喘乏。俱当加以辨别，分清主次。

2.证候

（1）发作期

1）冷哮

症状：初起恶寒，发热，头痛，无汗，咳嗽，呼吸紧迫感，喉痒、鼻痒或身痒，鼻流清涕如水样；继则喘促加剧，喉中痰鸣如水鸡声，咳吐稀痰，不得平卧，胸膈满闷如窒，面色苍白或青灰，背冷，口不渴，或渴喜热饮。舌质淡，苔白滑，脉浮紧。也有一开始就突然发作，咳喘哮鸣皆呈，而兼见恶寒发热头痛等表证者。

病机分析：感受风寒，或坐卧寒湿，或进食生冷或气候突变，新邪引动在里之伏痰，壅于气道，痰气相搏，故呼吸迫促，哮鸣有声。恶寒、发热、头痛、无汗、鼻痒、喉痒，皆风寒束表之征；咳吐稀痰，背部冰冷，面色苍白或青灰，为寒痰在里之象。痰气阻于气道，肺失清肃宣发，气机不得流通，故胸闷如室、不能平卧；中外皆寒，故不渴；渴者，亦非津液之虚，而是痰气交阻、津液不升，故虽渴而不思饮，即使饮亦喜饮热汤。苔白滑、脉浮紧，亦为外有风寒、里有寒痰之象。

2）热哮

症状：发热，头痛，有汗，气促胸高，喉中哮鸣，声若曳锯，张口抬肩，不能平卧，痰色黄而胶黏浓稠，呛咳不利，胸闷，烦躁不安，面赤，口渴喜饮，大便秘结。舌质红，苔黄腻或滑，脉滑数。

病机分析：肥甘厚味，酿痰积热，熏灼肺胃，引动宿痰，窒塞关隘，使肺失清肃下行之常，故胸高气粗、痰喘哮鸣；痰火壅盛，故胸闷烦躁、痰黄黏稠难出、咳呛不已；痰火内蒸，则汗出、身热、头痛、口渴饮冷、大便秘结；舌红、苔黄、脉滑数，亦皆痰热内盛之象。

（2）缓解期

1）肺脾气虚

症状：咳嗽短气，痰液清稀，面色㿠白，自汗畏风，食少，纳呆，便溏，头面四肢浮肿。舌淡有齿痕，苔白，脉濡弱。

病机分析：哮病反复发作，正气日伤，脾虚则运化失职，其证食少、便溏、多痰、浮肿；咳喘既耗肺气，脾虚母气亏虚，土不生金，而肺气更虚，皮毛不固，则自汗畏风，藩篱空疏，外邪易侵；舌薄脉濡弱皆脾肺气虚之征。

2）肺肾两虚

症状：咳嗽短气，自汗畏风，动则气促，腰膝酸软，脑转耳鸣，盗汗遗精。舌淡脉弱。

病机分析：肺为气之主，肾为气之根；久病不已，穷必及肾。咳嗽、短气、自汗、畏风，为肺气不足；动则气喘、腰酸耳鸣等症状，为肾气不纳、肾精亏乏的表现。

3）哮病危证：阳气暴脱。

症状：哮病发作过程中，陡见吐泻，肉胴筋惕，神气怯倦，面色青紫，汗出如油，四肢厥冷。舌色青黯，苔白滑，脉微欲绝。

病机分析：哮病屡发，正气日虚，或因内外皆寒，格阳外越，或凉下太过，克伐真阳，而致阳气暴脱的危症。阳气浮于外，阴邪盛于内，故吐泻不止、汗出如油、神倦气怯、肢厥脉微，种种败象悉呈。

（二）治疗

1.治疗原则 以发时治标、平时治本为原则。由于痰浊是本病之宿根，故发时以宣肺豁痰为重点，并根据证候寒热之属性，或宣肺散寒，或宣肺清热。治本主要从肺、脾、肾着手，区别不同的证候，或补益脾肺，或肺肾双补。

2.治法方药

（1）发作期

1）冷哮

治法：宣肺散寒，豁痰平喘。

方药：初起用九宝汤加半夏、赤茯苓以散邪豁痰。方中麻黄、杏仁、甘草即三拗汤，有宣肺平喘之效；更配合薄荷、姜、葱，透邪于外；肉桂、紫苏、陈皮、大腹皮行气于里，加半夏、茯苓等以化痰。俾表解气顺，肺气得宣降之常，而哮喘自已。

哮喘大作，可选用厚朴麻黄汤、射干麻黄汤、小青龙汤。三方立方相同之处在于都用麻黄、细辛、半夏、五味子；麻黄宣肺平喘，半夏化痰降逆，细辛、五味子一开一阖，以利肺气的升降；不同之处在厚朴麻黄汤兼用干姜、厚朴温化行气；小麦宁神除烦；杏仁、石膏清热平喘，故适用于外受寒邪、里有水饮、饮邪化热而见烦躁里热症状者。射干麻黄汤兼用射干下逆气，生姜散寒，大枣和中，紫菀、款冬花温肺止咳，故适用于内外皆寒、呛咳不已者。小青龙汤兼用干姜、桂枝等以温化水饮，故适用于外寒内饮之证。三方各有侧重，应视具体情况，斟酌选用，或加减化裁。冷哮久发可合冷哮丸温肺化痰，或紫金丹开关劫痰。

如经过治疗后，哮喘未完全平复，可用神秘汤或苏子降气汤消痰理气；继用六君子汤作丸常服，或服参苏温肺汤即六君子汤加肉桂、紫苏、五味子、木香、桑白皮、生姜，温肺畅气、健脾化痰，以善其后。

2）热哮

治法：宣肺清热，涤痰利气。

方药：越婢加半夏汤。方用麻黄、石膏开肺泄热；半夏、生姜化痰降逆；大枣、甘草甘缓和中。痰稠而黏者，去甘草、大枣，合苇茎汤（苇茎、冬瓜子均需用大量），竹沥、川贝母、全瓜蒌、鱼腥草、海浮石、桑白皮等清化热痰药物，亦可酌加。哮喘较剧者，加杏仁、地龙。热痰壅盛，阻塞气道，气急欲死者，加吞猴枣粉，每日2次，每次0.3g。

厚味积热，痰热化火，或热哮当盛夏而发，面赤、身热、汗出、口渴饮冷、脉洪大者，用白虎汤泻火清金为主，加黛蛤散、黄芩、全瓜蒌、川贝母、枳壳、滑石、桑白皮、苇茎。痰火熏灼，津液销烁，舌苔黄燥、大便秘结者，用礞石滚痰丸坠下痰热；或三化汤，或大承气汤合小陷胸汤以通腑泄热，腑气得通，痰垢得下，其喘自平。

如服药后哮喘渐平，而痰热留恋于肺，气急、咳嗽、痰黄者，用定喘汤，或费氏鹅梨汤以清化之。如肺阴伤者，去麻黄，酌加沙参、麦门冬、玉竹、百合之类以润肺保金。

（2）缓解期

1）肺脾气虚

治法：健脾益气，补土生金。

方药：四君子汤，常加山药、薏苡仁甘淡益肺；五味子摄纳肺气。表虚自汗加炙黄芪、浮小麦、大枣，不效加制附片、龙骨、牡蛎以敛汗固卫。食少、腹胀、痰多者，加半夏、陈皮、前胡。面色㿠白、形寒、心悸者，四君子汤合保元汤或黄芪建中汤温阳益气。平时可常服六君子丸或资生丸。

2）肺肾两虚 治法：肺肾双补。

方药：四君子汤合金水六君煎。方用熟地补肾纳气；人参补肺益气；白术、茯苓、炙甘草健脾；陈皮理气；当归养血；半夏化痰。以肺气虚为主者，加黄芪、山药之类；以肾虚为主者，加杜仲、怀牛膝、菟丝子、淫羊藿之类；或用大补元煎。咳嗽气喘者，兼以川贝母、杏仁、车前子、前胡、苏子、旋覆花之类出入。平时可常服《金匮》肾气丸、六君子丸或嵩崖脾肾丸以培其根本。

3）哮病危证：阳气暴脱。

①治法：回阳救逆。

②方药：四逆汤加人参。方用附子、干姜迅化浊阴以回阳；人参、炙甘草益气固脱。面色青紫、舌紫者，加桃仁、红花活血化瘀。阳气津液两脱者，宜回阳固阴、益气生脉，用陶氏回阳救急汤。方用人参、附子、肉桂、干姜、炙甘草以回阳，麦门冬、五味子以固阴，并借麝香之香窜以醒脑通窍。

3.其他治法

（1）古方：古代文献中治疗哮喘的复方很多，兹选录一部分，以供临床组方用药参考。

1）橘皮汤（《备急千金要方》）：橘皮、麻黄、柴胡、紫苏、杏仁、生姜、石膏。用于寒包热之哮喘。

2）厚朴汤（《备急千金要方》）：厚朴、麻黄、桂心、黄芩、石膏、大戟、橘皮、枳实、甘草、秦艽、杏仁、茯苓、细辛、半夏、生姜、大枣，水煎服。用于哮喘实证，寒热并见，胸满喘促。

3）紫菀汤（《圣济总录》）：紫菀、甘草、葶苈子、槟榔、茯苓等。用于痰气交阻之哮喘。

4）紫菀饮（《圣济总录》）：紫菀、川贝母、五味子、木通、大黄、杏仁、白前、竹茹。用于肺热哮喘。

5）控涎丹（《三因极一病证方论》）：甘遂、大戟、白芥子。用于顽痰致哮。

6）泻肺丸（《圣济总录》）：马兜铃、茯苓、桑白皮、杏仁、款冬花、甘草、葶苈子、防己、陈皮、皂荚。用于痰壅气滞，哮喘咳嗽。

7）四神汤（《圣济总录》）：麻黄、五味子、杏仁（去皮尖）、炙甘草，嚼咀，如麻豆，水煎 15 g，空腹温服。用治肺气喘嗽。

8）清金丹（《类证治裁》）：莱菔子、牙皂、姜汁。

9）五虎二陈汤（《古今医鉴》）：麻黄、杏仁、石膏、陈皮、半夏、茯苓、甘草、人参、木香、沉香、细茶、生姜，水煎服。用于哮吼喘急、痰盛。

10）新增加味散邪定喘汤（《诸证提纲》）：陈皮、茯苓、半夏、贝母、瓜蒌、天南星、枳壳、黄芩、白术、桔梗、葶苈子、杏仁、麦门冬、羚羊角（可不用）、甘草、款冬花、苏子、桑白皮、生姜。用于气喘痰热。

11）沉香降气散（《顾氏医镜》）：沉香、砂仁、苏子、橘红、郁金、蜜炙枇杷叶、茯苓、麦门冬，肺壅喘甚者加葶苈子，夹热者加茅根。用于肺郁致喘。

12）皂荚丸（《沈氏尊生书》）：皂荚（去皮子弦）、明矾、杏仁、白丑头末、紫菀、甘草、桑皮、石菖蒲、半夏、胆星、百部。用于久哮。

13）小萝皂丸（《诸证提纲》）：萝卜子（蒸）、皂角（烧灰）、南星（白矾水浸，晒）、瓜蒌仁、海蛤粉，上为极细末，姜汁和蜜捣匀为丸，嚼化。用于痰喘。

（2）针灸

1）实证，宜针。常用穴位有大椎、身柱、风门、肺俞、丰隆、膻中、曲池、合谷、外关、商阳、鱼际等。

2）虚证，宜灸。常用穴位有肺俞、璇玑、膻中、天突、气海、关元、膏肓、神阙、三阴交、肾俞、复溜、命门等。

3）穴位埋线选取定喘、大椎、肺俞、厥阴俞、中府、尺泽等穴，埋植羊肠线，20～30日1次，连续数次。

4）贴敷法

①三健膏：天雄、川乌、川附子、桂心、官桂、桂枝、细辛、川椒目、干姜各等份，麻油熬，加黄丹收膏，摊贴肺俞穴，三日一换。

②白芥子涂法：白芥子（研末）、延胡索各30g，甘遂、细辛各15g，入麝香1.5g，研末杵匀，姜汁调涂肺俞、膏肓、百劳等穴，10日一换，最好在夏月三伏天涂治。

此外，割治、拔罐、梅花针、药物小剂量穴位注射等疗法，均可酌情采用。

七、转归及预后

哮病虽有冷哮、热哮之分，但冷哮日久或治疗中长期过用温燥，在里之寒痰、湿痰亦有化燥化火的可能，而为寒热夹杂或外寒里热之证；热哮日久，如屡用凉下，损伤中阳，也可能转化为冷哮。无论冷哮、热哮，由于病邪久留不去，哮喘屡愈屡发，都会使人体正气日耗，由实证渐次向虚证方向转化，而为正虚邪恋或正虚邪实之证。

哮病是一种顽固难愈的疾病，病程颇长，反复发作，根深蒂固，难以速除。如能控制其发作，平时注意将护，调养正气，并坚持服用以扶正固本为主的方药，部分患者可望获得根治，即使未得根治，亦可望减少或减轻发作。

哮病如长期不愈，反复发作，见周身悉肿、饮食减少、胸凸背驼；发作时冷汗如油、面色苍白或青紫、四肢厥冷、下利清谷、脉来短数或按之如游丝者，预后不良。

八、预防与护理

哮喘每因气候突然变化、特别是寒冷空气的刺激而诱发，故患者应注意避免感冒，并可以根据具体情况，做适当的体育锻炼，如打太极拳、跑步等，以逐步增强体质。青壮年患者，可逐渐试作冷水浴，以适应寒冷刺激，减少发病。饮食宜清淡，忌肥甘厚味，如酒、鱼、虾、肥肉、浓茶等。勿过饮过饱。居住环境的空气宜新鲜，避免异味和烟尘刺激。有吸烟嗜好者，应坚决戒烟。

哮喘发作时应及时治疗；平时可长期服用切合具体情况的扶正固本中药，以增强机体抗病能力，减少发作，但严忌杂药乱投、损伤正气。

九、现代研究

（一）病因病机

近年来，许多学者认识到风、痰、瘀等为哮喘的重要病理因素，同时某些脏腑功能失调与哮喘的发生也有一定的关系。晁氏等针对哮病发病迅速、时发时止、反复发作、发时痰鸣气喘的特征，认为此与风邪善行数变的性质相符，以"风哮"命名，提出"风盛痰阻，气道挛急"是本病急性发作主要病机的观点。柯氏认为，无论发作期和缓解期，肾虚（尤其是肾阳虚）始终是哮病最根本的病理机制。吴氏认为，"痰、瘀"是哮喘发病的主要病理因素，而（肾）阳虚是哮喘反复发作的根本原因。周氏认为哮喘反复发作，因痰气交阻，肺气郁滞，久则肺络不通，瘀血停积，阻滞气道，妨碍气机升降，而致气逆喘息加重，此即"先由气病，后累血病""久病入络"。又提出痰气瘀阻、肺失宣降为哮喘的基本病机。武氏认为，哮喘发作是正邪交争、脏腑功能失调的结果，病性总属本虚标实，强调风、痰、气、瘀、虚为哮喘发作的基本病机特点。

（二）辨证分型

随着近代医家对哮病病因病机研究的不断深入，对哮病的辨证分型也出现了许多新的观点。曾氏将哮喘分寒邪伏肺型、热痰阻肺型、气郁痰阻型、痰瘀气壅型、肺肾两虚型。姜氏将哮病分为寒邪凝滞、热邪壅肺、贼风袭肺、肝乘肺金、痰毒互结、脾肺气虚、肺肾两虚7种证型。杨氏将哮喘分为寒痰型、热痰型、痰浊型、脾肾阳虚型。李氏根据哮病的发生发展规律，分为早、中、后期，同时以脏腑辨证为纲，把哮病归纳为鼻哮、肺哮、肝哮、脾哮、肾哮5个证型。窦氏等将哮病发作期分为寒痰伏肺、痰热蕴肺、风痰阻肺、痰浊壅肺4个证型；缓解期分为肺卫虚弱、脾失健运、肾气不足、肺络瘀阻4个证型。武氏则将哮病分为风哮、痰哮、气郁哮、血瘀哮、虚哮5个证型。

（三）辨证论治

1.发作期 发作时治标，以攻邪为主。针对寒热，治分温清。近代学者多将发作期分为寒哮和热哮分别治之。邱氏等将支气管哮喘的患者136例，随机分为喘平胶囊（麻黄、杏仁、地龙、黄芩、椒目、党参等）治疗组106例，桂龙咳喘宁胶囊对照组30例，连续观察2星期，结果临床控制率分别为45.28%和36.67%，总有效率分别为92.45%和86.67%。余氏等以平喘定哮方（射干、炙麻黄、紫菀、款冬花、竹沥、半夏、柴胡、前胡、枳壳、桔梗、生甘草、丹参、郁金）为基础方治疗哮喘232例，临床控制27例，显效88例，有效99例，总有效率为92.25%；1星期内见效211例，占90.25%。陈氏等将支气管哮喘中医证属热哮者90例随机分为治疗组50例、对照组40例，前者用止咳定喘片、后者用蠲哮片治疗。结果治疗组总有效率为80%，对FEV1和PEFR均有升高作用，对IgE有降低作用，对喘息、哮鸣音、咳嗽、咯痰等有显著改善作用，与对照组相比差异有显著性（$P<0.05$）。王氏等将支气管哮喘急性发作期60例轻、中度患者，随机分为调肝理肺汤（香附、桑白皮、全瓜蒌、黄芩、清半夏、丹参、钩藤、白芍、桔梗、地龙、防风、炙麻黄）治疗组30例，对照组30例，予氨茶碱片；治疗2星期后，总有效率分别为90%和86.67%，控显率分别为63.33%和66.67%。倪氏等将支气管哮喘发作期的患者随机分为治疗组（23例）和对照组（20例），分别给予常规药合复方丹参注射液和常规药物治疗，疗程均14日。结果：治疗组总有效率为95.7%，与对照组比较有显著差异（$P<0.05$）。 提示加用活血化瘀药物复方丹参注射液治疗支气管哮喘发作期有较好的疗效。干氏将65例支气管哮喘患者随机分为2组，治疗组34例，采用自拟补虚止哮汤（黄芪、半夏、白果、皂荚、淫羊藿、补骨脂、五味子、射干、杏仁、白术、茯苓、炙麻黄、桃仁、甘草）内服治疗；对照组31例，采用泼尼松、酮替芬等治疗。均4星期为一个疗程，结果：治疗组总有效率为97.06%，对

照组总有效率为 80.65%，两组差异有显著性（$P<0.05$）。

2.缓解期　缓解期治本为主，或扶正祛邪并用。邓氏等将 221 例支气管哮喘非急性发作期患者随机分成 2 组，治疗组 116 例，口服温阳平喘胶继（川附片、小白附子、麻黄、黄芩等）治疗，对照组 105 例，口服桂龙咳喘宁胶骏，30 日为一个疗程。结果：治疗组总有效率为 93.1%，与对照组比较有显著性差异（$P<0.05$）；且能明显降低血清 IgE、外周血嗜酸粒细胞的水平，改善 FEV 的指标。李氏等选择 55 例非急性发作期哮喘患者，随机分 2 组，治疗组 29 例，口服宣肺定喘胶抛；对照组 26 例，口服桂龙咳喘宁胶囊；治疗 4 星期后 2 组症状、体征均有明显改善（$P<0.01$），治疗组改善喘息、哮鸣音更明显（$P<0.05$）。两组肺功能均有明显提高（$P<0.01$），治疗组疗效高于对照组（$P<0.01$）。郑氏等将 80 例支气管哮喘缓解期患者随机分为 2 组，每组 40 例，分别治以喘舒颗粒（党参、补骨脂、白芥子、细辛等）和氨茶碱片口服，连用 8 星期，治疗组总有效率为 87.5%，对照组总有效率为 65%。胡氏自拟喘舒汤治疗缓解期难治性支气管哮喘，治疗组 60 例，对照组 60 例，2 组均常规给予解痉平喘、抗感染和祛痰等治疗。治疗组在此基础上予自拟喘舒汤（蛤蚧粉、紫河车粉、熟地、红参、核桃仁、山药、桃仁），每日 1 剂，1 月为一个疗程，结果治疗组总有效率为 90%，对照组总有效率为 55%，两组比较有显著性差异。

（四）外治疗法

外治法是中医传统治疗方法。包括穴位敷贴、针灸、穴位埋藏法等，在临床治疗哮喘有广泛的应用和广阔的前景。陶氏等根据中医阴病取阳理论，自制贴敷药饼（白芥子、细辛、生甘遂、莪术、延胡索、硫黄、麝香、姜汁、冰片）贴敷于大椎、定喘（双）、肺俞（双）、膏肓（双）、心俞（双）穴，夏日三伏为治疗时机，对 70 例哮喘患者连续 3 年治疗，总有效率为 91.4%。陈氏等采用白芥子散（白芥子、细辛、甘遂、延胡索）穴位敷贴治疗支气管哮喘 130 例，分别敷贴在百劳、肺俞、膏肓穴上；并设对照组 35 例，采用西药抗生素配合口服氨茶碱常规治疗，均以 6 日为一个疗程。治疗组总有效率为 88%，对照组总有效率为 53%。李氏等比较化脓灸与针刺治疗的疗效，将支气管哮喘患者随机分成 2 组，灸治组 30 例，用麻黄、桂枝、麝香等药物研粉与陈年艾绒拌匀装瓶，施灸于肺俞、大抒、定喘等穴位，灸后贴自制化脓灸药膏，30 日为一个疗程。针刺组 30 例，取穴、疗程与灸治组相同。灸治组总有效率为 100%，针刺组总有效率为 66.7%。陆氏以定喘方（制附子、党参、白术、茯苓、制半夏、款冬花、白芥子、细辛、甘草）浸泡羊肠线，埋于肺俞、定喘、肾俞等穴中，共治疗哮喘 68 例，总有效率为 93%，对虚喘型患者疗效优于实喘型。

十、小结

哮病以呼吸喘促、喉间哮鸣有声为特征。多系痰浊内伏、遇新邪引动而触发。往往反复发作，短期很难治愈。

哮病在发作期以治标为急，缓解期以治本为主。冷哮治以宣肺散寒、豁痰平喘；热哮治以宣肺清热、涤痰利气。治本当区别肺脾气虚和肺肾两虚，分别予以补益脾肺和肺肾双补。至于哮病屡发，正气亏虚，出现阳气暴脱，又当急予回阳固脱之剂。此外，治疗此病要注意寒热虚实之间的转化，明辨证候寒热、虚实之兼夹，方能切中病机。

第九节 喘证

一、定义

喘即气喘、喘息，以气息迫急为其主要临床表现，可见呼吸困难，甚至张口抬肩，鼻翼翕动，不能平卧，严重者每致喘脱。作为一个症状，喘可以出现在许多急、慢性疾病过程中，如咳嗽、肺胀、悬饮、哮证等。但喘不仅是肺系病的主要证候之一，也可因其他脏腑病变影响于肺所致，如水肿、鼓胀、虚劳等。当喘成为这些疾病某一阶段的主证时，即称作喘证。

二、历史沿革

《内经》一书最早记载了喘的名称、症状表现和病因病机。如《灵枢·五阅五使》说："肺病者，喘息鼻张。"《灵枢·本脏》也说："肺高则上气，肩息咳。"提示喘证以肺为主病之脏。《素问·脏气 法时论篇》说："肾病者，腹大胫肿，喘咳身重。"《灵枢·经脉》亦谓："肾足少阴之脉……是动则病饥不欲食……咳唾则有血，喝喝而喘。"认为喘证的病位除肺之外，还与肾有关。至其病因，则与"风热""水气""虚邪贼风"（泛指六淫之邪）、"岁火太过""岁水太过""气有余"等有关。

汉代张仲景除在《伤寒论》中记载了麻黄汤证之风寒束肺、小青龙汤证之外寒内饮、桂枝加厚朴杏子汤证之"下之微喘者，表未解"、麻杏石甘汤证之余热迫肺等致喘外，其在《金匮要略》的"肺痿肺痈""虚劳""胸痹""痰饮咳嗽上气""水气""黄疸""吐血"以及妇人篇等许多篇章里，也都有关于喘这一症状的论述。尤其可贵的是，还记载了有因医而喘的现象，告诫"误下、误汗"等均可致喘。他在喘证的辨证、立法和方药运用方面的经验，一直为后世所尊奉。

隋代巢元方所著《诸病源候论》一书，认为喘有虚、实之异。如"虚劳上气候"描述："虚劳之病，或阴阳俱伤，或血气偏损，今是阴不足，阳有余，故上气也。"即是论虚喘；又"上气鸣息候"表现："邪乘于肺……故气上喘逆……"即是论实喘。宋代《圣济总录》明确提出"下虚上实"的病机："盖肺为五脏之华盖，肾之脉入肺中，故下虚上实，则气道奔迫，肺叶高举，上焦不通，故喘急不得安卧。"唐代王焘《外台秘要》记载"肘后疗咳上气，喘息便欲绝，以人参末之，方寸匕，日五次"，是肺虚气脱之喘，为后世治肺虚气脱之独参汤的起源。

其后医家又充实了内伤致喘的证治。如宋代严用和《济生方》论及："将理失宜，六淫所伤，七情所感，或因坠堕惊恐，渡水跌仆，饱食过伤，动作用力，遂使脏气不和，营卫失其常度，不能随阴阳出入以成息，促迫于肺，不得宣通而为喘也……更有产后喘急，为病尤亟，因产所下过多，营血暴竭，卫气无所主，独聚于肺，故令喘急。"喘可由于多种原因诱发，故治喘必求其本。如宋代张锐《鸡峰普济方》指出："因他疾而发喘者，当只从本病治之，则喘证自己。"宋代杨士瀛《仁斋直指方》明确指出喘之由"肺虚肺寒……法当温补；肺实肺热……法当清利；水气者……与之逐水利小便；惊扰者……与之宽中下气；真阳虚惫以金石镇坠、助阳接真而愈者……至若伤寒发喘，表汗里下，脚气喘满，疏导收功，此则但疗本病，其喘自安"。唯此期著作，仍都把哮病与喘证混论，统称为喘；

虽然南宋王执中《针灸资生经》中已经有了哮与喘的病名，宋代许叔微《普济本事方》另有"齁喘"（即哮病）之说，但由于哮必兼喘，所以一直未能做出明确的分证论述。

金元时期的医家著书立说多各明一义，因此互有发明，亦互有短长。如刘完素论喘因于火热；但张子和则认为亦有"寒乘肺者，或因形寒饮冷，冬月坐湿地，或冒冷风寒，秋冬水中感之，嗽急而喘"。这些论述，对于后世影响很大。元代朱丹溪《丹溪心法·喘》说："六淫七情之所感伤，饱食动作，脏气不和，呼吸之息，不得宣畅而为喘急，亦有脾肾俱虚，体弱之人，皆能发喘。"明代秦景明《脉因证治》则谓喘有虚实，"实喘气实肺盛"，与痰、火、水气有关；"虚喘由肾虚"，亦有肺虚者；实喘宜泻肺为主，虚喘宜补肾为主。

至明代，诸医家对喘证的症状特点、喘与哮和短气的鉴别、喘证的分类与治疗、喘证的预后等各个方面的描述，都更加深入细致。如明代王肯堂《证治准绳·杂病·喘》描述喘证的临床特点云："喘者，促促气急，喝喝息数，张口抬肩，摇身撷肚。"《症因脉治》中对喘证进行证候分类，分作外感3条（风寒、暑湿、燥火），内伤6条（内火、痰饮、食积、气虚、阴虚、伤损），产后2条；陈文治的《诸症提纲》则分作10类（肺虚挟寒、水气乘肺、惊忧气郁、肺胀、阴虚、气虚、痰、食积、胃虚、火炎上）。张景岳则主张以虚喘、实喘分之以栀其要："实喘者有邪，邪气实也；虚喘者无邪，元气虚也；实喘者，气长而有余；虚喘者，气短而不续。实喘者，胸胀气粗，声高息涌，膨膨然若不能容，惟呼出而快也；虚喘者，慌张气怯，声低息短，惶惶然若气欲断……劳动则甚。"这些对临床辨证是很有指导意义的。

清代叶天士《临证指南医案》在前人基础上进一步把哮喘的证治纲领栀要总结为"在肺为实，在肾为虚"。张聿青、蒋宝素、方仁渊对此又有补充。方氏说："实喘治肺，须兼治胃；虚喘治肾，宜兼治肺。"张、蒋二氏则对治痰加以强调，指出"喘因痰作""欲降肺气，莫如治痰"，也均颇有见地。

综上所述，从《内经》以后，历汉唐宋元而至明清，历代医家在《内经》有关喘证论述的基础上，通过实践，又不断有所丰富和发展，并且积累了许多治疗经验。近年来，在对肺、脾、肾等脏腑实质的研究方面以及老年性慢性气管炎、肺气肿、肺心病的防治方面，做了大量工作，有一定成绩，促进了喘证论治的发展。

三、范围

西医学中的急、慢性支气管炎及肺炎、肺气肿、慢性肺源性心脏病、心力衰竭等疾病过程中所出现的呼吸困难，均可参照喘证辨证论治。

四、病因病机

六淫外感、七情所伤、水饮潴留、痰热内蕴以及饮食劳倦都可以引起喘证，而喘证发生的根本原因又在于人体肺、脾、肾等脏的功能失调，或者由于上述致病因素作用这些脏器所引起，或者因为这些脏器本身虚损而发病。兹分述如下。

1.六淫外感　六淫之邪或侵犯人的肌表肺卫，或从口鼻而入。皮毛为肺之合，肺开窍于鼻，外邪袭入，表卫闭塞，肺气失于宣发，气壅于肺，肃降不行，因而奔迫为喘。六淫之邪侵犯人体时常相合致病，主要为风寒与燥热两端，如《简易方》说："形寒饮冷则伤肺……重则为喘，轻则为嗽。"素体阳虚者皮毛不固、脾运不健，既易受外寒，又易内蓄水饮寒痰，外内相引而病作，临床所见甚多；素有痰热内蕴，或感受风热、燥热之邪，或风寒入里化热，而致肺胃热盛，火灼肺金，炼液为痰，阻塞气道，清肃失司，亦在所常见。

2.水饮、痰热内蓄 痰和水饮都是人体病理产物之一，而且两者之间往往互为因果，即所谓"即煎炼之饮，饮即稀薄之痰"。饮邪迫肺，可使肺气上逆而为喘，如《素问•平人气象论篇》"颈取喘疾咳，曰水"，《伤寒论》小青龙汤证"伤寒表不解，心下有水气"，皆指水饮为患作喘。水饮久蓄体内，受阳气煎熬，或阴虚火旺，或肺有蓄热，或饮食厚味积热，皆能蒸炼津液为痰，而形成痰火，胶结于肺，阻闭肺络，使肺气的宣降失常。正如清代何梦瑶《医碥》所记："食味酸咸太过，渗透气管， 痰入结聚，一遇风寒，气郁痰壅即发。"

3.七情所伤 因七情关乎内脏，故气喘的发生，与精神因素亦有关系。而七情之病，多从肝） 七情太过，气迫于肺，不得宣通而为喘，《病机汇论》就指出："若暴怒所加，上焦郁闭，则呼吸奔迫而为喘。"此外，七情太过也是痰饮产生的原因之一。如郁怒伤肝，肝气横逆既能乘脾土，影响脾《 化功能；肝郁化火，或肝阴虚而肝火亢盛，又可炼液为痰，甚至反侮肺金，暗耗肾水，如南宋张从《儒门事亲》所说："愤郁不得伸，则肝气乘脾，脾气不化，故为留饮。"

4.饮食不节 《素问•痹论篇》指出："饮食自倍，肠胃乃伤。"唐代孙思邈《备急千金要方》反复道及"临盆大饱，贪味多餐"之害。饮食不节，特别是多食膏粱厚味，积而不化，影响脾胃功能变生痰浊，闭阻肺络；且因积食化热，熏蒸清道，影响人体气机的正常升降，而成为喘证的内在病因。

5.肺肾亏虚 肺主气，司呼吸，肺气不足则呼吸失司。平素劳倦汗出，或久咳不已，或痰热久或水饮内停，或频感外邪，或久病不愈等，皆能引起肺气、肺阴不足，令气失所主，而为短气、喘促。如《素问•玉机真脏论篇》说："秋脉……不及则令人喘，呼吸少气而咳。"《证治准绳》亦谓"肺虚则少气而喘"。肾居下焦，为气之根，主纳气。如房劳伤肾，或久病及肾，肾虚摄纳无权，则呼多吸少，动则喘急。如明代赵献可《医贯•喘》说："真元耗损，喘出于肾气之上奔……及气不归元也又肾主水，主命门火，火衰不能暖土，水失其制，上泛而为痰饮"此外，心阳式微，不能下归于肾而致心肾阳虚，则水失其制，皆可随肺气上逆，凌心射肺，而致喘促、心悸。

明代李梴《医学入门》则认识到本病与瘀血有一定关系，指出"肺胀满，即痰与瘀血碍气，所以动作喘息"。

综上所述，喘证的发病虽在肺、肾，但与五脏相关。肺为气之主，司呼吸，外合皮毛，内为五脏华盖，若外邪侵袭，或他脏病气上犯，可使肺气失于宣肃而致喘促；肾为气之根，主纳气，肾元不固，摄纳无权，则气不归元而为喘。此外，心阳虚衰，不能下归于肾可致阳虚水泛、凌心射肺之喘；脾虚痰阻、上干于肺，或肝失疏泄、逆乘于肺等均可致喘。

喘证的病机可分为虚实两类。实喘在肺，以肺气宣肃失常为病机要点，因外邪（风寒燥热）、痰浊、水饮或肝郁气逆、壅塞肺气而宣降不利；虚喘在肾，或在肺肾两脏，以肺气失肃、肾失摄纳为其病机要点；因精气不足，或气阴亏耗，而致肺肾出纳失常。病情错杂者，可下虚上实并见，即叶天士所谓"在肺为实，在肾为虚"。

五、诊断与鉴别诊断

（一）诊断

1.发病特点　喘证可见于所有人群，在呼吸、心血管等多个系统的常见疾病中均可出现。呼统疾病发生喘证常因感染诱发，大多表现为实喘，而虚喘则主要见于阻塞性肺气肿；循环系统疾病喘证则多发生于慢性心衰患者，急性加重（肺水肿）时可表现为喘脱，出现亡阳、亡阴的危候。

2.临床表现　发病主要表现为呼吸困难的临床症状。实喘病势急骤，声粗息高，甚则张口抬肩；虚喘病势徐缓，慌张急促，呼多吸少，动则加剧。喘脱则不仅喘逆剧甚，端坐不能平卧，还见烦躁不安、面青唇紫、汗出如珠、肢冷、脉浮大无根，或模糊不清，为肺气欲绝、心肾阳衰危象。

（二）鉴别诊断

1.哮病　喘证应与哮病相鉴别。喘证是一个临床症状，可见于多种急、慢性疾病过程中；哮一个独立的疾病，哮必兼喘，故称哮喘，以反复发作、喉间哮鸣有声的特点区别于喘证。

2.短气　喘证还应与短气相鉴别。短气即呼吸微弱而浅促，状若不能接续，似喘而无声，亦不抬肩，但卧为快。但喘证有时为短气之渐，故既有区别又有联系。

六、辨证论治

（一）辨证

1.辨证要点

（1）辨虚实：可从病史、临床表现（症状、体征）、舌象、脉象等方面来辨别。病史方面应注意了解患者的年龄、性别、既往健康状况及有关病史。青壮年发生喘证多为实证，中、老年则多见虚证；既往体健，多属于实；平素多病，喘证遇劳、遇寒即发，多属于虚。妇女产后失血，突发气喘，多属虚证，甚至是元气败绝的危候。从发病诱因而论，一般受寒或饮食不当而喘者，多属于实；精神紧张，或因疲劳而喘者，多属于虚。临床表现方面，喘而呼吸深长，面赤身热，舌质红，舌苔厚腻或黄燥，无浮肿，脉象浮大滑数者为实证；呼吸微弱浅表，呼多吸少，慌张气怯，面色苍白或青灰，额有冷汗，舌质淡，舌上无苔或有苔而白滑或黑润，明显消瘦或浮肿，脉象微弱或浮大中空者为虚证。如气喘痰鸣，张口抬肩，不得卧，四肢厥冷，面色苍白，汗出如珠如油，六脉似有似无，为元气欲脱的危候。

（2）辨寒热：属寒者咯痰清稀如水或痰白有沫，面色青灰，口不渴或渴喜热饮，舌质淡、苔白滑，脉象浮紧或弦迟；属热者咳痰色黄、稠黏或色白而黏，咯吐不利，面赤，口渴引饮或腹胀便秘，舌质红、苔黄腻或黄燥，脉象滑数。

2.证候

（1）实喘

1）风寒束肺

症状：咳嗽、气喘，胸闷，痰色白而清稀，口不渴；初起多兼恶寒、发热、无汗、头痛、身痛、喉痒、鼻痒等症。舌质不红，舌苔薄白，脉象浮紧。

病机分析：风寒表证以恶寒、发热、无汗、苔白脉浮为特点。肺合皮毛、主气、司呼吸，风寒袭表，肺气不宣，故咳嗽气喘。寒主收引，故初起兼见恶寒、发热、无汗、头痛等表证；鼻痒、喉痒，是风邪干于清道的表现。舌、脉亦均系风寒外束之象。

2）外寒内饮

症状：喘息、咳嗽、痰多稀薄，恶寒、发热无汗，形寒肢冷，背冷，面色青晦，口不渴或渴喜热饮。舌苔白滑，脉弦紧。

病机分析：饮邪内伏故背冷、痰多而清稀，并见有腹中辘辘有声、小便不利等。为脾肾之阳不足，不能制水，化为痰饮内停。感受风寒，外寒引动内饮，阻塞气道，肺气不得宣降，遂发气喘。饮邪内停，津液受阻，不能上承则无口渴，而渴喜热饮是风寒外束所致。

3）痰湿蕴肺

症状：气喘，咳嗽，痰多而黏，咯吐不利，胸中满闷，恶心。舌苔白腻，脉滑。

病机分析：湿痰上壅于肺，肺气不得宣畅，故为喘、嗽、胸闷、恶心诸症。湿痰留恋体内，既影响脾的健运，又成为喘证的内在病因，一受风寒或因疲劳汗出、饮食不当则喘息加剧。

4）风热犯肺

症状：发热、恶风、有汗，口渴欲饮，咳喘气粗，甚则鼻张肩息，痰黄而黏稠。舌尖红，苔薄黄或薄白而干，脉浮数。

病机分析：风热之邪外袭，肺气郁闭，发为咳喘。邪热迫肺，灼津为痰，故痰黄而黏稠；热灼津伤，故口渴欲饮。舌尖红、苔薄黄或薄白而干、脉浮数，均为风热犯肺之象。

5）燥热伤肺

症状：发热、恶风，咳喘气急，痰少而咯吐不易，胸膺疼痛，痰中带血，口干，鼻干，大便干结。舌尖红，苔薄黄而干，脉浮数。

病机分析：此证多系感受秋令燥热之邪所致，燥热伤肺，清肃失司，咳喘作矣。燥热耗伤肺阴，故痰少而咯吐不易；灼伤肺络，则痰中带血。所见口鼻干燥等症状，均为燥热之征。

6）痰热壅肺

症状：喘急面红，胸闷炽热，口干，痰黄而稠，或虽白而黏，咯吐不利。舌红，苔黄腻而干，脉滑数。

病机分析：风寒入里化热，或肺胃素有蕴热，或饮食厚味积热，或湿痰蕴久化热，皆可成为痰热，胶结于肺，壅塞气道，而为咳嗽、喘息。舌红、苔黄腻而干、脉滑数皆为痰热之象。

7）外寒里热

症状：恶寒发热，无汗或有汗不多，喘急烦闷，痰黄而稠、咳吐不利，口渴。舌尖红，舌苔薄白微黄，脉浮数。

病机分析：风寒之邪，在表未解，却已入里化热；或里有蕴热，复受风寒，则寒束于外，热郁于内，肺气既不得宣散，又不得清肃下行，因而喘急奔迫，证见恶寒发热、喘急烦闷。痰热内蕴而症见痰黄而稠、咳吐不利；口渴、舌红、舌苔白微黄、脉浮数皆里热外寒之象。

8）肺气郁闭

症状：每遇情志郁怒而诱发喘促，发时突然呼吸短促，但喉中痰声不著，气憋，胸闷胸痛，咽中如窒，或伴失眠、心悸。苔薄，脉弦。

病机分析：郁怒伤肝，肝气冲逆犯肺，肺气不降，则喘促气憋、咽中如窒。肝肺络气不和而胸闷胸痛。心肝气郁则失眠、心悸、脉弦。

（2）虚喘

1）脾肺两虚

症状：喘促短气，乏力，咳痰稀薄，自汗畏风，面色苍白，舌不红，脉细弱；或见面红，口干，咽喉不利，盗汗，舌红苔少或剥，脉细数。或兼食少、食后腹胀不舒、便溏或食后即便，或大便不尽感，消瘦，痰多。

病机分析：肺气不足，故短气而喘，言语无力，咳声低弱；肺气虚弱则卫外不固，故自汗畏风；肺阴不足则虚火上炎，故见面红、口干、盗汗、舌红苔少、脉细数等象；脾气虚弱，则食少、消瘦，脾虚生痰上干于肺则喘息痰多。

2）肾阳虚衰

症状：喘促日久，呼多吸少，稍一活动则其喘更甚，呼吸不能接续，汗出肢冷，面浮，胫肿，腰酸，夜尿频多，精神委顿，痰多清稀。舌淡，脉沉细无力或弦大而虚。

病机分析：病由房劳伤肾，或大病久病之后，精气内亏，肾为气之根，肾虚则气失摄纳，故喘促甚而气不接续、呼多吸少，动辄益甚；阳虚内寒，不能温煦、固摄，故汗出肢冷、夜尿频多、精神委顿。舌淡，脉沉细无力或弦大而虚，皆肾阳虚衰之候。如病情进一步发展，可致心肾之阳暴脱，而见喘促加剧、冷汗如珠如油、肢冷、脉微、烦躁不安、脉浮大无根、面唇青紫等危候。

3）肾阴不足

症状：喘促气短，动则喘甚，口干，心烦，手足心热，面赤，潮热，盗汗，尿黄。舌红，脉细数。

病机分析：肾阴不足，则耳鸣、腰酸；精气不能互生，气不归元，故喘促乏力；阴虚火旺，故五心烦热、面赤咽干、盗汗潮热。尿黄、舌质红、脉细数亦为阴虚内热之象。阴阳互根，故若阴虚日久，必损阳气，进而成为阴阳两虚之证。

（二）治疗

1.治疗原则

（1）平喘：实喘治肺为主，以祛邪为急；在表解之，在里清之；寒痰则温化宣肺，热痰则清化肃肺，湿痰则燥湿理气。虚喘治在肺肾，以扶正培本为主：或补肺、或健脾、或补肾；阳虚则温补之，阴虚则滋养之。至于虚实夹杂、上实下虚、寒热兼见者，又当分清虚实，权衡标本，根据具体情况辨证选方用药。

（2）积极防治原发病：由于喘证常继发于多种急、慢性疾病过程中，所以还应当积极治疗原发病，不能不问原因，见喘平喘。如因产后大失血引起的喘息，久病、重病突然出现呼吸迫促等，皆属正虚气脱的危候，亟应明辨。

2.治法方药

（1）实喘

1）风寒束肺

治法：辛温解表，宣肺平喘。

方药：麻黄汤加减。麻黄、桂枝辛温发汗，杏仁下气平喘，甘草调和诸药。外感风寒，体实无汗者服药后往往汗出喘平。

若表证不重，可去桂枝，即为宣肺平喘之三拗汤；喘甚加苏子、前胡降气平喘，痰多加半夏、橘红，或制天南星、白芥子燥湿化痰，胸闷加枳壳、桔梗、苏梗。

若发热恶风、汗出而喘、脉浮缓者，可用桂枝加厚朴杏子汤调营卫而兼下气平喘。高龄、气虚之体，恐麻、桂过汗伤气，可选用参苏饮。

2）外寒内饮

治法：温肺散寒，解表化饮。

方药：小青龙汤加减。方中麻黄、桂枝解表散寒；细辛、干姜辛散寒饮；五味子收敛肺气；半夏降逆化痰。如咳喘重者，加杏仁、射干、前胡、紫菀。

若痰鸣、咳喘不得息，可合葶苈大枣泻肺汤；兼烦躁面赤、呛咳内热者，小青龙汤加生石膏、芦根，煎取药汁，稍凉服。

内饮每因脾肾阳虚而生，故药后喘证缓解即当健脾益肾，以治其本，常用苓桂术甘汤、六君子汤、《金匮》肾气丸等，脾肾双补，温阳化饮。

素体阳虚而患外寒内饮者，不任发越，可用小青龙汤去麻黄、细辛，或以六君子汤加干姜、细辛、五味子。阳虚水泛、阴寒内盛，证见恶寒肢冷、面目虚浮、口唇青紫、脉细微、苔白滑者，宜选真武汤或四逆汤加人参、肉桂、茯苓、麻黄等。

3）痰湿壅肺

治法：祛痰降逆，宣肺平喘。

方药：三子养亲汤、二陈汤。三子养亲汤化痰、平喘；痰多湿盛，合二陈汤、平胃散、小萝皂丸；兼寒加温化之品，或用苏子降气汤，除寒温中，降逆定喘；兼热宜加清化之品，如黄芩、瓜蒌仁、胆南星、海蛤壳、桑白皮等。

4）风热犯肺

治法：祛风清热宣肺。

方药：桑菊饮加味。常加金银花、连翘、板蓝根、桑白皮、黄芩、鱼腥草、射干、瓜蒌等味。

若肺热较甚，口渴欲冷饮，舌燥唇红，面赤，加生石膏、知母清热泻火；有热结便秘者，加凉膈散泻火清金；若喘促较甚，改用麻杏石甘汤加味，宣肺清热平喘。

5）燥热伤肺

治法：清金润燥，宣肺平喘。

方药：桑杏汤、清燥救肺汤。桑杏汤用桑叶、杏仁宣肺润燥；豆豉发表散邪；沙参、梨皮润肺生金；栀子皮清热；象贝母化痰。辛甘凉润共济，喘促自平。若病情较重者，用清燥救肺汤，方用桑叶、石膏清金润肺；阿胶、胡麻仁、麦门冬养阴增液；杏仁、枇杷叶降气平喘；人参、甘草兼益肺气，若嫌其性温，可改用西洋参、沙参、玉竹之类。燥热化火而迫肺者，治宜泻火清金，常用泻白散、黛蛤散加竹沥、贝母、马兜铃、杏仁、石膏、寒水石等。若喘咳痰稠、大便不通、苔黄脉实者，可加莱菔子、葶苈子、大黄，或礞石滚痰丸等以清下痰热。

6）痰热壅肺

治法：清热化痰，宣肺平喘。

方药：麻杏石甘汤加味。麻黄与杏仁配伍可宣肺平喘，与石膏配伍能发散郁热；常加薏苡仁、冬瓜仁、苇茎、地龙等，清热化痰定喘。若里热重，可加黄芩、大青叶、板蓝根、七叶一枝花以清热解毒；若喘甚痰多，可加射干、桑白皮、葶苈子；便秘腹胀加草决明、瓜蒌仁、大黄或青礞石。

7）外寒里热

治法：解表清里，化痰平喘。

方药：定喘汤加减。方中麻黄、杏仁宣肺平喘；黄芩、桑白皮清热泻肺；苏子、半夏降气化痰；白果、款冬花敛肺气之耗散；甘草调和诸药。全方清中有散，散中有收，配伍精当可法。此外，大青龙汤、越婢加半夏汤亦可因证选用。

若因饮食积滞而喘者，当消导食滞、化痰平喘，常用保和丸加减。方中神曲、山楂消食健胃；半夏、茯苓、陈皮、莱菔子化痰降逆；连翘清积滞之热。若气喘、大便不通，或见腹胀拒按者，必下之，腑气得通，其喘始平，用大承气汤。若伴发热烦躁、腹泻不爽、肛门灼热者，用葛根芩连汤加桑白皮、瓜蒌、杏仁等清热平喘。

8）肺气郁闭

治法：行气开郁，降逆平喘。

方药：五磨饮子加减。本方用沉香、木香、槟榔、乌药、枳壳、白酒等开郁降气平喘。伴心悸、失眠者加百合、合欢花、酸枣仁、远志等宁心安神。并劝慰患者心情开朗，配合治疗。

若由气郁化火、上冲于肺而发哮喘者，治宜清肝达郁，方用丹栀逍遥散去白术加郁金、香附、川芎。方中当归、白芍养血活血；柴胡疏郁升阳；茯苓健脾渗湿；生姜温胃祛痰；薄荷疏肝泻肺；郁金合香附、川芎调理气血；栀子、丹皮以清郁火。肝复条达，气机舒畅，哮喘自已。

（2）虚喘

1）脾肺两虚

治法：健脾益气，补土生金。

方药：补中益气汤合生脉散，方中人参、黄芪、炙甘草补益肺气；五味子敛气平喘；升麻、柴胡升阳，麦门冬养阴，白术健脾，当归活血，陈皮理气，共奏脾肺并调、阴阳兼理之功。

若咯痰稀薄，形寒、口不渴，为肺虚有寒，可去麦门冬加干姜以温肺祛寒；肺阴虚者，生脉散加百合、南北沙参、玉竹或用百合固金汤；脾虚湿痰内聚之哮喘，用六君子汤加干姜、细辛、五味子，平时可常服六君子丸。

妇女产后、月经后期、慢性失血，或大病之后见喘促气短者，应以大补气血为主，不能见喘平喘。可选用生脉散、当归补血汤、归脾汤、十全大补汤等。

若肺肾气虚，喘促欲脱，急需峻补固脱，先用独参汤，继进大剂生脉散合六味地黄丸。

2）肾阳虚衰

治法：温肾纳气。

方药：金匮肾气丸。本方温肾纳气，缓者用丸，急重者用汤。根据前人"虚喘治肾宜兼治肺"之论，本方尚可加用人参，以补益肺气。若喘甚而烦躁不安、惊悸、肢冷、汗出如油、脉浮大无根或疾数模糊，为阴阳欲绝之危候，急用参附汤合龙骨、牡蛎、桂心、蛤蚧、紫石英、五味子、麦门冬等味配合黑锡丹以扶阳救脱、镇摄肾气。

若阳虚饮停、上凌心肺致喘，可用真武汤合苓桂术甘汤，并重用附子以温阳利水。兼痰多壅盛，上实下虚，可酌加苏子、前胡、海蛤壳、杏仁、橘红、车前子等以降气豁痰。

3）肾阴不足

治法：滋阴填精，纳气平喘。

方药：七味都气丸、河车大造丸。七味都气丸滋阴敛肺补肾，收涩精气，适用于肺肾阴虚而咳喘二证；如正气不支，气喘较甚，可配用人参胡桃汤、参蛤散或紫河车粉；兼肺阴虚者，合生脉散、百合固金汤。若虚损劳伤，咳喘痨热，选用河车大造丸滋阴降火、益肺补肾而平喘。

肾阴肾阳两虚者，用左归丸合右归丸，或用金匮肾气丸合河车大造九二方，平时常服。

3.其他治法

（1）单方验方

1）麻黄、五味子、甘草各30g，研细末，分作30包，每日2次，每次1包。用于寒喘实喘。

2）代赭石研末醋汤调服（《普济方》）：用于上逆之咳喘。张锡纯认为："生赭石压力最胜，能镇胃气、冲气上逆，开胸膈、坠痰涎、止呕吐、通燥结，用之得当，诚有捷效。"

3）艾灰香油鸡蛋【夏进才，梁俊兰.艾灰香油鸡蛋治寒喘，河南中医，1995，15（3）：184.】：艾叶10g，点燃成白灰，搓成细末，打入鸡蛋1枚，加入香汕10g，打匀后加热，炒成絮状离火，即可食用。睡前食用，服后忌饮水。用于小儿寒喘。

4）莱菔子（蒸），皂角（烧存性），姜汁和蜜丸如梧子大，每服50丸，每日2～3次。用于实喘、痰喘。

5）桑白皮、苦葶苈各等份，炒黄，捣为粗末，水煎9g，去渣，食后温服。用于痰喘、热喘（《圣济总录》）。

6）人参胡桃汤（《济生方》）：人参10g切成片，胡桃5个去壳取肉，生姜5片。加清水武火煮沸，改用文火煮约20分钟，去渣取汁。用于肾虚型喘证。

（2）针灸

1）"老十针"【黄石玺.脾胃十针的临床应用举隅.中国针灸，2002，22（4）：243-244.】：针刺上脘、中脘、下脘、气海、天枢、内关、足三里共7穴10针。

2）梅花针叩刺【余淑芬，曾颂美.梅花针治疗小儿咳喘症80例.中国针灸，1996（11）：54-55.】：急性期取大椎、风门、肺俞为主穴，缓解期取肺俞、脾俞、肾俞为主穴。治疗小儿咳喘。

3）天灸疗法【杨龙，杨瑞春.天灸疗法临床运用举隅，广西中医药，2000，23：5】：用白芥子10g、葶苈子10g、细辛6g、杏仁10g、肉桂皮10g、前胡10g等研细成末，用姜汁、陈醋调制成0.5厘米×0.5厘米大小颗粒，置于1.5厘米×1.5厘米胶布中间贴在穴位上留置2～3日。取穴：A组取大椎、定喘（双）、肺俞（双）；B组取脾俞（双）、肾俞（双）、足三里（双）。两组穴位交替应用，每星期治疗 1 次，4 次为一个疗程，第 1 疗程后改为 10 日治疗 1 次。

（3）穴位贴敷

1）温肺化痰膏【杜跃进．温肺化痰膏穴位敷贴防治咳喘症 150 例．中医外治杂志，1997（2）：8-9.】：白芥子、细辛、甘遂、细麻黄、麝香（比例为 10∶3∶3∶4∶0.1），烘干、研末、过筛、装瓶加盖存。使用前以生姜适量煎水取汁，调成膏状，取指甲大小涂于敷料，然后胶布固定在穴位上。于每年夏季的初、中、末 3 个伏天，选患者背部俞穴定喘（双）、肺俞（双）、心俞（双）及前胸天突穴各贴敷 1 次，每次 2～4 小时取下。

2）白芥子散（陈少卿，王在意，麦用军．白芥子散敷贴治疗支气管哮喘 130 例．陕西中医，2001（22），10：615.）：敷贴药物为白芥子、延胡索、细辛、甘遂各等份共研细粉。方法：用新鲜姜汁调制成药饼 6 只，分别敷贴在百劳、肺俞、膏肓穴上，并用胶布固定，0.5～2 小时后取下，每日 1 次，6 日为一个疗程，有温肺化痰、止咳平喘之功效。

4.食疗

（1）白果桑葚饮（《中医营养学》）：白果 10g，人参 3g，桑葚 20g，冰糖适量。白果炒熟，去壳，与人参、桑葚加水煎煮 20 分钟后调入冰糖适量，煮沸片刻即可。用于肾虚型喘证。

（2）杏仁烛雪梨（《饮食疗法》）：取杏仁 10g，雪梨 1 个放入盅内，隔水炖 1 小时，然后以冰糖调味，食雪梨饮汤。用于风热犯肺型喘证。

（3）贝母粥（《资生录》）：将贝母 10g 去心研末，备用；粳米 100g，洗净，加清水，煮至米熟时，投入贝母末，继续煮 10 分钟，待米烂粥稠供食用。用于痰热遏肺型喘证。

（4）杏仁饼（《丹溪赛要》）：将杏仁 10g 炒黄研为泥状，与青黛 10g 搅拌均匀，放入 10 个掰开的柿饼中，以湿黄泥巴包裹，煨干后取柿饼食用。用于痰热遏肺型喘证。

（5）柚子皮茶（《食物疗法精萃》）：柚子皮切成细条，晒干备用。每次取 20g，放入茶杯内，用开水冲泡，温浸 10 分钟即可代茶饮。用于气郁乘肺型喘证。

（6）山药甘蔗汁（《简单便方》）：将山药 250g 放入锅中，煮取汁液；甘蔗 250g 榨汁。用于肺脾气虚型喘证。

（7）参枣汤（《十药神书》）：人参 6g，大枣 10 枚洗净，加清水以武火煮沸后改用文火继续煎煮 15 分钟即可。用于肺脾气虚型喘证。

七、转归及预后

喘证有虚实寒热之异，一般初起多为实喘，其病位主要在肺，治疗以祛邪为主，邪去则喘自平，预后一般良好；部分患者上气身热，不得平卧，喘急鼻煽，张口抬肩，烦躁不安，病情为重，但仍尚易于治疗。如延误治疗，以至病邪羁留，久咳久喘，既伤肺气，又可影响脾肺功能，而至脾虚生痰，肾不纳气，由实转虚，治疗上就比较困难。如喘息陡作，特别是急、慢性疾病危重阶段出现呼吸迫促、气不接续、烦躁不安、头汗如珠如油、四末不温、面赤躁扰、便溏、脉象浮大无根者，为阴阳离绝之危象，预后不良。

若因寒入肺俞，津液不行而为痰，遂为宿根，一遇风寒、风热之邪外袭，新邪宿邪相引，痰气相击，哮鸣有声，即由喘证而发展为哮病，经常发作，以至终生受累。如久喘不愈，肺脾肾虚损，气道滞塞不利，出现胸中胀满、痰涎壅盛、上气咳喘、动后尤显，甚则面色晦暗、唇舌发绀、颜面四肢浮肿，则成肺胀，病程缠绵，经久难愈。

八、预防与护理

本病发作每有外感引发，故重在预防。未病要慎风寒，适寒温，节饮食，薄滋味，并积极参加体育活动增强体质；青年、中年人，可试行冷水浴，以增强机体对寒冷的适应能力。已病则应注意早期治疗，力求及早根治，避免受凉，冬季要特别注意背部和颈部的保暖；有吸烟嗜好者应坚决戒烟；房事应有节制。在护理方而，饮食宜清淡而富有营养，忌油腻、荤腥，保持大便通畅；室内空气要新鲜，避免烟尘刺激；痰多者要注意排痰，使呼吸通畅。

九、现代研究

（一）关于慢性支气管炎病因和发病机制认识

喘证主要见于慢性支气管炎患者，关于慢支的病因和发病机制研究近年来有一定进展，认为可能与以下因素有关。

1.吸烟 吸烟可导致支气管上皮纤毛变短、不规则，纤毛运动发生障碍；支气管杯状细胞增生，黏液分泌增加，气管净化能力减弱；支气管黏膜充血、水肿，黏液积聚，削弱吞噬细胞的吞噬、杀菌作用；平滑肌收缩，引起支气管痉挛，增加气道阻力。

2.空气污染 空气中刺激性烟雾和一些有害气体如氯、二氧化氮、二氧化硫等能直接刺激支气管黏膜，并产生细胞毒作用。二氧化硫能刺激腺体分泌，增加痰量;二氧化氮可诱导实验动物的小气管阻塞。空气中的烟尘和二氧化硫超过 $1000\mu m/m^3$ 时，慢性支气管炎的发病显著增多。

3.感染 呼吸道感染是慢性支气管炎发生、发展的重要因素。慢性支气管炎急性发作期呼吸道病毒感染的发生率为 7%～64%不等。呼吸道上皮因病毒感染造成损害，又容易继发细菌感染。

4.其他 喘息性慢支与过敏因素也有一定关系。慢支的发生还可能有机体内在因素的参与，如：①自主神经功能失调，副交感神经功能亢进，气管反应增高。②年老体弱，呼吸道防御功能下降，喉头反射减弱，慢支的发病增加。③维生素 A、维生素 C 等营养物质缺乏，影响支气管黏膜上皮的修复。④遗传可能也是慢支发病的因素之一。

（二）中医药防治喘证临床研究进展

1.喘息性支气管炎（射干麻黄汤） 选 154 例确诊为喘息性支气管炎患儿随机分为治疗组 84 例和;对照组 70 例，两组常规治疗相同，治疗组加用射干麻黄汤，观察两组咳嗽、哮喘变化及治愈时间。结果发现，治疗组显效 48 例，有效 32 例，无效 4 例，总有效率为 95.24%；对照组显效 21 例，有效 22 例，无效 27 例，总有效率为 61.43%；两组综合疗效有显著性差异（U=4.2692，P＜0.0001）。应用射干麻黄汤治疗小儿喘息性支气管炎，可较快改善临床症状，缩短病程，提高疗效。

2.毛细支气管炎（三拗汤加味） 毛细支气管炎 78 例，以三拗汤加味（炙麻黄 2g，杏仁 5g，葶苈子 4g，僵蚕 3g，薏苡仁 8g，甘草 2g）治疗，全部治愈，症状缓解时间平均为 4～6 日。

3.慢性支气管炎急性发作（小青龙汤加地龙） 慢性支气管炎急性发作期患者 100 例，

以小青龙汤加地龙（麻黄、法半夏、白芍各 10g，细辛、干姜各 3g，桂枝、炙甘草、五味子各 6g，地龙 15g）治疗，每日 1 剂，水煎服。显效 49 例，好转 41 例，无效 10 例，总有效率为 90%。另有小青龙汤加味（麻黄、桂枝、法半夏、干姜、赤芍药、白芍、炙甘草各 10g，细辛、五味子各 5g）治疗急、慢性支气管炎 140 例。急性支气管炎 60 例，临床控制 8 例，显效 17 例，有效 27 例，无效 8 例，总有效率为 86.7%；慢性支气管炎 80 例，临床控制 10 例，显效 14 例，有效 48 例，无效 8 例，总有效率 90.0%。

（三）喘证常用方剂的现代药理研究

1.射干麻黄汤 能够降低血清及支气管肺泡灌洗液（BALF）中 NO 的含量，能有效改善肺通气功能，且有减轻气管炎症、降低气管高反应性的作用，达到控制哮喘症状、减少哮喘发作的双重治疗目的。黄氏等观察了射干麻黄汤对卵蛋白喷雾吸入所致过敏性哮喘豚鼠肺超微结构的影响。在停止卵蛋白喷雾吸入后的第 8 日，Ⅱ型肺泡细胞增生。而用射干麻黄汤治疗 8 日后，过敏性哮喘豚鼠的肺部组织则没有Ⅱ型肺泡细胞增多，其分泌正常；毛细血管无充血，基底膜无增厚，胶原纤维无增多，肺泡腔见不到嗜酸性粒细胞。刘氏等用放免法对实验各组肺部组织的环磷酸腺苷（cAMP）、环磷酸鸟苷（cGMP）含量的变化进行比较研究发现：治疗后中药组和西药组的 cAMP、cAMP/cGMP 均较模型组提高，cGMP 降低。也有实验表明：射干麻黄汤可明显促进 IL-2 的产生，抑制肥大细胞脱颗粒和血清 IgE 的产生，从而增强机体的免疫功能，抑制和预防 I 型变态反应的发生。

2.苏子降气汤 苏子降气汤对小鼠及豚鼠均有镇咳作用，对组胺引起的豚鼠离体气管条收缩有明显的抑制作用。汪氏等观察苏子降气汤对哮喘大鼠气管高反应性（AHR）及肺组织形态学的影响，发现苏子降气汤能显著降低哮喘大鼠的气管反应性，并明显改善哮喘大鼠肺组织病理形态学。光学显微镜下观察，苏子降气汤组大鼠支气管纤维组织及肺泡间质灶性炎性细胞浸润减轻。

3.定喘汤 有人发现，定喘汤对豚鼠离体气管平滑肌皆有较泼尼松更好的松弛作用，与氨茶碱组比较差异无显著性（P＞0.05）；其镇咳作用与可待因组比较差异无显著性（P＞0.05）。有研究发现定喘汤具有化痰、平喘、抗炎作用，能上调 6-酮前列环素 1α（6-K-PGFlα），下调血栓素-2（TXB2）；能拮抗组胺所致的豚鼠离体气管平滑肌收缩（P＜0.01）；并能促进小鼠呼吸道苯酚红的分泌量（P＜0.01），从药理学角度证明定喘汤有较好的平喘、化痰作用。

4.小青龙汤 用放射性配基竞争结合法测定连续激发哮喘和小青龙汤治疗后各时点大鼠肺组织糖皮质激素受体（GCR）和 β 受体（βAR）含量，结果发现，小青龙汤治疗后，肺组织 GCR、βAR 与哮喘第 7 日组相比均显著增高，提示小青龙汤具有上调大鼠肺组织 GCR 及 βAR 水平的作用。

十、小结

喘证主要临床表现是呼吸迫促，可出现在多种急、慢性疾病病程中。

由于肺主气，肾主纳气，所以喘证多属肺、肾二脏的病变。喘证的病因有虚实、寒热之异，虚则以肺肾之虚为主，或脾虚生痰；实则水湿、痰饮、食滞；寒热则主要是指外感风寒、燥热之邪。在病邪作用下，失宣降之常，或精气内虚，不能纳气归元，是喘证的常见病机。

喘证的治疗，大法不外虚则补之，实者泄之，寒则热之，热则寒之。一般实喘其治在肺，解其外邪，则其喘自平；虚喘其治在肾，或益肾填精，或温肾壮阳，纳气归元，亦可逐渐向愈。唯喘可由多种疾病引起，故又应特别注意处理原发病，以求其本，如气随血脱之喘，当益气固脱；瘀血上冲之喘，当活血化瘀；气郁不舒、肝气横逆之喘，当疏肝理气；饮食积滞之喘，当消导攻下之类，不可一见气喘，便漫投平喘套方，延误病情。特别是大失血或疾病后期出现呼吸迫促、似断似续，兼见汗出如油、四肢厥冷者，是脱证危候，应积极抢救，否则立致危殆。

喘证之属实证者，一般易于见效；虚证之喘，则因精气亏损，难以速愈，故治之较难。应予以细致正确的辨证，守方治疗，巩固疗效。同时，患者还应积极配合治疗，注意摄生，以增强体质和祛除诱因。

第十节　痰饮

一、概述

痰饮是指水液在体内输布运化失常，停积于某些部位的一类病证。其中，饮留胃肠者为痰饮（狭义），饮留胁下者为悬饮，饮溢四肢肌肤者为溢饮，饮停胸肺者为支饮。西医学的慢性支气管炎、支气管哮喘、渗出性胸膜炎、慢性胃炎、胃下垂、胃扩张、胃肠功能紊乱、幽门梗阻、肾炎水肿等疾病的某一阶段具有相应临床表现者，可参照本证进行辨证论治。

二、临床表现

痰饮病多是久病宿根，反复发作，有脾肾阳虚，痰饮壅盛的本虚标实证。根据饮留部位的不同而出现相应的症状。饮停胸胁的悬饮以咳唾引胸胁疼痛为主症；饮留胸膈的支饮以咳逆倚息不得卧为主症；饮溢四肢的溢饮以肢体浮肿为主症；饮留肠胃的痰饮以胃肠中沥沥有声为主症。畏寒肢冷、胸背部恶寒，舌质胖嫩，舌苔白滑，脉弦滑等。

三、鉴别诊断

由于痰与饮干犯停滞部位不同，及体内阴阳二气偏盛偏衰，故临床表现相当复杂，可根据下列九条进行诊断。

痰病：①喘咳痰多，喉中痰鸣。②胸闷呕恶，眩晕心悸。③胸胁满闷，咽喉梗塞。④四肢麻木，关节漫肿、疼痛，或皮起包块。⑤眼周黑如烟灰色。⑥苔腻，脉滑。临床凡具备第一项或其他任何二项者，一般即可诊为痰病。饮病：①胸满水肿，肠鸣食减。②咳逆。③舌白，脉弦。临床凡具备第一项与其他二项之一者，一般即可诊为饮病。

四、辨证论治

本病治疗当以温化为原则，即《金匮要略》提出"病痰饮者，当以温药和之"。因痰饮总属阳虚阴盛，本虚标实之证，故健脾、温肾为其正治，发汗、利水、攻逐，乃属治标的权宜之法，待水饮渐去，仍当温补脾肾，扶正固本，以杜水饮生成之源。

1.痰饮

主症：形体消瘦，胸脘胀满，纳呆呕吐，胃中振水音或肠鸣辘辘，便溏或背部寒冷，头昏目眩，心悸气短。舌苔白润，脉弦滑。

治法：温阳化饮。

方药：苓桂术甘汤加减。

茯苓 20g，桂枝 15g，白术 12g，炙甘草 6g，法半夏 12g，生姜 10g。水煎服。

若小便不利者，加猪苓 15g，泽泻 12g。脘部冷痛、背寒者，加干姜 10g，吴茱萸 9g，肉桂 6g。饮郁化热者，可改用己椒苈黄丸（张仲景《金匮要略》）。

2.悬饮

主症：病侧胁间胀满刺痛，转侧及咳唾尤甚，气短息促。舌苔白，脉沉弦。

治法：宣利逐饮。

方药：柴枳半夏汤和葶苈大枣泻肺汤加减。

柴胡 12g，黄芩 10g，枳实 12g，法半夏 12g，瓜蒌仁 10g，桔梗 12g，赤芍 12g，葶苈子 15g，桑白皮 12g，白芥子 10g，茯苓 15g，泽泻 12g，大枣 5 枚。水煎服。

3.支饮

主症：咳逆喘满不得卧，痰吐白沫量多，颜面浮肿。舌苔白腻，脉弦紧。

治法：温肺化饮。

方药：苓甘五味姜辛汤加减。

茯苓 18g，干姜 10g，细辛 5g，法半夏 15g，紫菀 12g，款冬花 12g，五味子 6g，北杏仁 12g，炙甘草 6g。水煎服。

4.溢饮

主症：四肢沉重或关节重，甚则微肿，恶寒，无汗或有喘咳，痰多白沫，胸闷，干呕，口不渴。舌苔白，脉弦紧。

治法：发表化饮。

方药：小青龙汤加减。

麻黄 10g，桂枝 12g，北杏仁 12g，生姜 10g，茯苓 12g，细辛 5g，法半夏 12g，五味子 6g，白芍 12g，紫菀 12g，甘草 6g。水煎服。

五、预后预防

（一）预后

痰饮病是脏伤阳虚，三焦通调输布失司，水湿津液不从正化，停积浸渍而成。致病之后，又多伤阳损正，造成邪实正虚之候。推断痰饮病的预后，应着重正邪两个方面，尤其是久病，应从症、脉、神来判断。饮病虽久，若正虚而脉弱者，是证脉相符，可治。正虚而脉实者，是正衰邪盛，难治。饮为阴邪，其脉当沉，如见弦数实大之脉，此时饮邪尚盛，正气已竭，当属死候。痰病虽久，若正虚而脉亦弱，神气不败，是证脉相符，可治。若见黄稠成块，咯之难出或吐臭痰，绿色痰，或喉中痰鸣如曳锯，是痰气灼津，正气已虚，为难治。若痰喘声高，喉中辘辘有声，不能咯出，精神昏愦，面色晦暗，脉散汗出如油，通身冰冷者，为邪盛，脉气欲竭，神气愦散之症，当属死候。临证可做参考。

（二）预防调护

（1）凡有痰饮病史者，平时应注意保暖，避免感受风寒湿邪。

（2）饮食宜清淡，忌生冷、甘肥、油腻。

（3）加强体质锻炼，保持劳逸适度，以防诱发。

六、病案选录

阎某，男，63 岁，1973 年 1 月 13 日初诊。

病史：咳嗽吐痰五六年，近半月加重。患者每当遇冷受凉或冬季容易犯病。半月前感冒，此后咳嗽，吐痰缠绵不尽，日益加重，咳嗽以早晚较重，痰多，色白，犹如稀涎，三五分钟即吐一次，上午吐多半茶缸（800～1000ml），呼吸气短，喜热怕冷，纳呆脘闷，脉弦滑稍数，舌质暗，舌体胖，苔白腻。

曾服土霉素、四环素、麻黄碱、氨茶碱、棕色合剂等无效。

检查：慢性病容，面色晦暗，胸部叩响增强，肝浊音界第七肋间，两肺可闻散在干鸣，心音弱，心率速，律齐，腹部未见异常，胸透为肺气肿。

西医诊断：慢性支气管炎、肺气肿。

辨证施治：脾肺气虚，痰饮凌肺。治以温肺化饮。止咳平喘，佐以补益脾肺之法。

处方：麻黄 8g，桂枝 9g，党参 9g，细辛 8g，半夏 9g，干姜 9g，茯苓 9g，赤芍 12g，紫菀 9g，款冬花 9g，五味子 3g，甘草 6g。

二诊：服上方二剂，呼吸气短好转，咳嗽减轻，吐痰亦少，脉不数，舌苔微黄。

照上方改干姜 6g，杏仁 9g。

三诊：又服上方 6 剂，诸症显著好转，气不喘，咳嗽吐痰均明显减少，脘腹也较舒适，唯食欲尚差，舌质已恢复正常，舌体不胖，苔稍腻，脉滑。

原方去细辛、赤芍，改干姜 6g，加麦芽 24g。

四诊：一般情况良好，现已上班。脉平缓，苔薄白。予以调理脾胃，以矾固之。

党参 9g，茯苓 9g，白术 9g，桂枝 6g，山药 15g，陈皮 9g，半夏 9g，麦芽 15g，神曲 12g，甘草 6g。

第五章　风湿病证

第一节　风湿病中医治疗原则

风湿病的中医治疗原则，是根据四诊所收集的客观的临床表现，以中医的整体观念为指导，运用辨证论治的方法，在对风湿病综合分析和判断的基础上提出来的临证治疗法则。它包括了扶正祛邪、标本缓急、正治反治、三因制宜、宣散疏通、同病异治与异病同治、守方与变方、知常达变与既病防变、杂合以治等内容。

（一）扶正祛邪

"正"指正气，是人体对疾病的防御能力、抵抗能力、自然修复能力以及人体对内、外环境的适应能力。"邪"指邪气，是指各种致病因素，以及由这些致病因素导致脏腑功能失调而产生的病理产物，也即继发性的致病因素。疾病的过程，是正气和邪气矛盾双方斗争的过程。因此，在治疗原则上，其首要大法离不开"祛邪""扶正"。

扶正，就是运用补益正气的药物或其他方法以扶助正气、增强体质、提高机体的抗病能力，达到祛除病邪、恢复健康的目的。如对风湿病见有气虚、血虚、阴虚、阳虚、脾胃虚弱、肝肾不足等表现者，可相应地运用补气、补血、滋阴、助阳、补脾益胃、补益肝肾等法。扶正法适用于以正虚为主的病证。

祛邪，就是运用宣散攻逐邪气的药物或其他治疗方法（如针灸、推拿、药熨等），以祛除病邪，从而达到邪去正安的目的。祛邪法适用于以邪盛为主的病证。根据邪气性质不同及其所侵犯人体部位的不同，选用相应的方法。如风邪胜，以祛风为主；寒邪胜，以散寒为主；热邪胜，以清热为主；湿邪胜，以祛湿为主；痰浊者，以化浊涤痰为主；瘀血者，以活血化瘀为主等。

运用扶正祛邪的法则，必须根据邪正盛衰消长的情况，分清主次先后，分别采取以扶正为主兼顾祛邪，或以祛邪为主兼顾扶正，或祛邪扶正同用的方法。例如，热痹，实热内盛并伤及阴液证候，既出现关节红肿热痛、筋脉拘急、昼轻夜重的症状，又可出现烦渴、舌红少津、脉细数等症。对此，如单纯用清热养阴法，则嫌不足，故须以祛邪为主，兼顾正气，将清热解毒逐痹之药与养阴清热之品合用更为妥帖。又如，症见筋脉牵扯拘急、骨节疼痛，伴见形瘦乏力、烦躁盗汗、头晕耳鸣、面色红赤、腰膝酸软、关节红肿热痛或变形、关节不可屈伸等，此为肝肾不足或长期妄用温燥而损伤肝肾之阴，筋骨失于濡养，血虚生风之故，当治以滋肾养肝为主，而兼佐活血通络之品。再如，痹久者气血衰少，重感风寒湿之邪，原病势必加重，而为正虚邪实之证。这时，先扶正后祛邪，还是先祛邪后扶正，则需根据临床具体证候表现，灵活掌握。

另外，有些风湿病往往反复发作。一般而言，在发作期以祛邪为主，静止期以扶正为主。祛邪不可过缓，扶正不可峻补。

（二）标本缓急

所谓"本"是相对"标"而言。任何疾病的发生、发展过程都存在着主要矛盾和次要矛盾。"本"即是病变的主要矛盾和矛盾的主要方面，起着主导的决定的作用；"标"是病变的次要矛盾和矛盾的次要方面，处于次要的从属的地位。因此，标本是一个相对的概念，可用以说明多种矛盾间及矛盾双方间的主次关系。例如：从邪正关系来说，正气为本，邪气为标；从病因与症状来说，病因是本，症状是标；从病变部位来说，内脏病证是本，体表病证是标；从疾病发生的先后来说，旧病是本，新病是标，原发病是本，继发病是标等等。由于标本所指不同，因此在临床上，用分清标本的方法，来决定治疗方法针对病证的先后缓急，就有了"治病求本"和"急则治其标，缓则治其本"等治疗原则。

"治病求本"，就是指首先要了解导致疾病的根本所在而求之。病之"本"能除，"标"也就随之而解，如肢体关节红肿热痛，得凉则舒，屈伸不利，或见壮热烦渴，舌红苔黄，脉滑数者，证属热痹。病因病机是热毒之邪侵袭肢体关节，为其"本"，而关节红肿热痛的症状则为"标"，治疗只能用清热解毒、凉血通络以治其本，而其症状之"标"可随之自然缓解。又如，关节肌肉酸痛，在实证中可由风邪、寒邪、湿邪、热邪等阻滞经络所致；在虚证中可由气血阴阳不足等引起。治疗时，就必须找到其病因病机所在，对实证分别用祛风、散寒、逐湿及清热解毒等治法，对虚证分别用调补气血、滋肾养肝、温阳益气等治法。这种针对病因病机的治疗，就是"治病求本"。正如清•李用粹《证治汇补•痹证》云："治当辨其所感，注于何邪，分其表里，须从偏胜者为主，风宜疏散，寒宜温经，湿宜清燥，审虚实标本治之。"拔其本，诸证尽除矣。

"急则治标，缓则治本"，指在标象很急的情况下，如不先予以治标，可能会危及生命，或影响该病的预后，或加重病理的改变，或影响本病的治疗，就要首先治其标。一般情况下，风湿病势缓而不急者，皆从本论治。但如病之时日已久，气血已虚，正气不足，复感外邪而出现急性发作期症状，可根据"急则治标"的原则，先以祛风散寒等怯邪之法逐其表邪，待其发作期症状缓解后，再予补气养血等扶正法以治其本。可见，"急则治标"多为权宜之计，待危象消除，还应缓图其本，以祛除病根。

标本同治之法也是风湿病常用的一个治疗法则。例如，产后感受外邪而见肌肤肢体麻木，酸楚疼痛，或见经脉挛急不舒，面色苍白无华，唇色淡白，舌淡，脉细，这时治疗可用补血之药如熟地黄、当归、白芍等治其本，同时用舒筋活络之品如鸡血藤、稀莶草、片姜黄、海桐皮、威灵仙等以治其标，就是标本同治之法。这种标本同治，有助于提高疗效，缩短病程，故为临床所常用。

（三）正治反治

所谓"正治"，就是通过分析临床症状和体征，辨明其病变本质的寒热虚实，然后分别采用"寒者热之"等不同的方法来解决。因其属于逆证候而治的一种正常的治疗方法，所以"正治"也称为"逆治"。由于临床上大多数疾病的征象与疾病的性质相符，如寒病见寒象，热病见热象，虚病见虚象，实病见实象，所以正治法是临床上最常用的一种治疗方法。通过正治，用药物的温清补泻之偏，达到补偏救弊，阴阳调和的目的。如寒者温之，寒痹用散寒温阳法；热者清之，热痹用清热法；虚者补之，气血不足、肝肾亏虚者用补气养血、滋补肝肾法；留者去之，湿痹用祛湿通痹法，痰瘀阻滞者，用化痰祛瘀法等。

"反治"用于疾病的证候本质与临床表现不相一致的病证，属顺从疾病的假象而治的一种法则，也称为"从治"。究其实质，仍然是治病求本。一般来说，疾病的本质与现象是一致的，但如果病势严重，也可以出现本质与现象不相一致的情况；有些个别情况，虽然病势并非严重，但由于病机变化中，阴阳之气出现逆乱，如"寒包火"或"阳气闭郁"，也能出现病证不一致的现象。"反治"的具体临床应用有"寒因寒用""热因热用""通因通用""塞因塞用"等。举热痹为例，热痹其本质是热，但在阳热亢盛时，或因内热闭郁、阳气不得外达时，有时出现恶寒战栗、四肢逆冷的假寒现象。如果辨明了这是内真热、外假寒，而治以寒凉之药以清热宣痹，这就是"寒因寒用"。总之，临床上要知常达变，灵活运用正治法与反治法。

（四）三因制宜

疾病的发生、发展、转归与自然环境和人体的体质情况密切相关。因此，临床治疗必须根据不同季节、不同地区和不同体质的特点，具体分析，区别对待。

1.因时制宜　根据不同季节气候的特点来考虑治疗用药的原则称之为"因时制宜"。如春夏季节，气候由温渐热，阳气升发，人体腠理疏松开泄，易多汗出，这时虽患风寒湿痹，但在应用辛散温热之药时，药量不宜过大，以防阳气耗散或汗多伤阴；秋冬季节，气候由凉转寒，阴盛阳衰，人体腠理致密，阳气敛藏于内，这时可根据病情，适当加大温热、宣通之品用量，以增强祛风、散寒、利湿、通络的作用，慎用寒凉之药，即使治疗热痹，在大队清热、通络药味中，也应少佐些辛散宣通之品，以增强透发的作用。

2.因地制宜　根据不同地区的地理环境特点，来考虑治疗用药的原则，即是"因地制宜"。不同地区，由于地势高低、气候条件及生活习惯等的不同，人的生理活动和病变的特点也不尽相同，所以治疗用药也有所变化。如我国西北地区，地势高而气候寒冷，人体腠理往往开少而闭多；南方地区，地势低而气候温热潮湿，人体腠理开多而闭少。西北地区则罹患风寒痹者较多，治疗时慎用寒凉药；南方地区则罹患湿热痹者较多，治疗时慎用温热药。正如《素问•六元正纪大论》所云："用热远热，用凉远凉，用温远温，用寒远寒。"

3.因人制宜　根据患者的年龄、性别、体质、生活习惯等不同特点，来考虑治疗用药的原则，叫"因人制宜"。在同一季节、同一地理环境，虽感受同一种邪气，但其发病情况往往因人而异。

年龄不同、生理状况不同、气血盈亏不同，治疗用药应有所区别。如小儿生机旺盛，但气血未充，脏腑娇嫩，易寒易热，易虚易实，病情变化较快，因此，治疗中忌用峻剂，少用补剂，而且用药量宜轻，对马钱子、川乌、草乌、附子、蜈蚣等有毒峻烈类药物，尽量少用或不用；老年人气血亏虚，生理功能减退，故患病多虚或正虚邪实证，治疗宜顾其正气为本，虚证宜补，邪实须攻时宜慎重，而且祛邪药物剂量较青壮年宜轻，以免损伤正气。《温疫论•老少异治论》说："凡年高之人，最忌剥削。误投承气，以一当十；误投参术，十不抵一。盖老年荣卫枯涩，几微之元气易耗而难复也，不比少年气血生机甚捷，其气勃然，但得邪气一除，正气随复。所以老年慎泻，少年慎补，何况误用也。亦有年高禀厚年少赋啬者，又当从权，勿以常论。"总之，一般用药剂量，亦须根据年龄加以区别，药量太小则不足以祛病，药量太大则反伤正气，不得不注意。

男女性别不同，生理特点有异。妇女有经带胎产的情况，治疗用药应加以考虑。适逢月经期、妊娠期、产褥期，对于峻下、活血化瘀、辛热攻伐、滑利走窜之品，应当禁用或慎用。

由于每个人的先天禀赋和后天调养不同，个人素质不但有强弱，而且还有偏寒偏热的差异。一般来说，阳盛或阴虚之体，慎用温热之剂；阳虚或阴盛之体，慎用寒凉之剂，所以，体质不同的人患风湿病，治疗用药应有所区别。

另外，患者的职业、工作条件以及性情及精神状态等，对风湿病的发生、发展都有一定影响，诊治时亦应有所注意。

（五）宣散疏通

宣散疏通，即是宣散邪气，疏通经络，这是风湿病最常用的治疗法则。风湿病最基本的病机是"气血闭阻不通""不通则痛"。通过宣散，使邪气散除，营卫复常，经络通畅，风湿病方能逐渐痊愈。在治疗中，必须根据"不通"的具体的病因病机，选用不同的宣通治法。如行痹者宜辛散祛风、活络宣通；痛痹者宜辛温散寒温通；着痹者宜燥湿利湿通利；热痹者宜清热通络；气虚者宜益气通络；血虚者宜养血通络；阴虚者宜滋阴通络；阳虚者宜温阳通络；痰瘀相兼者宜燥湿化痰、活血化瘀通络。在运用宣散疏通法则时还必须结合病邪痹阻部位、深浅及病程的久暂等情况。如初病邪阻肌表经络，病位浅者，宜祛邪宣通为主；久病邪气侵入筋骨，病位深者，宜搜风通络；初病多实，慎用补药；久病多虚，慎用攻伐药。明·李梴《医学入门·痹证》说：痹者"初起，骤用参芪归地，则气血郁滞，而邪郁滞经络不散，虚者乌头粥，实者只以行湿流气之药主之……久而不愈，宜峻补真阴，使气血流行，则病邪随去。"在应用宣散疏通治则时，配以"引经药"、理气活血药、温经通络药，效将更佳。

（六）同病异治与异病同治

同病异治与异病同治，是根据辨证论治的理论而制定的治疗法则。同一种疾病在病程变化中可出现多种证候，治疗时根据不同的证候，选用不同的治法方药，这叫同病异治。不同种类疾病，在病程变化中可能出现相同的证候，如肌痹、脉搏、筋痹都可见气虚血瘀证候，治疗时均采用益气活血通络的治法，这叫作异病同治。另外，中医风湿病是一大类疾病的总称，既包括同类病的多个子病种，又包括多种西医风湿病，如风湿热、风湿性关节炎、强直性脊柱炎、类风湿关节炎等。对于这些西医疾病，用中医辨证论治去诊治，在某一病程阶段上可能会出现相同的中医证候，那么将采用同一治法，这也是异病同治。由此可见，同病异治与异病同治是中医学辨证论治在临床应用上的具体体现。

（七）知常达变与既病防变

《素问·四气调神大论》曰："不治已病治未病，不治已乱治未乱。……夫病已成而后药之，乱已成而后治之，譬犹渴而穿井，斗而铸锥，不亦晚乎？"又《淮南子》也载有："良医者，常治无病之病，故无病；圣人者，常治无患之患，故无患也。"《素问·阴阳应象大论》亦说："故邪风之至，疾如风雨，故善治者，治皮毛，其次治肌肤，其次治筋脉，其次治六腑，其次治五脏。治五脏者，半死半生也。"中医学"治未病"的精神，是"未病先防"、防止疾病发生、发展与转变的一个重要法则。因此，应首先要掌握其发生、发展的一般规律，此谓"知其常"；然后，分析认识其在病理变化过程中出现的多种复杂的变化，此谓"达其变"。根据其病变发展、转变的规律，提前治疗，防止其发展和转变，使其"截断"，这就是"既病防变"。中医风湿病是一类很复杂的疾病，如发病后不及时诊治，病邪有可能由表入里，步步深入，以致侵犯内脏，从而使病情愈来愈深重，治疗也愈加困难。因此，掌握其发生发展规律及传变途径，进行有效的治疗，控制其传变，就显得十分重要。《灵枢经•周痹》中说："周痹者在于血脉之中，随脉以上，随脉以下，不能左右，各当其所。……痛从上下者，先刺其下以过之，后刺其上以脱之；痛从下上者，先刺其上以过之，后刺其下以脱之。"意思是说，周痹邪在血脉里面，随着血脉或上或下，不能左右流走，分别在病邪所在的部位作痛。它的针刺方法是，其痛如从上而下的，先刺其下以阻止病势发展，然后刺其上以除其根；若疼痛是从下而上的，应先刺其上以阻止病势的发展，然后再刺其下以除其根。以上是举针刺为例，说明既病防变的治疗法则。内服药物治疗也应如此。例如，五体痹在初发病时，就应及时救治以防其传变为五脏痹。如脉痹不已，内舍于心，而成心痹；皮痹不已，内舍于肺，而成肺痹，那么，用药时就要先用少量的补心、益肺之品，先安未受邪之地，而达到既病防变的目的。

（八）守方与变方

守方是指谨守病机，效不更方，坚持长期服药。变方是指随机应变，用药随证的变化而灵活加减变化。

临床上，方贵乎常守，守方最难。一般在辨证准确无误的情况下，是"守"是"变"，一是要了解本病的病程及病势的特点，二是要正确认识服药后出现的治疗反应。中医风湿病，除新得急性发作外，多慢性缠绵难以速愈之疾，服几剂药，多只能减轻症状，而达到治愈较困难，尤其久病，药证相符，初投几剂也未必见效。服药后，常可出现三种反应：一是药后症减，此种情况下，守方较易；二是药后平平，守方较难，往往求效心切而变方；三是药后症状加剧，守方更难，往往遇此而迷茫不解，杂药乱投而失去章法。对药后症减者，宜守方继进，但应根据症状消退情况，进行个别药物取舍变化；对药后平平者，往往是症重药轻，要遵守原方，且需加大主药用量，宜重其剂而用之；药后症剧者，除了药不对症，辨证不准确的可能外，还可能是正邪相搏，药达病所的佳象，邪气欲透达外出之故，若确属这种情况，可守方继进，以待佳效，不可轻易改弦易辙，使前功尽弃。守方必须以辨证准确为前提，如病机变，证候变，治法也应变，处方相应要变。正如张景岳所说"凡治病之道，以确知为寒，则竟散其寒；确知为热，则竟清其热。一拔其本，诸证尽除矣。"

（九）杂合以治

杂合以、治的原则，就是采用不同的治疗方法，进行综合治疗。这种治疗原则是中医风湿病治则之一，受到广临床医生和患者的欢迎。《素问•异法方宜论》曰："圣人杂合以治，各得其所宜……得病之情，知治之大体也。"《类经•论治论》注释文亦曰："杂合五方之治，而随机应变，则各得其宜矣。"尽管《内经》中载方不多，但明确记载了"针刺与药婴杂合"的治法，后世医家也多提倡内服药、外用药、摩膏、针灸等相结合的治疗方法。由于中医风湿病的范畴广，致病因素多样，病变部位深浅不一，病理属性复杂，采用"杂合以治"的原则，对提高疗效将起到重要作用。

第二节　常用的中医治疗风湿病方法

治疗原则与具体的治疗方法不同。治疗原则是针对临床病证的总的治疗法则，是用以指导治疗方法的总则。治法则是针对某一具体病证（或某一类型的病证）所采用的具体治疗方法，是治疗原则的具体化。因此，任何具体的治疗方法，总是从属于一定的治疗原则的。例如，各种病证的本质都是正邪相争，从而表现为阴阳消长盛衰的变化。因此，扶正祛邪是总的治疗原则，而在此总的治疗原则指导下所采取的益气、滋阴、养血、补阳等治法，就是扶正的具体方法；而发汗、涌吐、攻下、清解等治法，就是祛邪的具体方法。可见，治疗原则与治法既有严格的区分，又不能混为一谈，但又有着密切的内在联系。

因风、寒、湿、热之邪通常是引起本病的外在因素，所以散寒、祛风、除湿、清热等是风湿病常用的祛邪之法。由于正气虚弱是引起本病的内在因素，因此，和营卫、健脾胃、养气血、补肝肾等是本病的常用扶正之法。罹病日久，气血周流不畅，而致"血停为瘀"，"湿凝为痰"，痰瘀互结，阻闭经络，深入骨骱，胶结难愈，因而化痰软坚、活血化瘀也是常用之法。总之，由于邪气有偏盛，部位有深浅，体质有强弱，阴阳有盛衰，以及邪入人体后其从化各异，故临床见证，有表里俱病、营卫失和、寒热错杂、虚实并见、痰瘀相兼等不同情况，形成多种证候，临床上就需抓主症用多种治法分别治之。由于目前中医风湿病的名称尚不规范统一，其中有不少相近或雷同者，故本书依据目前通行的子病种，将其中常用的治法分述如下。

（一）散风宣痹法

指用疏散风邪的方药，治疗由于风邪外袭，邪留肌表、经络所致的行痹。代表方剂有防风汤、蠲痹汤等。常用药物如羌活、防风、独活、荆芥等。

（二）散寒通痹法

指用辛温散寒的方药，治疗由于寒邪外袭，或素体阳虚，寒邪乘虚深入所致的痛痹。代表方剂有乌头汤、麻黄附子细辛汤、桂枝附子汤等。常用药物有桂枝、附子、乌头、细辛、巴戟天、淫羊藿等。

（三）除湿蠲痹法

指用具有祛湿作用的方药，治疗湿邪为主所致的着痹。代表方剂有薏苡仁汤、麻黄杏仁薏苡甘草汤等。常用药物如薏苡仁、防己、苍术、威灵仙、萆薢、蚕沙、木瓜等。

（四）清热通痹法

指用具有清热燥湿、清热利湿、清热凉血等作用的方药，治疗以热邪为主所致的热痹。当其他病证、邪郁化热时也可配合使用。代表方剂有白虎加桂枝汤、二妙散、三妙丸等。常用药物如生石膏、知母、黄柏、防己、薏苡仁、忍冬藤、生地黄、赤芍、牡丹皮等。

（五）散寒祛风法

指用具有疏散风邪与温经散寒作用的方药，治疗由于风寒之邪侵袭经络关节所致的风寒痹阻证。代表方剂有五积散、小活络丹等。常用药物如桂枝、羌活、独活、防风等。

（六）祛风化湿法

指用具有疏散风邪和化湿作用的方药，治疗风湿之邪阻滞引起的风湿痹阻证。代表方剂有蠲痹汤、七圣散、通气伤风散等。常用药物如羌活、独活、秦艽、海风藤等。

（七）散寒除湿法

指用具有散寒除湿、发汗解表作用的方药，治疗寒湿之邪阻滞引起的寒湿痹阻证。代表方有麻黄加术汤、乌头煎等。常用药物麻黄、桂枝、白术、茯苓、乌头、独活、秦艽等。

（八）祛湿清热法

指用具有祛湿清热作用的方药，治疗湿热之邪流注关节经络、阻滞气血、病势缠绵的湿热痹阻证。代表方有宣痹汤、加味二妙散等。常用药物如防己、晚蚕沙、秦艽、萆薢等。

（九）清热解毒泻火法

指用具有清热解毒作用的方药，治疗热毒化火深入筋骨所致的热毒痹阻证。代表方有清热解毒丸、白虎汤等。常用药物羚羊角、水牛角、生石膏、金银花、黄芩、黄柏、栀子、胆草、苦参、蒲公英、白花蛇舌草、生地黄等。

（十）祛风散寒除湿法

指用具有祛风、散寒、利湿作用的方药，治疗因风寒湿邪侵袭留着关节阻滞经络而引起的风寒湿痹阻证。代表方有五痹汤、蠲痹汤等。常用药物如羌活、独活、威灵仙、桂枝、防风、泽泻、茯苓等。

（十一）凉血祛风法

指用凉血与散风方药相配合，治疗邪热入营血所致的环形红斑的方法。代表方有银翘散去荆芥、豆豉加生地黄、牡丹皮、大青叶、玄参等。常用药物如牡丹皮、生地黄、大青叶、玄参、紫草等。

（十二）养血祛风法

指用养血与祛风的方药相配合，治疗血虚受风所致的肌肤手足麻木、肢体拘急、恶风等。代表方有大秦艽汤等。常用药物如秦艽、当归、熟地黄、川芎、鸡血藤、威灵仙、防风等。

（十三）寒温并用法

指用寒温辛苦之方药，治疗风寒湿邪虽已化热但尚未祛除的寒热错杂证。代表方有桂枝芍药知母汤等。常用药物如桂枝、白芍、知母、麻黄、附子、防风、白术等。

（十四）活血祛瘀法

指用活血祛瘀作用的方药来行血、散瘀、通络、消肿、定痛以治疗风湿病兼有血瘀的一种方法。代表方有活络效灵丹、桃红四物汤等。常用药物如桃仁、红花、乳香、没药、香附、地龙、当归、赤芍、五灵脂等。

（十五）通经活络法

指用具有通经活络作用的方药，作为除针对病因辨证论治外的一种治疗方法，不论哪一种风湿病均应辅以本法。常用药物如稀莶草、络石藤、海风藤、忍冬藤、青风藤、鸡血藤、桑枝、海桐皮、伸筋草、千年健、透骨草、寻骨风、松节、木瓜、穿山龙等。另外，根据不同的部位可选用引经药。上肢用羌活、川芎、桂枝、桑枝、片姜黄；下肢用牛膝、木瓜、防己、独活、萆薢；颈项用葛根、蔓荆子；腰脊用桑寄生、川续断、杜仲、狗脊；全身用防风、威灵仙、鸡血藤、天麻、忍冬藤等。

（十六）行气活血法

指用具有疏通气机、促进血行、消除瘀滞作用的药物为主组成方剂，对各种气滞血瘀证进行治疗的方法。代表方有七厘散、血府逐瘀汤等。常用药物如醋香附、枳壳、红花、郁金、桃仁、延胡索、青木香等。

（十七）祛湿化痰法（亦称燥湿化痰法）

指用具有祛湿化痰与通络作用的药物相配合，治疗病程日久，脏腑功能失调，脾胃运化失司，湿聚而为痰，留着关节，瘀阻经络而成的痰浊痹阻证的一种治法。代表方剂有导痰汤、小活络丹等。常用药物如制南星、苍术、半夏、茯苓、白芥子、僵蚕、天竺黄、丝瓜络、陈皮、五加皮、川芎、地龙等。

（十八）化痰散结法

指用具有祛痰或消痰作用的方药，治疗因痰湿流注经络、关节、四肢，而出现结节、囊肿及瘰块的方法。凡风湿病日久出现上述症状时均可应用此法。代表方有二陈汤、导痰汤等。常用药物如半夏、茯苓、陈皮、制南星、白芥子、象贝、白附子、生牡蛎、僵蚕、皂角刺等。

（十九）化痰祛瘀法

指用具有化痰祛瘀、搜风通络作用的方药，治疗风湿病关节炎慢性活动期，或中、晚期类风湿关节炎或骨关节炎或颈椎病等。代表方为桃红饮加味。常用药物如制南星、白芥子、当归、桃仁、红花、僵蚕、地龙等。

（二十）软坚散结法

指用具有行气、散结、活血、软坚作用的药物为主组成方剂，治疗痰瘀互结，筋膜粘连，关节僵硬，屈伸不利，或皮下瘀血，郁积成块，硬结不散的方法。代表方如小金丹、大黄虫丸。常用药物如大黄、土鳖虫、乳香、没药、牡蛎、僵蚕、血竭、象贝等。

（二十一）化痰通络法（或涤痰通络法）

指用具有燥湿化痰通络的方药，治疗风湿病日久不愈，痰浊凝结，阻滞经络关节者。代表方有温胆汤、导痰汤等。常用药物如白芥子、胆南星、半夏、僵蚕、茯苓、陈皮、地龙、枳实等。

（二十二）逐水化痰法

指用具有攻逐水湿与化痰作用的方药，治疗痰湿停聚关节的一种治法。代表方有己椒苈黄丸加味或用商陆末或白芥子末局部外敷。常用药物如粉防己、茯苓、车前子、泽兰、椒目、葶苈子、商陆、白芥子等。

（二十三）温阳化痰法

指用具有温阳补气、化痰通络作用的方药，治疗阳虚痰浊痹阻证。代表方有阳和汤。常用药物如熟地黄、鹿角胶、炮姜、肉桂、麻黄、白芥子等。

（二十四）淡渗利湿法

因湿邪黏滞重着，易夹他邪为患，因而用淡渗利湿法与其他方法配伍，治疗风湿病见肢体关节肿胀、疼痛、屈伸不利、沉重者。代表方有茵陈五苓散等。常用药物如茵陈、茯苓、泽泻、猪苓等。

（二十五）解肌止痛法

适用于营卫不和所致肌肉酸痛不适，颈部肌肉酸痛、颈背强而不适之证。代表方有葛根汤、葛根解肌汤等。常用药物如葛根、柴胡、桂枝、白芍、羌活等。

（二十六）行气止痛法

指用理气的方药，治疗风湿病兼有气滞引起疼痛的一种方法。代表方有柴胡疏肝散等。常用药物如柴胡、香附、延胡索、青皮、川芎等。

（二十七）养血法

指用养血方药为主，治疗风湿病之血虚兼证的方法。代表方剂有当归补血汤、四物汤等。常用药物如当归、鸡血藤、何首乌、白芍、生地黄、熟地黄、川芎等。

（二十八）益气法

指用补气药为主，治疗风湿病气虚兼证的方法。代表方剂有四君子汤、补中益气汤等。常用药物如党参、白术、黄芪、山药、茯苓、人参等。

（二十九）滋阴法

指用滋阴药为主，治疗风湿病阴虚兼证的方法。代表方剂有六味地黄汤、麦门冬汤、二至丸等。常用药物如地黄、麦冬、山萸肉、石斛、枸杞子、墨旱莲、女贞子、沙参、玄参等。

（三十）通阳法

指用宣通阳气的方药，治疗风湿病兼有阳气闭阻证的方法。代表方剂有瓜蒌薤白桂枝汤等。常用药物如桂枝、薤白、葱白、瓜蒌等。

（三十一）通下法

指用攻下药为主，治疗风湿病腑气不通证的方法。代表方剂有大、小承气汤等。常用药物如大黄、芒硝、枳实、厚朴、瓜蒌、番泻叶等。

（三十二）温阳法

指用温补阳气的药物治疗风湿病阳虚兼证的方法。代表方剂有附子汤、白术附子汤、真武汤等。常用药物如附子、白术、巴戟天、干姜、淫阳藿、川乌、草乌等。

（三十三）缓急止痛法

"通则不痛""痛则不通"。此法为风湿病中急则治标的权变之法，凡痛势较剧者，可用此法。常用药物如制马钱子、地龙、细辛、延胡索、白芍、全蝎、蜈蚣、乌蛇、白花蛇、香附、川芎、冰片等。

（三十四）补益脾胃法

指用具有补益脾胃作用的方药，治疗风湿病中见有脾胃虚弱、中气不足的证候。着痹患者，也常配合本法以治其本。代表方剂有六君子汤、养胃汤等。常用药物如党参、黄芪、白术、黄精、玉竹、扁豆、山药、麦冬、石斛、生地黄等。

（三十五）益气养血法

指用具有益气养血作用的方药，治疗风湿病日久，正虚邪恋气血两虚证。代表方剂如黄芪桂枝五物汤、八珍汤加味。常用药物如党参、黄芪、当归、白芍、熟地黄、鸡血藤、龙眼肉、枸杞子、红枣等。

（三十六）益气养阴法

指用具有益气养阴作用的方药，治疗风湿病久病耗气损阴所致的气阴两虚之证。代表方剂如生脉散加味。常用药物有五味子、人参、麦冬、知母、黄精等。

（三十七）补气活血法

指用具有补气和活血化瘀作用的方药，治疗因正气亏虚、脉络瘀阻、筋脉肌肉失养所致的气虚血瘀证。代表方剂为补阳还五汤加减。常用药物如黄芪、当归、赤芍、川芎、地龙、桃仁、红花等。

（三十八）滋阴清热法

指用具有滋阴清热作用的方药，治疗风湿病病久阴虚，肝肾不足，阴虚内热，或长期过用温燥药物，使病体伤阴化燥，而出现的阴虚内热证。代表方剂如秦艽鳖甲散加减。常用药物如秦艽、鳖甲、地骨皮、当归、知母、石斛、桑寄生等。

（三十九）滋肾养肝法

指用具有滋肾阴、养肝阴、养肝血作用的方药，治疗风湿病久病阴虚，肝肾不足；或长期过用温燥，损伤肝肾之阴，使筋骨失于濡养的肝肾阴虚证候。代表方剂如六味地黄汤加味。常用药物如熟地黄、牡丹皮、当归、白芍、山萸肉、桑寄生、枸杞子、杜仲、怀牛膝等。

（四十）温补肝肾法

指用具有温补肝肾、强壮筋骨作用的方药，治疗风湿病肝肾阳虚证，起到益肾壮督蠲痹的作用，也适用于久病不愈"骨变筋缩"的顽疾。代表方剂如金匮肾气丸、右归丸、尪痹颗粒、益肾蠲痹丸等。常用药物如地黄、补骨脂、骨碎补、淫羊藿、狗脊、续断、桑寄生、肉苁蓉等。

（四十一）益气固表法

指用具有补气固表作用的方药，治疗表虚自汗的方法。这种类型的病证均具有不同程度的恶寒怕冷或自汗恶风，并每因天气变化而加剧的特点。代表方剂如玉屏风散。常用药物如生黄芪、防风、白术、茯苓、人参、西洋参等。

（四十二）温阳益气法

指用具有温经散寒与益气助阳作用的方药，治疗风湿病病程日久，阳气不足，表卫不固，经络失于温煦，易于感受外邪的阳虚证。代表方剂如真武汤加味。常用药物如附子、桂枝、干姜、党参、黄芪、防风等。

（四十三）疏肝活络法

指用具有疏肝理气与通络作用的方药，治疗肝失疏泄，初病在络，久病延及脏腑的病证。代表方剂如逍遥散加味、肝着汤。常用药物如当归、白芍、鸡血藤、郁金、香附、青皮、陈皮、旋覆花等。

（四十四）搜风剔络法

指用虫蚁搜剔之品，治疗风湿病日久，病邪壅滞经络、关节，气血为邪气阻遏，痰瘀交阻，凝塞不通所致的病证。常用药物如全蝎、蜈蚣、地龙、土鳖虫、蜂房、僵蚕、蜣螂虫、蕲蛇、乌梢蛇、白花蛇等。

第三节　风湿病的中医护理与调摄

风湿病是一类比较顽固的慢性疾病，反复发作，缠绵难愈，同时患者的思想情绪也往往会随着病情的进退而转化，因此在研究风湿病治疗的同时，对风湿病的护理显然不能忽视。常言道"三分治疗，七分护理"，说明在正确治疗风湿病的同时，一定要有恰当的护理密切配合，才能取得良好的疗效。有了恰当的护理，使患者能正确对待疾病，有战胜疾病的信心，而且对如何服药、如何锻炼等等都有了正确的指导，则大大有利于风湿病患者的康复。

一、风湿病的护理

（一）情志护理

中医讲究情志护理的渊源已久，《内经》中即有"恬淡虚无，真气从之，精神内守，病安从来"，"精神不进，志意不治，故病不可愈"的认识，说明精神情志的调节在人类防病、治病、延年益寿中有着重要的作用，这也为情志护理奠定了理论基础。后世医家在《内经》的基础上又有了不同程度的充实发展。

要做好情志护理，医护人员首先要以整洁的仪表、稳重的举止、高尚的情操、亲切的话语、精良的医术等，使患者产生信任感。医护人员讲的话患者愿意听，才能产生积极的反应。尤其是护理人员的语言，在疾病治疗过程中不仅是作为与患者谈话的工具，而且也是治疗疾病的手段，通过礼貌、诚恳、自然、友好的交谈，可帮助患者正确认识自己的疾病，解除或减轻紧张情绪，对心情不佳的患者，给予指导、抚慰，可使患者的心情舒畅。对消极悲观的患者给予鼓励，可使患者得到精神上的安慰，增强战胜疾病的信心。反之，语言也可成为心因性疾病的原因。古人所云"良言一句三冬暖，恶语伤人六月寒"就是很好的比喻。

情志护理的具体做法如下。

1.指导和帮助患者　正确对待疾病减轻患者的心理压力对初诊或新入院的风湿病患者先要观形察色，区别对待，先用语言疏导，通过与患者交谈，审其忧苦，解其郁结，达到情调志悦。

（1）对病情正在急性发作，一时尚不能得到控制的性情急躁、急于求愈的患者，必须加以宽慰，说明此病有反复性、周期性，如果及时治疗，可使病情逐步缓解，如与医护人员密切配合，做好各种治疗，可望逐步康复，使其解除忧虑，耐心接受治疗，若有条件，也可请病情已经稳定的病友现身说法，则比医护人员举例劝慰的说服力更强，这样促使患者对治疗有信心。

（2）对病情严重，或者已损及脏腑，往往情绪低沉，对治疗渐已失去信心的患者，医护人员应该根据其病情，恰当地解释，使其懂得治疗必须要经过一定的过程，忧虑过多于病无益，使其了解当前治疗的要求和目的，听从医护人员的指导，积极主动地配合治疗。

（3）对病情尚轻或年轻的患者，表现满不在乎，也不遵守医嘱，生活上不注意保暖，或卧床不起，不愿意做适当锻炼的患者，必须将风湿病的顽固性、复杂性、长期性以及目前治疗上缺乏特效药物的情况告知，使他能自病自得知，做到心中有底，促使其正确认识病情，遵循医嘱，与医护人员配合，促使早愈。

（4）有些关节酸痛的患者，通过检查和化验后尚未能确诊，但患者却顾虑重重，怀疑自己患了某种难治的风湿病。应对这样的患者予以开导，一方面说明确诊为某种病必须有一定的指征与依据，切勿疑虑重重使自己陷于痛苦之中，对病情反而不利；另一方面也要告知有些疾病短期内难予确诊，应该尊重客观规律，一面积极治疗，一面定期复查。

2.争取亲属积极配合　风湿病患者长期受疾病折磨，如果有一个和谐美满的家庭，给予患者无微不至的关怀和周到的照顾，将能给患者带来心灵上的抚爱和对康复的希望，从而情绪稳定，减轻思想上的苦闷，有利于病情缓解。即使最好的治疗，如果没有亲属的积极配合与协助，也达不到预期的疗效。

总之，情志护理是科学与艺术高度结合的方法，通过对患者病情的观察和对患者心理活动的分析，从而采取不同的心理护理，以恢复患者失调的心理、生理功能，可以增加疗效，促使病情好转。

（二）生活护理

生活护理包括起居、饮食等方面的护理。在疾病的影响下，风湿患者在生活上会有很多不方便，尤其是五体痹患者，肌肉、关节酸痛，或僵直，行动不便，需要他人帮助，因此生活护理是风湿病护理中的重要部分。生活护理体现在以下几方面。

1.一般护理　风湿病患者最怕风冷、潮湿，因此居住的房屋最好向阳、通风、干燥，保持室内空气新鲜，床铺要平整，被褥轻暖干燥，常常洗晒，尤其是对有强直性脊柱炎的患者，最好睡木板床，床铺不能安放在风口处，以免受凉。

洗脸洗手宜用温水，晚上洗脚，热水以能浸至踝关节以上为好，时间在一刻钟左右，可促使下肢血液流畅。

平时体温每日上午测量 1 次，如下午或晚上感到有恶寒发热，必须每日测量 3 次，尤其对傍晚的体温更要注意，勤加观察，体温不超过 39℃，切勿用冰袋降温。

患者汗出较多者，需用干毛巾擦干，衣服被褥如被汗渍潮湿者，应及时更换干燥衣被，避免因之而受凉受湿；夜间有盗汗者，除内服药之外，可在睡前，用五倍子粉加水调匀，敷于脐内。对大便干结者，必须嘱咐多饮水，多吃水果、蔬菜，保持大便通畅，如果无效则加用药物。

对四肢功能基本丧失的长期卧床者，应注意帮助经常更换体位，防止发生褥疮。对手指关节畸形，或肘关节屈曲挛缩难伸者，不能刷牙、洗脸及持筷进食者，要及时照顾，或者设计一些简便用具，如用不需拧绞的小毛巾、用调羹代替筷子、用长柄牙刷等，使患者感到方便，而且感到能自理生活而欣慰。对两膝关节及踝关节变形、行走不便者，要注意防其跌仆，或设计一些适当的拐杖，或令桌椅位置安排得当，使能扶持便于室内活动。厕所内在适当地方装上把手，便于下蹲后起立。必须处处理解患者生活不能自理的痛苦，设身处地、想方设法地予以帮助。

对风湿病已损及五脏，尤其是内舍心脏者，必须注意其环境安静，排除一切不良的干扰，利于休息。

2.特殊护理　风湿病包括的病种很多，每一个病种有它特殊的症状，因此在一般护理之外，必须根据不同的病种以及病程中不同阶段的各种病情给予特殊护理。如系统性红斑狼疮，中医根据其特征称"蝴蝶丹""鬼脸疮"，由于它的症状有发热、关节肌肉酸痛、皮肤黏膜损害等，又有病程长、起病轻重不一、症情变化快的特点，因此护理时必须针对以上特点进行特殊护理。

（1）密切注意观察体温：因为体温高低与疾病轻重关系密切。SLE 热型多变，有的呈波浪形，有的是弛张热，或不规则低热，亦有继发感染或药物反应等引起的高热，因此加强对体温的观察非常重要。

（2）注意五脏病变症状：因为 SLE 影响心、肺、肾等各脏器，所以要善于发现有否特殊症状出现，注意有否胸闷、气急、端坐呼吸、心率增快，注意尿量多少和血压高低等情况。

（3）注意狼疮危象：如发现患者高热、全身衰竭，剧烈头痛呕吐，甚至腹痛、胸痛、抽搐，应立即报告医生，及时抢救。

（4）注意皮肤护理：由于 SLE 患者抵抗力差，易引起皮肤受损，继发感染，必要时用洗必泰洗创口一日 2～3 次，敷消炎药膏。

（5）注意口腔护理：SLE 患者多伴有口腔黏膜糜烂，发生溃疡，可用 0.1%洗必泰或3%硼酸水多次漱口，如发生霉菌感染，则用 5%苏打水清洗口腔。

（6）注意激素的不良反应：SLE 患者大多用激素控制病情，但必须注意激素的不良反应，尤其是胃出血，必须及时抢救。还必须谨防跌仆，因为长期服用激素者骨质疏松，很易引起骨折。

又如类风湿关节炎在关节被严重破坏之后，采用常规的药物、理疗和一般矫形手术无法控制疼痛及恢复功能的情况下，只能采用手术做人工关节置换，以假体代替被疾病破坏的关节，以达到解除患者痛苦、改善关节活动和纠正畸形的目的，对这种患者必须注意手术前做好思想工作，解除其顾虑，手术后恢复期必须督促、协助其做功能锻炼等。

总之，要根据病种不同、病的阶段不同等给予个别的特殊护理，绝不能千篇一律地对待，只给予一般护理是不够的。

3.饮食护理如下所述。

（1）饮食要根据具体病情而有所选择：风湿病患者的饮食，一般应进高蛋白、高热量、易消化的食物，少吃辛辣刺激性的食物以及生冷、油腻之物。中医对风湿患者的饮食还要根据患者的舌苔变化而调整。因为患者舌苔是脾胃之外候，通过观察舌苔，可以指导患者选择适宜的饮食。如患者舌苔厚腻，食欲不振，就切勿再给油腻的膏粱厚味，而应吃些苡仁粥、汤类以健脾利湿；如感冒风寒，舌苔白而润者，可适当吃些具有温散作用的食物，如姜汤、蛋花汤，忌油腻，菜蔬必须烧熟；如舌苔尚净，舌质红者则是有热象，凡热性的食物如葱、韭、大蒜等均勿食，可多吃绿叶菜，尤其是清凉的红梗菜、苦瓜等；又如舌苔淡白而脾胃虚弱，大便经常溏薄者，可以吃些红枣汤或红枣糯米粥等。又如有消化性溃疡疾病的风湿病患者，食后饱胀，经常泛酸，则必须嘱咐其少食甜物、牛奶、豆浆等。总之，风湿患者的饮食必须根据患者病情的不同和脾胃运化能力的强弱而有所选择。

（2）饮食不可片面，正确对待药补与食补问题：瓜果、菜蔬、鱼、肉、鸡、鸭均有营养，不可偏食。《素问·生气通天论》早已强调"谨和五味，骨正筋柔，气血以流，腠理以密"。对于有病之后服药和饮食的关系，《素问·脏气法时论》主张："毒药攻邪，五谷为养，五果为助，五畜为益，五菜为充，气味合而服之，以补精益气。"这说明了有病除服药之外，还必须有谷、肉、蛋、菜等以补充营养才能使身体健康。对于风湿患者来讲，饮食种类可以广些，则吸收的营养可全面些，这样对疾病康复有利。

有些人认为，有了病就是虚，应该吃补药，但也有人主张"药补不及食补"，这些说法都欠全面。我们要正确对待药补与食补的问题。《素问·五常政大论》云："大毒治病，十去其六；常毒治病，十去其七；小毒治病，十去其八；无毒治病，十去其九。谷肉果菜，食养尽之，无使过之，伤其正也。"风湿病患者在漫长的疾病过程中，往往服药过多，脾胃功能失健者不少，因此对药补、食补问题更需注意：牛奶、豆浆、麦乳精、巧克力以及目前形形色色的营养品，虽然都属食补佳品，但如果患者内有湿热，舌苔黏腻，食欲不振，食之反而脘腹膜胀难受，甚至不思饮食；人参、白木耳、阿胶、珍珠粉以及层出不穷的补药，虽都有补气、补血、养阴、安神等等的作用，但湿邪未除，徒讲补益，反而会增加脾胃的负担，有些糖浆、冲剂，味多甜腻，服之反而壅气助淫，使胃肠呆滞；更值得一提的是，目前人民生活水平提高，更加讲究食物营养，有些人对鳖（甲鱼）的营养价值大加赞赏，认为其肉有补阴、凉血、益气之功，却不知道甲鱼性凉难化，于脾胃虚弱者，很不适宜，有些家属出于好心，希望风湿患者多吸取食物营养，常劝患者多食甲鱼，到头来使患者更加湿滞难化，适得其反。因此，药补必须请医生指导，食补也要根据患者消化能力而定，食而不化，反会增加麻烦。

总之，食物要新鲜，要荤素搭配，有病之后，食量不宜过多，以能适合患者口味，能消化吸收为度。有些家属听说某物滋补，即要患者多食之，这些都是值得注意的。

（3）注意饮食宜忌：目前民间对风湿患者的饮食忌口问题，有两种认识。一种认为风湿患者忌口非常重要，如果吃了某些食物，病情即会发展、严重，而且还道听途说，这也不能吃，那也不能吃食，结果患者不能吃的食物过多，以致影响了营养的摄入。另一种认为忌口无科学根据，不相信，也不注意。其实这两种认识都不全面。

每一种食物都有它的营养特性，正常人是不需要特殊选择的，但有了疾病之后，由于病种不同和类型不同，对于饮食就有个选择的问题，主要是要考虑到疾病及其治疗与某些食物有否矛盾。一般食物与疾病的治疗不相宜表现在两方面，一是食物的性质与疾病的性质有矛盾，如病情属热则不宜食辛辣刺激之食物，病情属寒则不宜食生冷清凉之物；二是食物的性质与治疗疾病的药物有矛盾，如服人参类补药，不要吃胡萝卜，恐抵消药效；患有痛风病的患者不宜多吃油腻及豆制品，恐病情加重。要知道，食物的性味与药物一样，亦有寒、热、温、凉之性及辛、甘、酸、苦、咸之味，所以忌口问题亦无神秘之处，食物之性味与疾病相宜者，则对疾病有利，与疾病相悖者，可能会增加疾苦。

风湿患者病程较长，如果忌口太严，长年累月，反而影响营养的吸收，于病情不利。一般在病情急性发作时，不宜食辛热的食品；胃肠失健或脾胃虚寒、大便稀溏者，不宜多食生冷瓜果；若患者在食某种食物之后感到病痛增加或有某种过敏反应者，则不宜再食那种食物；食用膏粱厚味的食物之后，感到胃中饱胀，则必须注意饮食要清淡些，有些人认为不吃鸡，仅喝汤可以不妨碍消化，但不知肥鸡之汤，油在汤中，因此必须注意去其油腻，否则亦会有碍运化；饮食宜节制，多食后胃中不适者，宜多顿少食，俟饥后再食。

总之，绝对忌口、过多忌口对患者康复不利。对病情有利的食物宜常服，如行痹者多吃豆豉、丝瓜、蚕蛹等；痛痹者可常食用茴香、桂皮、花椒等调味品；热痹者多吃些芹菜、红梗菜（又名马来头）、青菜、水果等清凉的食物；着痹者可常服薏苡仁、扁豆、赤小豆等。凡寒湿痹患者均可以酒、醴等作食物，如五加皮酒、薏苡仁酒等。薏苡仁、赤豆可化湿退肿，可以煮汤当点心常服，黄芪加薏苡仁可加强渗湿作用，核桃可以补肾健腰，黄花菜可以镇静安寐，均可采用。

（三）服药护理

服药是治疗疾病的重要手段，但服药并非药到张口，吞下即是，而是有很多具体的要求。风湿病患者病程长，药物的种类很多，治疗方案也较多（有几种药物同时服用，也有中西药物结合使用的），服药的方法也各有不同。所以指导患者如何服药以及服药后如何观察反应的护理就成为一个非常值得注意的问题。

1.煎药、服药的方法与服药的时间　服用中药，除一些中成药之外，大多是用饮片煎服的。目前有些患者家属认为中药必须多煎才能出味，煎得越浓越好，往往一副中药煎至半小时以上，这种认识是不全面的。因为一副中药是由多种药物组成，根据病情不同，所用中药也就性味不同，有的药宜多煎，有的药需少煎。清•徐灵胎《慎疾刍言》云："煎药之法各殊，有先煎主药一味，后入余药者，有先煎众药味，后煎一味者……有宜多煎者，有宜少煎者，有宜水多者，有宜水少者，有不煎而泡渍者……有宜用猛火者，有宜用缓火者，各有妙义，不可移易。今则不论何药，唯知猛火多煎，将芳香之气散尽，仅存浓厚之质……岂能和荣达卫乎！"说明了煎药方法不能一律对待，煎药方法不对可影响药效。

正确的方法是先把干燥的药物浸泡于冷水中1～2个小时（冬日时间长些，夏日短些），煎药的时间必须视药物性质而定。如发表药一般不宜多煎，沸后2～3分钟即可；有些含有挥发油的药物，如薄荷、砂仁等，必须后下，即在其他药物煎沸一段时间后再放入同煎1～2分钟即可；补药则宜多浸多煎，但在猛火煎沸后，即改用文火为宜；金石、介类药物如磁石、鳖甲、牡蛎、石决明等必须先煎；清热凉血药多浸快煎；芳香化湿药浸后煎沸后即可。若不讲究煎药的方法，不论何药，一律多煎或不浸即煎，必然影响药效。

在服药方法上，也不是千篇一律的一张药方煎两次日服二次，也要根据药物的性质而定。如有些药物，必须日服3次，使药物在体内保持一定的浓度；有些药物必须顿服，使药力集中；有的药物，服后见效，可不必再服；有些药必须空腹服用，使药物能迅速吸收，发挥药效较快；有些药物必须饭后服用，以免刺激胃部，可以减少不良反应，有的甚至在饮食一半时服下，再吃饮食，更可减少对胃肠道的刺激；有些安神药必须睡前服用，可使夜间安睡；有些润肠药物，睡前服用，可使清晨大便通畅。总之，服药方法要根据药物的特性而定。对风湿患者来讲，一般服养血通络的药物必须持续服用一段时间才能逐步生效；但如遇疼痛剧烈必须止痛的，则服后痛楚减轻后可以逐步停服；服用汤剂，最好在饭后2小时左右，俟饮食离胃之后服用，一可避免胃中不适，二则利于吸收。

关于服用汤药的温度，一般认为温热性的药物以热服较好，补益药宜温服，清热解毒药宜凉服，火热证时可以冷服，但遇到假热真寒、假寒真热之证，则需根据病之本质，热药凉服或凉药温服以防格拒。

2.注意观察药后反应　服药之后，要密切注意观察有否反应，从反应的情况中可以窥测药效是否到达，或是药物之不良反应，或是证情严重之先兆。在《金匮要略》痉湿喝篇即记载着：服用白术附子汤后，"一服觉身痹，半日许再服，三服都尽。其人如冒状，勿怪，即是术附并走皮中，逐水气未得除故耳"；服麻黄杏仁薏苡汤之后，"有微汗，避风"；服防己黄芪汤之后，"当如虫行皮中，从腰下如冰，后坐被上，又以一被绕腰下，温令微汗差"。这些医嘱说明服药后必须仔细观察，适当护理，有的需覆被取汗，有的见微汗即可，有的是服药后的正常反应。在该书同篇中还有如下记载："风湿相搏，一身尽疼痛，法当汗出而解，值天阴雨不止，医云此可发汗，汗之病不愈者，何也？盖发其汗，汗大出者，但风气去，湿气在，是故不愈也。若治风湿者发其汗，但微微似欲出汗者，风湿俱去也。""湿家下之，额上汗出，微喘，小便利者，死。若下利不止者，亦死。"这说明，如药后见汗大出者而病不见减，这是只祛了风，而湿未去之故，因为治疗一身尽疼痛的风湿病，应予发汗，但不可过汗，只要能达到微微似出汗的程度，则风湿能俱去，方是药效最好的反应。又说明了患风湿病者，如大便秘结，给服通利的药物也不能太过，如果发现服药下利之后，出现额上汗出、微喘等阳虚证候，或者下利不止，真气欲脱的危重证候，必须立即抢救，否则，即有生命危险，必须在护理工作中引起警惕。

一般对服用大辛大热之剂的患者，必须询问其有否口干、舌燥、咽痛、便结、出血等见症；服清热解毒药后，应注意有否胃中不适及便溏、腹泻等情况。

目前治疗风湿病的中西药合用者甚多，必须及时了解患者目前服药的全部情况，熟悉各种中西药物的不良反应及其不良反应。尤其应该注意的是雷公藤制剂和肾上腺糖皮质激素类药物的不良反应。

使用外用药亦须注意。如有些患者对药膏或膏药过敏，外用这些药物后若出现皮肤痒疹或水疱时，必须立即停止使用。用药物熏洗时应防止烫伤，用外搽药时切勿过度用力，以免损伤皮肤。

3.切勿杂药乱投 风湿病病情复杂，用药后往往不能迅速见效，有些药物起效时间需要4～6周，而患者及家属均求愈心切，往往风闻某药有效，或观看了药物广告中吹嘘的疗效，服用医生处方的药物不久，嫌其见效不快，即私自换药，甚至频繁换药，杂药乱投，往往病情未轻，反而出现药物不良反应，使疾病的症状与药物的反应错综交杂，给医生处方用药带来了不少的麻烦。故对病程长、病情复杂的风湿疾病患者，一定要帮助其做好配合医生治疗、耐心服药的思想准备，而且要告诉患者在服用某一药物或增添某一药物一段时间后有什么反应，有责任向医生如实反映，要在医生指导下更换或增减药物，这样才对病情有利。必须要让患者知道"药能治病，亦能致病"的道理。护理人员非但要了解患者服药的品种，而且还要了解其服药的数量，以及患者是否遵照医嘱用药，切勿让患者杂药乱投。

（四）姿态护理（亦称体位护理）

风湿病患者由于病痛的折磨，常会出现一些姿态、体位的异常，以图减轻疼痛。若不予纠正，时间长了就会影响患者今后的活动功能和生活自理能力。姿态护理的目的是时时注意纠正患者的不良姿态与体位，对患者的坐、立、站、行走、睡眠等的姿态均须注意，及时纠正异常，防止贻害终生。

护理时还要注意生理姿态的保持。例如，为了预防强直性脊柱炎患者脊柱、髋、膝关节发生畸形、僵直，一般要求患者站立时应尽量挺胸、收腹和两手叉腰，避免懒散松弛的驼背姿态。坐时尽量挺直腰板，写字时椅子要低，桌子要高，床铺不可太软，以木板床上铺草席子为好，不宜睡席梦思床垫，睡眠时忌用高枕，不可只向一侧卧，恐引起一面的髋、膝关节发生挛缩畸形，以致屈曲不能伸直。尤其在该病急性发作时更需注意，因为大多数患者的严重脊柱畸形，都是在急性发作时产生和迅速发展的。一般人对俯卧位虽不习惯，但它可预防驼背和髋、膝关节屈曲畸形，故而强直性脊柱炎患者可采取俯卧姿势。当关节因病理改变或手术难以避免强直的时候，应使关节固定于最低的有利于自理生活的功能位置，例如能用筷或勺自己把饭菜送到口中，手能抓握，下肢能持杖步行，肩关节有一定程度的外展、前屈、内旋、外旋等功能。一般要求：肘关节；屈曲近90°；尺桡关节：一般置中立位，手掌向上；拇指与手掌平面呈直角，指间角10°；指关节：近端关节130°，远端关节150°；髋关节：前屈15°～20°、外展10°～20°、外旋15°～20°；踝关节：90°～100°；

距骨下关节：中立位置，不内翻也不外翻；跖趾关节：10°～15°。这样的话，可以满足日常生活的最低功能，有利于患者能生活自理。

（五）功能锻炼护理

给风湿患者必要的休息，可使整个机体及病变关节在一段时间内得到充分的修养。减轻因活动引起的疼痛是必要的，但是，让风湿患者长期卧床休息的做法，对疾病是利少弊多。另外，只注意药物治疗，而忽略肢体活动的锻炼，往往亦因活动过少而使关节固定于某一位置，最终导致关节畸形、僵直、粘连，给生活、工作带来很大的不便。因此，在风湿病的治疗过程中，将休息与锻炼、静与动密切结合对病情是有利的。所以，"以动防残"的说法是有充分理由的。通过锻炼还能促进机体血液循环，改善局部营养状态，振奋精神，保持体质，促进早日康复。在指导风湿病患者进行功能锻炼时，必须注意以下几点。

（1）有病时的功能锻炼与无病时的体育锻炼要求不同　首先要明确的是，风湿病患者的锻炼是为了维持和恢复关节功能。风湿病急性发作期，全身症状明显或关节严重疼痛肿胀，此时应该卧床休息，严重者可休息1～2个星期，中度的休息5～7天，注意保持手、足关节的功能位置即可。病情有所缓解后，可开始做一些床上的功能锻炼，如关节屈伸运动、按摩肿痛关节等。病情稳定后，可开始下床活动，慢步行走，还可做"床上八段锦"（用两手前伸如关门状；两手平举耸肩，10次；两手平侧下按；俯身两手掌向下，左右交叉向下摸十余次；两手心向上托动10多次；两手左右交叉向前抓十余次）。关节肿痛消除后，必须将功能锻炼放在恢复关节功能方面，按照病变关节的生理功能进行锻炼，开始时先从被动活动逐步转为主动活动，或两者结合进行，以主动活动为主，促进关节功能恢复。亦可借助于各种简单的工具与器械，如手捏核桃、弹力健身圈锻炼手指功能（风湿患者手指力量不足，不宜用石球、钢球），两手握转环练习旋转功能以锻炼手腕功能；脚踏自行车锻炼膝关节；滚圆木、踏空缝纫机 以锻炼踝关节；滑轮拉绳活动锻炼肩关节；逐步还可做练功十八法，打简易太极拳、关节操、广播操等。目前一般医院均有体育疗法，有些医院还设有体疗室，有一套专门帮助风湿病患者锻炼的器械与工具，可遵照医嘱选择性地运用。

（2）功能锻炼的场所、形式与时间　风湿病患者功能锻炼在什么场合进行，亦需因人因病制宜，如不能起床者在床上锻炼，能下床的在室内进行，病情好转能行走的在室外或公园里一面活动一面呼吸新鲜空气，观赏花草可以增加锻炼兴趣。

锻炼的形式，可以一人独自锻炼，也可几个病情相仿的患者在一起锻炼，借助彼此交流，增加乐趣，舒畅心情。开始时可由护理人员领操，提出要求，熟悉后尽可自己进行。有些患者病情较为严重，则不能急于锻炼，等病情缓解后可先由护理人员协助作被动锻炼，好转后再自行锻炼。

锻炼的时间，有人主张清晨即起，甚至天未亮就出门做室外活动，但对风湿病患者来讲，因为天气冷暖、季节不同，不可一律要求。因为严寒冬季太早外出，易受风寒，反对病情不利，可按《素问•四气调神大论》所要求的"春三月……夜卧早起，广步于庭，被发缓形，以使志生……夏三月……夜卧早起，无厌于日……秋三月……早卧早起，与鸡俱兴……冬三月……早卧晚起，必待日光……去寒就温，无泄皮肤……"因风湿病患者，身体都较虚弱，无力抵御外邪，若无视季节之不同，不顾气候的变化，一律天未明即至室外锻炼，因此再受风邪寒冷，复感于邪，恐会加重病情。

总之，风湿病患者的功能锻炼，切勿操之过急，超过其耐受力，要适可而止，量力而行。锻炼的活动量也要逐步增加，循序渐进，切勿一开始活动量就过大，不仅起不到预期的作用，反而造成筋骨酸痛，体软乏力。必须动静结合，持之以恒地锻炼，方能发生效力。

（六）辅助治疗护理

风湿病是一种比较难治的顽固性疾病，有时单纯依靠服药治疗，效果尚不满意，目前有很多研究风湿病的专家主张要用综合治疗，即用各种辅助性的治疗方法与药物疗法结合进行，可以提高治疗效果。

目前常用的辅助治疗方法主要如下。

1.热疗 用局部加热加温，促使血管扩张，促进血液循环，提高血管通透性，以利血肿的吸收和水肿的消散。一般分干热和湿热两类。

（1）干热：包括热灯照射、红外线灯照射、夜卧电热毯之上、电疗等。亦有"热敷灵"外用的。

（2）湿热：包括用热毛巾湿敷、蜡疗、水疗（热水盆浴或药物煎汤进行药浴）等。

在进行热疗时护理人员必须注意防止灼伤、烫伤，注意患者耐热程度，掌握好治疗时间，不能让患者出汗过多。

2.矿泉疗法 因为矿泉水中含有各种矿物质和微量元素，借助水的浮力、压力、温热和化学作用，使肌肉韧带松弛，可增加关节的活动范围，促进血流，对关节炎是有帮助的。在进行水疗时，护理人员应该密切注意患者是否感到疲劳，兼有高血压的患者耐受力较差，要注意时间不可太长。

3.体疗 目前很多风湿病疗养所均有体疗室，个别风湿病医院也有体疗的场所，备有各种体疗器具供患者锻炼不同关节。护理人员必须注意了解每个患者不同的病情，制定适当的锻炼计划，循序渐进，而且还要随时注意病情的变化而更换锻炼方式，而且每锻炼一个阶段，可以测试关节的范围，测量四肢周径，了解肌肉、肌力的恢复情况。

4.药物外敷 对风湿患者关节红肿者，药物外敷，可以减轻疼痛。

5.药液穴位注射 有活血祛瘀止痛的作用。

6.按摩、推拿 有些患者，关节屈伸、旋转有不同程度受限，往往请推拿医生推拿后有些改善，但在推掌时必须注意用力地强弱要根据患者的耐受力而定。有时经过一次推拿后感到疼痛加甚，则可隔日进行。

7.针灸、药火针筋骨 疼痛的风湿病患者，可以用针灸配合治疗。

8.搽擦、浸泡、酿 能起到活血、通络、止痛的作用。

9.激光、微波 激光主要通过光效应、热效应、压力效应和电磁效应对生物体发生作用。小功率氦氖激光对人体功能的作用据介绍有以下几方面：增加组织代谢，提高免疫功能，促进组织修复与上皮生长，消炎镇痛，对机体有调整作用。

今后随着对风湿病的研究日益深入，新的治疗仪器将会更多，如在进行药浴同时，还采用水流按摩，则疗效更佳。但不论哪一种辅助疗法，在进行治疗时，护理人员都必须严格掌握适应证、禁忌证，仔细观察患者情况，熟练掌握器械的性能，熟悉不良反应发生后的救治措施，并要不断总结经验，摸索在某些症状突出时应该选用何种辅助治疗。辅助治疗是治疗风湿病不可缺少的一面，用之恰当，可提高疗效，促进早日康复。

（七）并发症的护理

在护理风湿病患者时，除了要注意本病的病痛，还要注意有无其他并发症。医护人员决不能将风湿病患者的一切病痛均归之于风湿病而不及其他，注意并发症很重要，及时对并发症做出适当的护理与治疗，切勿顾此失彼。

（八）加强出院护理指导

风湿患者住院治疗得到缓解即将出院时，必须做好出院护理的指导。因为有些风湿病患者认为出院后病已痊愈，往往对服药、锻炼不太重视，因此在出院前，护理人员应该全面复习患者的病史以及目前的治疗情况，做到心中有数，然后对其进行系统的出院护理指导，如必须按照医嘱按时服药，不可自行随便停药，服某种药物后如发现哪些反应应即请医生诊治，并根据疾病具体情况，确定出院后的功能锻炼方式，督促患者按时锻炼，持之以恒，并讲清手足关节"用则灵，不用则废"的道理，激发病患者锻炼的自觉性，并帮助患者结合自身的病变部位制定锻炼方法。

患者出院时必须有家属陪同，所以在出院前应该与家属进行一次谈话，交代患者目前的具体病情（因为有些病的后果是不便对患者直言相告的）以及服药、锻炼等方面的注意事项，告诉一些简单的辨别病情好转、进展、严重、恶化的症状，促使随时留心观察，并要嘱咐家属注意患者的衣、食、住、行。如对红斑狼疮患者的家属，应嘱咐患者避免或减少紫外线照射，如不要在太阳下曝晒，在室内用窗帘遮光，出外用防紫外线的伞遮阳、穿长袖衣服等。

总之，加强出院护理的指导，有利于患者稳定病情，巩固疗效，加速康复。我们发现有不少患者在家休养，由家属护理、陪同门诊，但病情亦能很快地转好。

二、风湿病的调摄

调摄即是调理、摄养的意思，俗称调养。中医历来主张治未病，重视养生，《灵枢经·本神》曰："故智者之养生也，必顺四时而适寒暑，和喜怒而安居处，节阴阳而调刚柔，如是，则僻邪不至，长生久视。"说明要预防疾病，就须顺应气候变化，调和情志，饮食起居有常，具体到风湿患者的调摄应注意以下几点。

（一）保持精神愉快

疾病的发生发展与人的精神状态有密切的关系，因此七情内伤可以直接致病，亦可以由七情内伤引起人体阴阳失调、气血亏损、抵抗力减弱，易为外邪入侵。因此保持精神愉快也是预防风湿病的一个方面。要教育患者遇事不可过于激动或者长期郁闷不乐，要善于自我节制和化解不良情绪，保持乐观的心态和愉悦的心情，维护好自身的正气。

（二）坚持经常锻炼

坚持经常锻炼可以增强体质，提高御邪能力，锻炼的方式应该视性别、年龄、身体原来的健康状况、锻炼的基础等因素而定，选择适合自身情况的活动方式，切勿一开始活动量太大，用力过猛，必须循序渐进，贵在坚持，必要时要请医生或有关人员指导。

（三）注意防范风寒、潮湿

风湿病的成因，与风寒湿邪密切相关，因此平时注意防范风寒、潮湿之入侵非常重要，尤其是当身体虚弱的时候更应注意。当季节更换或天气突然寒冷时，应随时增添衣服以防受寒；夏季天气炎热，即使酷暑难当时，亦不可睡在当风之处，或露宿达旦，因为人在入睡之后，卫阳之气静潜，毛孔开放，风寒易乘虚而入；夏日也不宜卧于席地（尤其是水门汀地及砖石之地），以防寒凉之气侵入经脉，影响筋骨；炎夏分娩之产妇，切勿在风对流之处睡眠或睡中以风扇直接吹拂，因产后百脉空虚，自汗较多，腠理不密，稍受风寒就容易成疾，受累一世。

这些年来空调设备已经非常普及，在空调房间内长期工作的人，得关节酸痛的不乏其人。应该随着室内外气候温度的迥异，出入时增减衣着。尤其是老年人更需注意，因为老年人对外界气温的适应能力和御寒防暑能力均较差，用空调降温应有节制。

冬日若室内温度高，衣服即应减少，但出外时必须增衣防寒防风冷。

在冷库及凉水中操作的人员，入库前应增添衣服或防水服，在冰冷的水中操作完毕后，切勿马上用热水浸手，以免霎时间一冷一热，脉络一紧一松，血管舒缩功能失调，引起脉道挛急致得风湿病。在寒冷地带，冬季出外双足受冻后，切勿立即用热水洗脚或用火烤。受潮湿多见于以水为事者，故经常在潮湿环境中工作以及与水打交道的工作人员，在工作完毕之后，应立即用干毛巾擦干身体，换上干燥衣服。外出突遭雨淋，衣衫尽湿者，必须立即用干毛巾擦干身体，擦至皮肤潮红发热后，再用温水洗净换上干燥衣服，切勿刚脱下潮湿之衣服马上用热水洗澡，以致逼迫寒湿入侵。夏季劳动或活动后即使大汗淋漓，亦不可马上用冷水冲洗或入池游泳，因为汗孔未闭，易使寒湿之气入侵。

居处地势低而潮湿者，更要注意。平时可用石灰撒于墙边屋角，以吸收潮气，床上被褥在晴天宜经常曝晒，以散潮气，天晴时更宜打开窗户，以通风祛湿，有条件者可垫高地基、铺地板，向阳开门开窗则最好。

在梅雨季节如发现面浮、足肿或脾胃失健的患者，需服利湿退肿之剂，因为这种内湿较甚者如遇外湿则易内外交结成疾。

总之，既然风湿病的主要成因是风寒湿邪气杂至，因此在日常生活中注意避风、御寒、防湿，截其来路，是预防摄养之良策。

（四）合理调配营养

随着人民生活水平的逐步提高，人们对伙食的要求已从满足于温饱发展到讲究营养。一般人认为"只要营养丰富，身体就会健康"，中医认为这还不够，还需要正常的脾胃功能作保障。因为食物中的营养必须依赖健全的脾胃功能才能吸收，若脾胃功能失健，食而不化，或因某种疾病而不宜食用某种富有营养的食物，甚至食后反而膜胀。所以，一定要根据实际情况合理调配营养。对风湿患者来讲亦不例外。《素问•阴阳应象大论》"形不足者，温之以气，精不足者，补之以味"之言，说明了补益也要根据各人的体质以及虚之所在而有所区别。如体质内热者，不宜服人参、鹿茸，热性的大蒜、葱、韭、辣椒等亦不宜多吃；脾胃虚弱运化乏力者，不宜服银耳、阿胶等补品，食物中坚硬、生冷者及生梨等性凉的水果均宜少吃；胃酸过多或脘腹饱胀者，饮食以清淡为宜，不宜吃油腻及厚味之食物，如蹄膀、脚爪、甲鱼等；如果吃了海鲜或其他食物后关节、肌肉酸痛更甚者，亦须注意以后不吃或少吃。痛风患者应少食高嘌呤饮食。

总之，风湿病的病程长，服药多，脾胃功能往往受到一定影响，所以，不能只注意食物营养价值的高低，而忽略了患者的具体病情和脾胃功能。

鱼、猪肉、鸡、鸭、蔬菜、瓜果都有各自的营养价值，必须根据病情及个体情况予以合理调配，以食后胃中舒适，食而能化为原则，以对病情有利为原则。

（五）早发现、早诊断、早治疗

当身体健康情况有变化或感到身体某一部分有异常症状出现时，应尽早就医，这是保护自身健康的要点，因为有些疾病若能早发现、早诊断、早治疗，治愈率比拖延失治的要高出几倍。对风湿疾病亦不例外，如果出现关节、肌肉、筋骨等处酸、麻、肿、痛、重等症状，应及早就医，进行检查、诊断，及早治疗。

临床上我们发现以下情况值得注意。

第一是有了病痛就医之后，刚开始检查，尚未明确诊断，患者却情绪紧张，先自惊慌，甚至乱投医、乱服药；亦有诊断明确之后，既怕疾病严重，又怕因病致残，终日惶惶然。这种精神上的沉重压力对缓解病情不利。应该教育患者正确对待疾病，遵照医嘱进行治疗。第二是有人对医生的解释分析将信将疑，却对道听途说信以为真，只要听到某药好或某种偏方有效，亦不请医生指导，抱自配用，到后来杂药乱投，病未痊愈，脾胃先伤，增加了病情的复杂性，给后续治疗带来困难。

第六章　脾胃系病证

第一节　胃痛

一、概述

胃痛又称胃脘痛，是由于外感邪气，内伤饮食情志，脏腑功能失调等导致气机郁滞，胃失所养，以上腹部近心窝处发生疼痛为主症的病证。

由于本病疼痛发生于心窝部，故古代文献中称本病为"心痛"。胃痛在脾胃肠病证中最常见，人群发病率高，中药治疗效果显著。

西医学中的急、慢性胃炎、消化性溃疡、胃痉挛、胃下垂，胃黏膜脱垂症，胃神经官能症等疾病，以上腹部疼痛为主要表现的，可参考本篇辨证论治。

二、临床表现

本病以心窝以下、脐以上部位发生的经常性或突发性疼痛症状为主要诊断依据。其疼痛可有隐痛、胀痛、刺痛、灼痛、剧痛等程度上的不同，有的可随进食而表现为有规律的疼痛加重或减轻。在胃痛的同时，常伴有脘腹闷胀，不思饮食，嗳腐吞酸，恶心嘈杂，大便或秘或溏，乏力消瘦，面黄浮肿，呕血、便血等临床表现。胃痛发病前多有情志、饮食、劳倦、受寒等明显诱因。

三、鉴别诊断

临证时需与胸痹疼痛，痛彻肩背，四肢厥冷青紫，气憋心悸为主症的真心痛相鉴别。

四、辨证论治

（一）辨证要点

1.辨急缓　凡胃痛暴作者，多因外感寒邪，或进食生冷，或暴饮暴食，以致寒伤中阳，积滞不化，胃失和降，不通则痛。凡胃痛渐发，常由肝郁气滞，木旺乘土，或脾胃虚弱，术壅土郁，而致肝胃不和，气滞血瘀。

2.辨寒热　寒邪犯胃之疼痛，多胃痛暴作，疼痛剧烈而拒按，并有喜暖恶凉，苔白，脉弦紧等特点。虚寒胃痛，多隐隐作痛，喜温喜按，遇冷加剧，四肢不温，舌淡苔薄，脉弱。热结火郁，胃气失和之胃痛，多为灼痛，痛势急迫，伴烦渴喜饮，喜冷恶热，便秘溲赤，舌红苔黄少津，脉弦数。

3.辨虚实　胃痛且胀，大便秘结不通者多属实；痛而不胀，大便溏薄者多属虚；喜凉者多实，喜温者多虚；拒按者多实，喜按者多虚；食后痛甚者多实，饥而痛增者多虚；脉实者多实，脉虚者多虚。

4.辨气血　初痛在气，久痛在血。

（二）分证论治

1.寒邪客胃如下所述。

主症：轻者胃痛痞满善噫，口淡无味，不欲饮食，食则喜热，遇冷即发或加重，得温痛减，或兼恶寒，甚则胃疼暴作，泛吐清水，大便溏傅，小便清长。舌苔白，脉紧或弦紧。

治法：散寒止痛。

方药：良附丸加味。

高良姜12g，香附10g，荜拔10g，吴茱萸、陈皮、炙甘草各6g。水煎服。

兼风寒表证加葛根、紫苏叶、陈皮；挟食滞加枳实、神曲、法夏、鸡内金。

2.肝郁气滞如下所述。

主症：胃脘胀痛，攻痛连胁，嗳气频繁，大便不畅，每因情志因素而痛作，表情忧郁或喜怒。苔薄白，脉弦。

治法：疏肝解郁，理气和胃。

方药：柴胡疏肝散。

柴胡、枳壳、赤芍各12g，香附10g，郁金12g，川楝子10g，延胡索12g，甘草6g。水煎服。

痛甚可选加木香、延胡索、香橼、佛手、绿萼梅；嗳气频繁可加沉香、旋覆花等。

3.痰湿中阻如下所述。

主症：轻则胃脘闷痛，时作时止，纳呆口黏，久则痞满胀痛，恶心干哕，呕吐清涎，甚则胃痛拒按，胃中有振水音，口淡细减，神疲乏力。舌苔白腻或滑腻，脉滑，或兼弦象。

治法：健脾化痰，理气和胃。

方药：导痰汤。

制半夏6g，橘红、茯苓、枳实（麸炒）、南星各3g，甘草15g。

4.饮食停滞如下所述。

主症：胃脘胀满疼痛，嗳腐吞酸，呕吐不消化食物，吐后痛减，大便不爽，矢气腐臭。苔厚腻，脉弦滑。

治法：消食导滞，和胃止痛。

方药：保和丸。神曲12g，山楂15g，莱菔子12g，法半夏10g，茯苓12g，陈皮6g，枳实10g，连翘12g，甘草6g。水煎服。

可酌加枳实、砂仁、槟榔等。食滞化热见苔黄、便秘者，可合用大承气汤。

5.胃络瘀阻如下所述。

主症：胃痛如针刺，痛处不移，疼痛于食后或入夜加重，病甚则胃痛拒按，状如刀绞，久痛不衰，或痛彻胸背，或兼见呕血、黑便。舌质淡暗，紫暗，舌有瘀点，瘀斑，脉涩或沉涩无力。

治法：活血化瘀，理气止痛。

方药：失笑散合丹参饮加减。

柴胡12g，白芍15g，枳实12g，蒲公英30g，法半夏、黄芩各40g，砂仁6g（后下），甘草6g。水煎服。

若呕血便黑为主症时，宜辨寒热，属肝胃郁热迫血妄行，可用泻心汤凉血止血；属脾胃虚寒，脾不统血，可用黄土汤温脾益气摄血。

6.肝胃积热如下所述。

主症：胃脘灼痛，胸胁闷胀，泛酸嘈杂，心烦易怒，口干口苦，甚则脘痛拒按，痛势急迫，喜食冷物，大便干结，小便短赤。舌质红，苔黄，脉弦数有力。

治法：清泻肝火，和胃止痛。

方药：化肝煎加减。

栀子 12%，牡丹皮 10g，白芍 15g，陈皮 6g，青皮 10g，吴茱萸 6g，黄连 10g，蒲公英 30g，佛手 12g，甘草 6g。水煎服。

可酌加黄连、吴茱萸、绿萼梅等。

7.胃阴不足如下所述。

主症：胃痛隐隐，咽干口燥，胃脘灼热，似饥不欲食，口干不欲饮，大便干结。舌红少津，苔少花剥，脉细数。

治法：养阴益胃，和阳生津。

方药：一贯煎加减。

北沙参 15g，麦冬 12g，生地黄 15g，枸杞子 12g，当归 6g，白芍 15g，川楝子 10g，佛手 12g，甘草 6g。水煎服。

加减：若嘈杂泛酸可加吴茱萸、黄连。

8.脾胃虚寒如下所述。

主症：胃脘隐痛，泛吐清水，喜温喜按，纳差，便溏，神疲乏力，或畏寒肢冷。舌淡，脉细弱。

治法：健脾益气，温胃止痛。

方药：黄芪建中汤加减。

黄芪 18g，白芍 15g，桂枝 10g，白术 12g，党参 15g，干姜 6g，木香 6g（后下），大枣 5 枚。水煎服。

寒胜痛甚加党参、干姜；痛发时合良附丸；痛止后可用香砂六君子丸调理。

五、其他疗法

1.简验方如下所述。

（1）乌芍散（乌贼骨、白芍、甘草，按 3∶1∶1 的剂量比例配制）3g，白及粉 3g 和匀调服每日 2～3 次，用于胃痛，有吐血便血者。

（2）桃仁、五灵脂各 15g，微炒为末，米醋为丸如小豆粒大，每服 15～20 粒，开水送服，孕妇忌服，治血瘀胃痛。

（3）姜黄 15g，炒香附 15g，研细末，每服 2～3g，治胃脘气滞作痛。

（4）荜澄茄、白豆蔻各等分，研细末，每服 2～3g，治胃寒痛。

（5）鸡内金 10g，香橼皮 10g。研细末，每服 1～2g，治食积胃脘胀痛。

（6）百合 30g，丹参 20g，水煎空腹服，治虚热胃痛。

（7）莱菔子 15g 水煎，送服木香面 4.5g，治食积胃痛。

（8）黑香附 12g，砂仁 3g，甘草 3g，研细末，每服 2～3g，治气痛。

（9）沉香、肉桂粉各 1g，温开水调服，每日 2～3 次，用于胃痛寒凝气滞者。

（10）五灵脂 9g，枯矾 4.5g，共研细粉，分两次开水送服，治血瘀胃痛。

2.针灸如下所述。

（1）针刺内关、足三里、中脘，适用于各种胃痛。

（2）艾灸中脘、足三里、神阙，适用于虚寒性胃痛。

3.外治法腰胳膏（沉香、小茴香、乳香、肉桂、麝香）每次一张，微火化开，贴脐腹，功能温中散寒，暖腹止痛，用于脾胃虚寒胃痛。

六、病案选录

杨某，男，62岁，1972年12月4日初诊。

病史:胃痛一个多月，饭后疼痛加重，伴纳呆，反酸、受凉易发，遇温则适，过去有胃痛史已十余年。苔白、脉沉细。

辨证施治：患者年老体弱，久病身虚，脾胃虚寒为其本，气滞血疲为其标，治宜温中健脾，理气活血，标本兼治。

处方：高良姜9g，香附9g，吴萸6g，蒲黄9g，五灵脂9g，白芷9g，枳壳9g，草蔻9g，白芍15g，甘草6g。

二诊：上方服两剂，胃痛减轻，已不反酸，食欲也好转。脉舌如前。效不更方。

三诊：胃脘不痛，食欲增进，苔薄白，脉有起色。遵原方服用，以巩固之。

第二节　吐酸

一、概述

吐酸即泛吐酸水之意，常与胃痛兼见，但亦可单独出现。常见于西医的消化性溃疡病、慢性胃炎和消化不良等。

二、辨证论治

1.脾胃虚寒如下所述。

主症：吐酸时作，兼吐清水，口淡喜暖，脘闷食少，少气懒言，肢倦不温，大便时溏。舌淡苔白，脉沉弱或迟缓。

治法：温中散寒，和胃制酸。

方药：吴茱萸汤合香砂六君子汤。

常用药：党参、白术、茯苓、甘草——甘温益胃；陈皮、半夏、香附、砂仁——行气降逆；吴茱萸——辛通下达以开郁结；生姜、大枣——温胃散寒补虚。

2.肝胃郁热如下所述。

主症：吐酸时作，胃脘灼热，口苦而臭，心烦易怒，两胁胀闷。舌红，脉弦。

治法：泄肝和胃。

方药：左金丸加味。

黄连——直折肝火；吴茱萸——辛通下达开郁结；白芍——敛肝养阴；竹茹——清热化痰；川楝子——行气导滞；鸡内金——消积化滞；牡蛎、石决明——制酸；或加乌贼骨、煅瓦楞。

3.湿阻于胃如下所述。

主症：吐酸时作，喜唾涎沫，时时欲吐，胸脘痞闷，嗳气则舒，不思饮食。舌淡红，苔白滑，脉弦细或濡滑。

治法：化湿和胃，理气解郁。

方药：越鞠丸加减。

苍术、白豆蔻——燥湿化痰；香附、厚朴、枳壳——行气导滞；神曲——健胃消食；栀子——清化郁热；生姜——温胃和胃。苍术、白豆蔻——燥湿化痰；香附、厚朴、枳壳——行气导滞；神曲——健胃消食；栀子——清化郁热；生姜——温胃和胃。

三、其他疗法

1.针灸疗法 针刺中脘、内关、足三里。热证加刺阳陵泉，用泻法；寒证用补法，并加艾灸。

2.饮食疗法如下所述。

（1）凤凰衣粥：鸡蛋壳若干，去内膜洗净炒黄研末，每次 6g 加入热粥中服食。寒热证均宜。

（2）白胡椒海螵蛸煲猪肚：白胡椒 12g，海螵蛸 20g，猪肚 1 个，先将海螵蛸、白胡椒（打碎）放入洗净的猪肚内，并加入少量清水，然后把猪肚两端用线扎紧，慢火煮至烂熟，去海螵蛸及胡椒，调味分次食肉饮汤。适用于寒证吐酸。

第三节　噎膈

一、概述

噎膈是因饮食不节、七情内伤、久病年老致食管狭窄，或津枯血燥致食管干涩，出现吞咽食物梗噎难下，甚则不能下咽入胃，食入即吐为主要表现的病证。

噎膈的证候表现较为复杂，一般规律是初起只表现为吞咽食物噎塞不顺，尚可咽下，继则随着噎塞的逐渐加重，出现固体食物难以下咽、汤水可入，最后汤水不下，咽后即吐。随着病邪日深，饮食逐渐不得，导致胃之阴津、脾之阳气均衰竭，出现全身虚脱，病情危重难医。也有终生梗噎不顺，一直未出现食饮格拒不下之症者。

西医学的食管癌、贲门癌，以及食管憩室、食管狭窄、食管炎、食管贲门失弛缓症、贲门痉挛、胃神经官能症等病症出现噎膈症状表现时，可参考本节内容辨证论治。

二、临床表现

初起咽部或食管内有异物感，进食时偶有滞留感，或轻度梗阻感；病情加重后呈持续性进行性吞咽困难，甚至食不得入，或食入即吐，夹有痰涎。常伴有咽部干燥，胃脘不适，胸膈疼痛，甚则形体消瘦、肌肤甲错、精神疲惫等。

三、相关检查

胃镜检查为首选方法，可直接观察食管、贲门、胃体及病灶形态，并可在直视下作活组织病理学检查以确定病性。食管 X 线钡餐造影检查可观察到食管的蠕动，内壁的充盈、龛影，黏膜的变化，以及狭窄程度。食管 CT 扫描检查可显示食管与邻近纵隔器官的关系，但难以发现早期轻微病变。

四、鉴别诊断

1.噎膈与反胃　二者均有食入即吐的症状。但噎膈以本虚标实为基本病理性质，正虚以阴虚有热为主，初起无呕吐，后期格拒，食物难下，食入即吐，此时病情较重，预后不良。反胃以正虚为主，多系阳虚有寒，饮食能顺利下咽，但经久复出，朝食暮吐，暮食朝吐，宿食不化，病证较轻，预后良好。

2.噎膈与梅核气　二者症状均有咽中异物感。噎膈系痰积、瘀血等有形之物为主郁阻于食管致吞咽困难。梅核气是患者自觉咽中如有物梗阻，咯之不出，咽之不下，但饮食下咽顺利，无阻塞，以气机郁滞为主，为无形之邪所致。

五、辨证论治

（一）辨证要点

1.辨标本虚实主次　噎膈以正虚为本，夹有气滞、痰积、血瘀等标实之证。因忧思恼怒、饮食所伤，致气滞、痰积、血瘀去，以实为主；因热饮伤津、年老久病伤肾而致津枯血燥，甚则气虚阳微者，属虚。病变初期病程短者多属实，或实中夹虚；病变中后期病程长者多以虚为主，或虚中夹实。实证主要以吞咽困难，梗塞不顺，胸膈胀痛为证候特点；虚证主要以食管干涩，饮食不下，或食入即吐为证候特征。临床又常见虚实夹杂之证候，尤当详辨其主次。

2.辨病理性质　本病初起以标实为主，当辨其气、痰、瘀三者的主次，一般先见痰气交阻，若病情发展则为瘀血内结；病久往往由实转虚，多表现为阴血枯槁，终致气虚阳微。临床以邪实正虚并见者为多。若病程短，咽中不适，略有噎塞，重者吞咽欠利，饮食不减，症状发生和加重与情志因素有密切关系，多责之于气；若吞咽不利或困难，呕吐痰涎，胸闷，苔腻，脉滑，多责之于痰；若病程久，胸骨后疼痛固定，饮食难下，呕吐紫红色血，舌紫，脉细或涩，则多责之于瘀。病程日久正虚为主，见形体消瘦，皮肤干枯，舌红少津者，为津枯血燥；出现面色㿠白，形寒肢冷，面浮足肿为主者，为气虚阳微。临证时必须辨明标本的各自性质。

（二）治疗原则

本病的治疗旨在扶正与祛邪，当按邪正虚实主次，权衡标本缓急而施治。以开郁理气、滋阴润燥为治疗原则。且根据具体病情、病期的不同，有所侧重地运用理气、化痰、祛瘀之法。如初期标实为主，重在理气、化痰、行瘀，伴有火盛者结合清热解毒，少佐扶正、滋阴润燥之品；后期以本虚为主，重在扶正，应根据阴血祜槁和阳气衰微的不同，分别治以滋阴润燥或温补中阳，并可酌情配用理气、化痰、散瘀之品。根据标本虚实的主次缓急确定相应治法，病变初期或标实为主者，重在治标，适当补虚。治标不可过用辛散香燥之品，以免伤及津液，治本应注意顾护胃气。

（三）分证论治

1.痰气交阻证如下所述。

主症：吞咽时自觉食管梗阻不畅，胸膈痞满，甚则疼痛，情志舒畅时症减，精神抑郁时加重；伴嗳气呃逆，呕吐痰涎，口干咽燥，大便艰涩；舌质红，苔薄腻，脉弦滑。

证候分析：本证以痰气交阻，郁热伤津为主要病机。痰气交阻，食管不利则吞咽梗阻不畅，胸膈痞闷，甚则作痛；情绪舒畅，气机调畅则病减，精神抑郁则气机郁结，故病重，初期以气郁为主，易见此象；痰气交阻食管，易犯胃，胃气亡逆，则嗳气呃逆，呕吐痰涎；气郁痰阻，津液不能上承下达，且郁热伤津，故咽干口燥，大便艰涩；舌质红、苔薄腻、脉弦滑皆为痰气交阻且郁热伤津之征象。本证以哽噎不畅，胸膈痞满，易随情绪增减，伴痰气交阻征象为辨证要点。

治法：开郁化痰，润燥降气。

方药：启膈散加减。若泛吐痰涎多，可加全瓜蒌、陈皮、半夏，或含化玉枢丹，以增化痰之力；若嗳气呕吐明显，加旋拟花、代赭石、姜汁增降逆和胃之效；若气郁化火，心烦口干，加山豆根、金果榄、栀子等增强清解郁热之效；若津伤较重，大便干涩，舌红少津，加玄参、天花粉、蜂蜜增强润燥生津之功；大便不通，加大黄、莱菔子等，便通即止，不可久用。

2.津亏热结证如下所述。

主症：吞咽梗塞而痛，水饮可下，食物难入，或入而复出，甚则滴水不入；伴胸背灼痛，五心灼热，口燥咽干，渴欲冷饮，大便干结，以及形体消瘦，肌肤干枯；舌质红而干或带裂纹、脉弦细数。

证候分析：本证以胃津亏耗，胃失润降为主要病机。胃津亏耗，食管失于濡润，故吞咽时梗塞作痛；初期食管郁结不重，且进水则食管得润，故水饮尚可下，但固体食物则难下；热结食管，胃气上逆，故食后复出；津亏热结，其热在阴，故五心烦热；热结津伤，胃肠枯燥，故口燥咽干，渴欲冷饮，大便干结；胃不受纳，无以化生精微，故形体消瘦，肌肤干枯；舌质红而干或带裂纹、脉弦细数皆为津亏热结之征象。本证以吞咽梗塞症状较重，伴津亏热结征象为辨证要点。

治法：滋阴养血，清热生津。

方药：沙参麦冬汤加减。若胃火偏盛，加用山栀、黄连、芦根、山慈姑、山豆根、白花蛇舌草、半枝莲等清胃泻火解毒；食入即吐者加竹茹、生姜汁和胃止呕；若阴津枯竭，肠道失润，大便干结，加火麻仁、瓜蒌仁、何首乌润肠通便；若火盛灼津，大便不通，腹中胀满，可用大黄甘草汤泻热存阴，但宜中病即止；若食管干涩，口燥咽干，可另用五汁安中饮频频呷服，生津润燥，降胃散结。

3.瘀血内结证如下所述。

主症：饮食难下，甚则滴水不入，或虽下而复吐；胸膈疼痛，固定不移，面色暗黑，肌肤枯槁，形体消瘦；舌质紫暗，脉细涩。

证候分析：本证以瘀血内结为主要病机。病情深重，瘀血内结，阻于食管，因而胸膈疼痛，固定不移，饮食难下，甚则滴水不入；瘀阻位置偏下，则下而复吐；因饮食不入，生化乏源，津血亏虚不能充养肌肤，故肌肤枯槁，形体消瘦；面色暗黑、舌质紫暗、脉细涩皆为瘀血内结之征象。本证以梗噎不入或下而复吐，伴瘀血内结征象为辨证要点。

治法：滋阴养血，破血行瘀。

方药：通幽汤加减。瘀阻重者加乳香、没药、丹参、三七、蜣螂等，增强活血通络之力；瘀结甚者可更加三棱、莪术、炙穿山甲、急性子等，增强破结消瘀之力；若呕吐甚，痰涎多，可加海蛤粉、法半夏、瓜蒌等化痰止呕；若呕吐物如赤豆汁，为吐血，加云南白药化疲止血；若服药即吐，难以下咽，可含化玉枢丹，开膈降逆后再服汤药。

4.气虚阳微证如下所述。

主症：长期吞咽受阻，水饮不下，泛吐大量黏液白沫，肢体浮肿，面色㿠白，精神疲惫，形寒气短，腹胀便溏；舌质淡，苔白，脉细弱。

证候分析：本证以阴损及阳，脾肾阳衰为主要病机。长期吞咽受阻，病情加重，脾阳衰微，饮食无以受纳和运化，津液输布无权，故饮食不下，泛吐痰涎；阳虚无以运化水谷、水液，故面色㿠白，肢体浮肿，腹胀便溏；舌质淡、苔白、脉细弱皆为气虚阳微之征象。本证以噎膈日久，伴脾肾阳虚证候为辨证要点。

治法：温补脾肾，益气回阳。

方药：补气运脾汤加减。临床应用时可加旋覆花、代赭石增强降逆之力；若泛吐白沫，加吴茱萸、丁香、白蔻仁温胃降逆；若伴明显的口咽干燥、形体消瘦等阴虚征象者，加石斛、麦冬、沙参滋养阴液；肾阳虚征象明显者，可加附子、肉桂、鹿角胶、肉苁蓉等温补肾阳。总之，噎膈的辨治主要是分清虚实的主次。急则治其标，即理气、化痰、行瘀，祛其邪毒；缓则治其本，以补气温阳、滋阴养血为主。临床用药多是虚实兼顾，标本同治。

六、其他疗法

（一）中成药

华蟾素注射液、六神丸、冬凌草片均适用于热毒郁结型；开郁顺气丸适用于气滞痰凝型；平消片适用于痰瘀互结之噎膈。

（二）单验方

（1）大黄鱼鳔100g，将鱼鳔洗净，沥干，用香油炸酥，取出制粉，装瓶备用。每次5g。每日3次，温水送服，可怯风活血、解毒抗癌，用于食管癌、胃癌。

（2）活壁虎5条，白酒500ml，用锡壶盛酒，将活壁虎放入，2天后可以服用。每次10ml，慢慢呔之，每日3次，饭前半小时服用。有祛疲消肿之效，用于食管癌梗阻者。

（3）姜半夏、姜竹茹、旋覆花、代赭石、广木香、公丁香、沉香曲、豆蔻、川楝子、川朴、南北沙参、天麦冬、石斛、急性子、蜣螂、当归、仙鹤草。水煎服，日1剂。

（4）八仙膏。用藕汁、姜汁、梨汁、萝卜汁、甘蔗汁、白果汁、竹沥、蜂蜜等份和匀蒸熟，适量饮之，治疗噎食。

第四节　反胃

一、概述

反胃是饮食入胃，宿谷不化，经过良久，由胃反出的病证。

西医学的胃、十二指肠溃疡，胃黏膜脱垂症，胃部肿瘤，胃神经官能症等，凡并发胃幽门痉挛、水肿、狭窄，引起胃排空障碍，而出现反胃症状者，可参考本篇内容辨证论治。

主症：食后脘腹胀满，朝食暮吐，暮食朝吐，宿谷不化，吐后转舒，神疲乏力，面色少华，手足不温，大便溏少，舌淡苔白滑，脉细缓无力。

治法：温中健脾，降气和胃。

方药：丁香透膈散（人参、白术、丁香、半夏、术香、香附、炙甘草、砂仁、神曲、白豆蔻、麦芽）。若吐甚者，加代赭石、旋覆花；若脾胃虚寒，四肢不温者加附子、干姜，若面色㿠白，四肢清冷，腰膝酸软，肾阳不足者，用右归丸。

简验方如下。

（1）雪梨 1 个，丁香 50 粒，梨去核，放入丁香，外用纸面包好，煨熟吃。

（2）守宫 1～2 只（去腹中杂物），鸡蛋 1 个。用法：将鸡蛋一头打开，装入壁虎蒸熟，每日服 1 个，连服数日。

（3）木香调气散（《证治汇补》）。白豆蔻、丁香、木香、檀香、砂仁、甘草。

三、预防与调摄

此证之预防，就注意劳逸结合，增强体质；要怡情放怀，避免精神刺激；勿过量饮酒和恣食辛辣食物，免伤胃气；应外避六淫，免除外因之干扰。

在治疗中，宜内观静养，薄滋味，忌香燥，戒郁怒，禁房事。

第五节　呃逆

呃逆是指胃气上逆动膈，以气逆上冲，喉间呃呃连声，声短而频，令人不能自止为主要临床表现的病证。呃逆古称"哕"，又称"哕逆"。西医学中的单纯性膈肌痉挛即属呃逆。而胃肠神经官能症、胃炎、胃扩张、胃癌、肝硬化晚期、脑血管病、尿毒症，以及胃、食道手术后等其他疾病所引起的膈肌痉挛，均可参考本节辨证论治。

一、病因病机

呃逆的病因有饮食不当，情志不遂，脾胃虚弱等。

（1）饮食不当　进食太快太饱，过食生冷，过服寒凉药物，致寒气蕴蓄于胃，胃失和降，胃气上逆，并可循手太阴之脉上动于膈，使膈间气机不利，气逆上冲于喉，发生呃逆。如《丹溪心法•咳逆》曰："咳逆为病，古谓之哕，近谓之呃，乃胃寒所生，寒气自逆而呃上。"若过食辛热煎炒，醇酒厚味，或过用温补之剂，致燥热内生，腑气不行，胃失和降，胃气上逆动膈，也可发为呃逆。如《景岳全书•呃逆》曰："皆其胃中有火，所以上冲为呃。"

（2）情志不遂　恼怒伤肝，气机不利，横逆犯胃，胃失和降，胃气上逆动膈；或肝郁克脾，或忧思伤脾，脾失健运，滋生痰浊，或素有痰饮内停，复因恼怒气逆，胃气上逆挟痰动膈，皆可发为呃逆。正如《古今医统大全•咳逆》所说："凡有忍气郁结积怒之人，并不得行其志者，多有咳逆之证。"

（3）正气亏虚或素体不足，年高体弱，或大病久病，正气未复，或吐下太过，虚损误攻等，均可损伤中气，使脾胃虚弱；胃失和降；或胃阴不足，不得润降，致胃气上逆动膈，而发生呃逆。若病深及肾，肾失摄纳，冲气上乘，挟胃气上逆动膈，也可导致呃逆。如《证治汇补•呃逆》提出："伤寒及滞下后，老人、虚人、妇人产后，多有呃症者，皆病深之候也。"

呃逆的病位在膈，病变关键脏腑为胃，并与肺、肝、肾有关。胃居膈下，肺居膈上，膈居肺胃之间，肺胃均有经脉与膈相连；肺气、胃气同主降，若肺胃之气逆，皆可使膈间气机不畅，逆气上出于喉间，而生呃逆；肺开窍于鼻，刺鼻取嚏可以止呃，故肺与呃逆发生有关。产生呃逆的主要病机为胃气上逆动膈。

二、临床表现

呃逆的主要表现是喉间呃呃连声，声音短促，频频发出，患者不能自制。临床所见以偶发者居多，为时短暂，多在不知不觉中自愈；有的则屡屡发生，持续时间较长。呃声有高有低，间隔有疏有密，声出有缓有急。发病因素与饮食不当、情志不遂、受凉等有关。本病常伴胸膈痞闷，胃脘嘈杂灼热，嗳气等症。

三、诊断

（1）临床表现以喉间呃呃连声，声短而频，令人不能自止为主症。
（2）常伴胸膈痞闷，胃脘嘈杂灼热，嗳气，情绪不安等症。
（3）多有饮食不当、情志不遂、受凉等诱发因素，起病较急。
（4）呃逆控制后，做胃肠钡剂X线透视及内窥镜等检查，有助于诊断。

四、鉴别诊断

（1）干呕与呃逆同有胃气上逆的病机，同有声无物的临床表现，二者应予鉴别。
（2）呃逆的特点是气从膈间上逆，气冲喉间，其声短促而频；干呕的特点为胃气上逆，冲咽而出，其声长而浊，多伴恶心，属于呕吐病，不难鉴别。
（3）嗳气与呃逆也同属胃气上逆，有声无物之证，然呃逆的特点为声短而频，令人不能自制；嗳气的特点则是声长而沉缓，多可自控。

五、辨证论治

（一）辨证要点
1.辨病情轻重　呃逆有轻重之分，轻者多不需治疗，重者才需治疗，故需辨识。若属一时性气逆而作，无反复发作史，无明显兼证者，属轻者；若呃逆反复发作，持续时间较长，兼证明显，或出现在其他急慢性疾病过程中，则属较重者，需要治疗。若年老正虚，重病后期及急危患者，呃逆时断时续，呃声低微，气不得续，饮食难进，脉细沉弱，则属元气衰败、胃气将绝之危重症。
2.辨寒热虚实　呃声沉缓有力，胃脘不舒，得热则减，遇寒则甚，面青肢冷，舌苔白滑，多为寒证；呃声响亮。声高短促，胃脘灼热，口臭烦渴，面色红赤，便秘溲赤，舌苔黄厚，多为热证；呃声时断时续，呃声低长，气出无力，脉虚弱者，多为虚证；呃逆初起，呃声响亮，声频有力，连续发作，脉实者，多属实证。
3.治疗原则　呃逆一证，总由胃气上逆动膈而成，故治疗原则为理气和胃、降逆止呃，并在分清寒热虚实的基础上，分别施以祛寒、清热、补虚、泻实之法。对于重危病证中出现的呃逆，急当救护胃气。
（二）分证论（治）
1.实证如下所述。
（1）胃中寒冷
主症：呃声沉缓有力，胸膈及胃脘不舒，得热则减，遇寒则甚，进食减少，口淡不渴，舌苔白，脉迟缓。

治法：温中散寒，降逆止呃。

方药：丁香散。

方中丁香、柿蒂降逆止呃，高良姜、甘草温中散寒。若寒气较重，胸脘胀痛者，加吴茱萸、肉桂、乌药散寒降逆；若寒凝食滞，脘闷嗳腐者，加莱菔子、槟榔、半夏行气导滞；若寒凝气滞，脘腹痞满者，加枳壳、厚朴、陈皮；若气逆较甚，呃逆频作者，加刀豆子、旋覆花、代赭石以理气降逆；若外寒致呃者，可加紫苏、生姜。

（2）胃火上逆

主症：呃声洪亮有力，冲逆而出，口臭烦渴，多喜饮冷，脘腹满闷，大便秘结，小便短赤，苔黄燥，脉滑数。

治法：清热和胃，降逆止呃。

方药：竹叶石膏汤。

方中竹叶、生石膏清泻胃火，人参（易沙参）、麦冬养胃生津，半夏和胃降逆，粳米，甘草调养胃气。可加竹茹、柿蒂以助降逆止呃之力。若腑气不通，痞满便秘者，可用小承气汤通腑泄热，亦可再加丁香、柿蒂，使腑气通，胃气降，呃逆自止。若胸膈烦热，大便秘结，可用凉膈散。

（3）气机郁滞

主症：呃逆连声，常因情志不畅而诱发或加重，胸胁满闷，脘腹胀满，纳减嗳气，肠鸣矢气，苔薄白，脉弦。

治法：顺气解郁，降逆止呃。

方药：五磨饮子。

方中木香、乌药解郁顺气，枳壳、沉香、槟榔宽中行气。可加丁香、代赭石降逆止呃，川楝子、郁金疏肝解郁。若心烦口苦，气郁化热者，加栀子、黄连泄肝和胃；若气逆痰阻，昏眩恶心者，可用旋覆代赭汤降逆化痰；若痰涎壅盛，胸胁满闷，便秘，苔浊腻者，可用礞石滚痰丸泻火逐痰；若瘀血内结，胸胁刺痛，久呃不止者，可用血府逐瘀汤活血化瘀。

2.虚证如下所述。

（1）脾胃阳虚

主症：呃声低长无力，气不得续，泛吐清水，脘腹不舒，喜温喜按，面色㿠白，手足不温，食少乏力，大便溏薄，舌质淡，苔薄白，脉细弱。

治法：温补脾胃，和中降逆。

方药：理中汤。

方中人参、白术、甘草甘温益气，干姜温中散寒。可加吴茱萸、丁香温胃平呃，内寒重者，可加附子、肉桂。若嗳腐吞酸，夹有食滞者，可加神曲、麦芽；若脘腹胀满，脾虚气滞者，可加香附、木香；若呃声难续，气短乏力，中气大亏者，可用补中益气汤；若病久及肾，肾失摄纳，腰膝酸软，呃声难续者，可分肾阴虚、肾阳虚而用金匮肾气丸、七味都气丸。

（2）胃阴不足

主症：呃声短促而不得续，口干咽燥，烦躁不安，不思饮食，或食后饱胀，大便干结，舌质红，苔少而干，脉细数。

治法：益胃养阴，和胃止呃。

方药：益胃汤。

方中沙参、麦冬、玉竹、生地甘寒生津，滋养胃阴。可加炙枇杷叶、柿蒂、刀豆子以助降逆止呃之力。若神疲乏力，气阴两虚者，可加人参、白术、山药；若咽喉不利，胃火上炎者，可用麦门冬汤；若日久及肾，腰膝酸软，五心烦热，肝肾阴虚，相火挟冲气上逆者，可用大补阴丸加减。

六、其他疗法

1.简验方如下所述。

（1）刀豆子 10g（杵碎），枇杷叶 6g，水煎服，适用于一般呃逆。

（2）荜澄茄、高良姜等分，研末，每服 3g（水煎剂量加倍），适用于胃寒呃逆。

（3）柿蒂 9g，水煎服。

（4）鲜姜、蜂蜜各 30g。用法：鲜姜取汁去渣，与蜂蜜共同调匀，一次服下。

（5）南瓜蒂 4 只，水煎服，连服 3～4 次。

（6）枇杷叶 30～90g，刷去毛，以水二碗，浓煎一碗服。

（7）姜半夏 10g，荔枝核 24g，荷叶蒂 21g，水煎服。

2.针灸如下所述。

主穴：内关、膈俞。

配穴：足三里、中脘、太冲。

治法：先刺主穴，用中强刺激手法。体虚呃逆不止者，用艾柱直接灸膈俞、足三里。

七、预防与调摄

预防本病，平时要注意寒温适宜，避免外邪犯胃。注意饮食调节，不要过食生冷及辛热煎炸之物。患热病时不要过服寒凉。患寒证时不要妄投温燥。要情志舒畅、以免肝气逆乘肺胃。若呃逆是并发于一些急慢性疾病过程中，要积极治疗原发病证，这是十分重要的预防措施。

呃逆的轻症，多能逐渐自愈，无须特别治疗和护理。若呃逆频频发作，则饮食要进易消化食物，粥面中可加姜汁少许，以温宣胃阳，降气止呃。一些虚弱患者，如因服食补气药过多而频频呃逆者，可用橘皮、竹茹煎水温服。

第六节　泄泻

一、概述

泄泻是一个病证，以排便次数增多，粪质稀溏，或泻物如水样为其主症。泄，有漏泄的含义，粪出稀溏，其势较缓。

泄泻一病证，有久暴之分。暴泻属实，多因外邪、饮食所伤；久泻多虚，或虚中挟实，多为久病体虚，或情志郁怒，脏腑功能失调而成。脾病湿盛是发病的关键，实证为寒湿、湿热、酒食中阻，脾不能运，肠胃不和，水谷清浊不分；虚证为脾虚生湿，或肝气乘脾，或命门火衰，腐熟无权，健运失司。总属脾胃运纳不健，小肠受损和大肠传导失常所致。治疗应以调理脾胃，去湿为主，但应随其所因而出入变化。

泄泻与西医所说腹泻含义相似，可见于多种疾病，凡因消化器官发生器质性或功能性病变而致的腹泻。有各种细菌性食物中毒，肉食中毒等，有急性肠道感染，如病毒性肠炎，急性细菌性痢疾、霍乱、副霍乱等。有其他原因的急性肠炎，如急性出血性坏死性肠炎等。还有肠结核、结肠炎、结肠过敏症等都包括在中医泄泻的范畴。

临证若见虚实相兼者，应补脾与祛邪并施，寒热错杂者，须温清同用。急性暴泻不可妄予补涩，慢性久泻不宜漫投分利。清热不可过于苦寒，太苦则伤脾。补虚不可纯用甘温，太甘则生湿，一般说来，急性泄泻，多易治疗，如迁延日久，则难期速效，且易反复发作。此外，本病在服药治疗的同时，还应做到饮食有节，忌生冷腥荤等食物，才能有助于提高疗效。

泄泻应与痢疾相鉴别，前者为大便稀溏或水样，色黄，泻下爽利，甚或滑脱不禁；后者为大便混杂红白脓血黏液，里急后重，利下不爽。

二、辨证治疗

（一）寒湿伤脾

主症：泄泻稀薄多水，腹部胀痛，肠鸣不已。饮食减少，甚则恶心欲吐。身体困倦，懒说懒动。或兼寒热，头痛如裹，肢体酸楚，口淡不渴，舌苔白，脉浮。

治法：温寒化湿，疏散表邪。

首选方剂：藿香正气散。方解：藿香温化中寒，芳香辟秽，理气和中，为主药；紫苏、白花、桔梗辛温发散，解表邪而利气机；厚朴、大腹皮燥湿除满；半夏、陈皮理气化痰；茯苓、白术、甘草和中，健脾化湿。本方既能驱散表邪，又能燥湿除满，健脾宽中，调理肠胃，使湿浊得化，风寒外解，脾胃功能恢复而泻止。

备用方剂：甘草干姜茯苓白术汤。方解：干姜、甘草补中暖土，茯苓、白术健脾利湿。脾主运化，寒湿中阻，运化失常，发为泄泻，故使用暖土胜湿之法，使寒去湿化，则泄泻自止，凡寒湿伤脾，不兼表证者，宜此方。

随症加减：若表寒重者，可加荆芥、防风等增强疏散风寒之力。腹部胀痛、肠鸣，加砂仁、炮姜，以温寒行气。胸闷脘痞，肢体倦怠，舌苔垢腻者，加豆蔻仁、法半夏，以芳香化湿。尿少，加泽泻、车前子，以利小便而实大便。恶心欲吐，加生姜、砂仁，以和胃止呕。肢体怠倦，舌苔由腻，脉象濡缓者，加苍术、广木香，以助燥湿健脾之力。头痛如裹加藁本、羌活，以表散寒湿。

（二）湿热下注

主症：腹痛即泻，泻下急迫，势如水注，粪色黄褐而臭，肛门灼热，心烦口渴，小便短赤，舌苔黄而厚腻，脉濡滑而数。

本证应与寒湿伤脾相鉴别。二者皆为湿盛，但一寒一热，各不相同。《证治要诀》曰："冷泻不言而喻，热亦能泻者，盖冷泻替之盐，见火热则凝，冷则复消；热泻替之水，寒则结冰，热则复化为水。"寒湿伤脾者，粪便不臭；肛门不热，湿热下注者粪便多臭，肛门灼热，寒者肢体倦怠，懒说懒动；热者心烦意燥，声音壮亮。寒者小便清白不涩，不渴；热者小便赤黄而涩，烦渴。寒者苔白脉沉细，热者苔黄脉濡数。至于泄泻时间的久暂，不足为凭。

治法：清热化湿，利尿厚肠。

首选方剂：葛根黄芩黄连汤。方解：方中重用葛根，解肌清热，升举内陷之热邪，黄芩、黄连苦寒，清热燥湿厚肠为辅，甘草甘缓和中，协和诸药。诸药使湿热分消，而泄泻自止。本方外解肌表，内清肠胃之热，湿热泄泻而兼有表邪者尤宜之。

备用方剂：二妙散。方解：黄柏苦寒清热，苍术芳香燥湿，两者相结合，有清热燥湿之功。

随症加减：湿偏重者，舌苔黄厚而腻，腹胀不适，加厚朴、苍术，苦温燥湿，行气宽中。挟滞者，脘腹胀闷，恶心呕吐，加山楂、神曲，消食导滞，和胃安中。热偏重者，烦渴尿少，肛门灼热，加连翘、地锦，清泄热邪，以防暴注下迫。若发于炎暑盛夏之时，感冒暑气，暑伤其外，而湿伤其中，症见泄泻如水，烦渴尿赤，自汗面垢，舌苔薄黄，脉象濡数，加藿香、香薷、扁豆衣、荷叶等清暑化湿。小便短赤，舌苔厚腻，加木通、金银花，消热利尿，利小便即实大便，湿热从小便中去，泄泻亦能速止。

（三）酒食伤中

主症：腹部胀痛拒按，泻下粪便臭如败卵，泻后痛减，或泻而不畅，胸脘痞闷，嗳气不欲食，舌苔垢腻，脉滑而数，或见沉弦。

伤食和伤酒，临床症状，各有不同。食泻的特点为：有伤食史，腹痛，腹泻，泻后腹痛减轻，泻出物为消化不良，且嗳气反酸。如《医学入门》曰："食泻食积痛甚，泻后痛减，如抱坏鸡子，嗳气作酸。"酒泻的特点是：有伤酒史，多晨起作泻，能食善饮，泻出物为水样便，带有酒臭味，午后反便结粪，或时有血。如《张氏医通》曰："有人患早起泄泻，或时有血，午后仍便结粪，能食善饮，此是酒积作泻。"二者大同小异。

治法：消食导滞，健脾和胃。

首选方剂：保和丸。方解：山楂酸温，消内食积；神曲辛燥，能醒酒洗胃，除陈腐之积；莱菔子善消面积，更兼豁痰下气，宽畅胸膈，配以半夏、陈皮、茯苓和胃利湿；连翘芳香，散结清热。诸药合用，以成和胃消食之功。饮食过度则脾运不及，势必停积而为食滞，食停上脘，有上逆之势，当以吐法引而越之。食停下脘，有坚结之形，又当以下法攻之。食停中脘，嗳腐不食，大便泄泻，既无上逆之势，又无坚结之形，如此则吐、下两法皆不相宜，唯以平和之品，消而化之，因此本方有"保和"之称，食滞一去，脾之运化复常，泻可自止。

备用方剂：枳实导滞丸。方解：枳实消痞导滞为君，大黄荡涤实积为臣，黄芩、黄连清热利湿为佐，茯苓、白术、泽泻、神曲渗湿和中为使，合用具有推荡积滞，清利湿热之功。对于湿热食滞互阻肠胃，痞闷不安，腹痛泄泻，甚为合适。因湿热积滞一日不去，则腹痛泄泻一日不出，只有湿热清，积滞去，泄泻才能自止。

随症加减：如腹痛胀甚，大便泻下不畅者，可加枳实、槟榔，通腑导滞。积滞化热，加连翘、黄连，清热厚肠。恶心呕吐，加半夏、豆蔻仁，和胃止呕。食欲不振，加藿香、佩兰，芳香醒胃。舌苔垢腻，加苍术、薏苡仁，芳香和淡渗同用，以增强去湿之功。

（四）寒热错杂

主症：心下痞满，按之柔软不痛，肠鸣不利，水谷不化，恶心呕吐，干噫食臭，心烦不安，苔多滑腻，或白或黄，脉象滑数。

治法：和中止泻，降逆消痞。

首选方剂：半夏泻心汤。方解：黄芩、黄连苦寒泄热，干姜、半夏辛温散寒，为辛开苦降，寒温并用，阴阳并调之法，从而达致恢复中焦升降，消除痞满、泄泻的目的。更佐以人参、甘草、大枣，补益脾胃，助其健运之力，使中焦得和，升降复常，泄泻自可痊愈。本方为和解剂，专为寒热错杂于中而设，治因寒热错杂，脾胃升降失常之泄泻有良效。

备用方剂：甘草泻心汤。方解：本方即半夏泻心汤加重甘草用量而成，重用甘草，取其调中补虚，余义相同，适用脾胃运化之力更显薄弱，下利频作，水谷不化者。

随症加减：若干噫食臭，腹中雷鸣，是寒热错杂于中，升降失常，气机痞塞之外，兼有饮食停滞和水气不化，用半夏泻心汤，减少干姜，另加生姜，名"生姜泻心汤"，以干姜配黄芩、黄连辛开苦降，调理脾胃，复其升降；生姜、半夏宣散水气，降逆止呕，更用人参、炙甘草、大枣补中益气，共为和胃消食，宣散水气之方。本方与主方、备用方，三方虽同名泻心，均治寒热错杂之痞满泄泻，而主治则同中有异。

（五）脾胃虚弱

主症：病程较长，反复发作，稍有饮食不慎，大便次数即显著增加，大便时溏时泻，内夹不消化食物，腹胀且鸣，或兼隐痛，纳谷不香，纳后脘痞不适，面色淡黄少华，精神倦怠，舌淡苔白，脉象缓弱。

泄泻一证，凡发病骤急，病程短，为实证；发病较缓，病程较长，多虚证。本证脾胃虚弱，故病程较长，反复发作。脾胃虚弱，则脾气不能升发，水谷不化，清阳易于下陷，故稍有饮食不慎，大便次数即显著增加，大便时溏时泻。脾虚气滞，水走肠间，故腹胀且鸣，或兼隐痛。脾胃不和，运化无权，故纳谷不香，纳后脘痞不适。久泻不已，脾胃愈弱，生化精微亦受影响，气血来源不足，是以面色淡黄少华，精神倦怠。舌淡苔白，脉象缓弱，均属脾胃虚弱之象。

治法：健胃补脾，温阳运中。

首选方剂：参苓白术散。方解：人参、白术、茯苓、甘草合为"四君子汤"，为治疗脾胃虚弱的基本方剂。现又加上补脾的山药、扁豆、莲肉，和胃气的砂仁，理脾渗湿的薏苡仁，载药上行的桔梗，从功效来说，较四君原方功宏，而且药性中和，无寒热偏胜之弊，对于脾胃虚弱，饮食不消，泄泻体虚者，补其虚，除其湿，行其滞，调其气，两和脾胃，本方最为妥当。

备用方剂：补中益气汤。方解：黄芪益气为君，人参、甘草补中为臣，此为方中主要部分，有益气升陷之妙。白术健脾，当归补血，陈皮理气，均为佐药；更用升举清阳的升麻、柴胡，以为引使。如此则升阳益气，补中固脱，气陷自举，泄泻可止。《八法效方举隅》曰："形气衰少，阳气下陷阴中，阴虚而生内热，内不化则外不和，其表证颇同外感；惟东垣知其机窍在里，而不在表，为劳倦伤脾，而立补中益气一法。遭《内经》劳者温之，损者益之之义，选用甘温之品，实脾益胃，以升清阳。盖风寒外伤，其形为有余；脾胃内伤，其气为不足。脾土喜甘而恶苦，喜补而恶攻，喜温而恶寒，喜通而恶滞，喜升而恶降，喜燥而恶湿，此方正中奥窍。"

随症加减：脾阳不振，伴见形寒肢冷，脉沉迟，腹部冷痛绵绵者，加附子、肉桂、干姜，以温运脾阳。久利中气下陷，脱肛或肛门有下坠感者，可加黄芪、升麻、柴胡，以益气升陷。夹食滞，伴见嗳气呕恶者，加莱菔子、山楂、鸡内金，以消食导滞。若泄泻日久脾虚夹湿，肠鸣辘辘，舌苔厚腻，或食已即泻，当于健脾止泻药中加升阳化湿的药物，原方去白术，加苍术、厚朴、羌活、防风，以升阳燥湿。如脾虚而夹湿热，大便泻下黄褐者加黄连、厚朴、地锦草，以清化湿热。

（六）肝气乘脾

主症：泄泻发作常与情志因素有关，每因愤怒，情绪激动，即发生腹痛泄泻。胸胁痞满，嗳气食少，腹鸣攻痛，腹痛即泻，泻后痛减，矢气频作，舌苔白或两旁偏腻，脉细弦。

治法：顺肝之气，补脾之虚。

首选方剂：痛泻要方。方解：白芍泻肝抑木，白术健运补脾，陈皮理气醒中，防风散肝舒脾。四药相配，可以泻肝木而补脾土，调气机以止痛泻。本方长于治疗肝木乘脾，脾失克制，运化失常，而致泄泻者。

备用方剂：四逆散。方解：柴胡疏肝，白芍柔肝，共为抑肝之剂；枳实行气通滞，甘草益气建中，共为扶脾之补。抑肝扶脾，木土得和而气机流畅，腹痛泄泻可瘥。本方对于肝脾不调，气机阻塞，泄泻而兼四肢逆冷者，尤为相宜。

随症加减：若久泻不止，应加酸收之品，如乌梅、木瓜等，以涩肠止泻。脾虚，食少，神疲，加党参、山药，以补益脾气。如便秘和腹泻交替发作时，加槟榔、沉香，以疏导积滞。若两胁刺痛，加川楝子、青皮，以疏肝止痛。若腹胀腹痛，加枳实、厚朴，以行气消胀。若嗳气呕恶，加旋覆花、代赭石，以降逆止呕。若情怀郁结，不思饮食，加代代花、玫瑰花，以疏肝醒胃。

（七）命门火衰

主症：病程已久，黎明之前，脐下作痛，继则肠鸣而泻，完谷不化，泻后稍安，腹部发凉，喜暖畏寒，有时作胀，食欲不振，伴有腰膝酸软，形寒怕冷，舌淡苔白，脉象沉细。

本证辨证的重点，一是病程已久，因病延日久，穷必及肾，如《医宗必读》曰："五更溏泄，久而不愈。"《景岳全书》也曰："有经月连年弗止者，或暂愈而复作者。"二是泄泻多发生在天将明时，《景岳全书》认为"阳气未复，阴气极盛，命门火衰，胃关不固而生泄泻。"三是伴有一系列肾阳虚衰的症状，如腰膝酸软，形寒畏冷等，如《仁斋直指方》曰："诸泄泻……抑且腹痛走上走下，或脐间隐痛，腰膂疼酸，骨节软弱，面色黧悴，尺脉虚弱，病安在哉？曰：此肾泻也。"

治法：温肾运脾，涩肠止泻。

首选方剂：四神丸。方解：补骨脂补命门之火；吴茱萸温中祛寒；肉豆蔻行气消食，暖胃涩肠；五味子敛阴益气，固涩止泻；生姜可以暖胃，大枣可以补土，合为温肾暖脾，涩肠止泻之方，治疗五更泻甚效。《八法效方举隅》曰："查此方为温肾暖脾，兴奋中下机能之方。故纸、豆蔻为二神丸，加五味子、吴茱萸为四神丸。故纸温补肾气，豆蔻宣发脾气，中下焦火化不足，脾泻肾泻，不思食，不化食，宜此方两两兴奋之。盖故纸一名补骨脂，涩而能固，润而多脂，煞具异秉。其性温涩，其脂柔润，为刚中之柔。豆蔻则刺激胃肠黏膜，增加分泌，且芳香醒豁，为开胃健食之要药，二药合用，温而不烈，香而不破，不仅宣利中焦，而且固温下焦。再加五味子，酸以益肝之体；加吴茱萸，辛以振肝之用。

五味子收坎宫耗散之火，吴茱萸启东土颓废之阳，一阖一辟，鼓之舞之。二神治脾，而求之肾；四神治脾，而更求之肝；精义如神，故名二神、四神。"

备用方剂：豆附丸。方解：附子、肉桂、肉莲，辛大热，温补命门之火；干姜、茯苓，一辛热，一甘淡，互伍为用，温脾运湿；木香、丁香，芳香醒胃，行气止痛，合为温肾运脾，醒胃止泻之方。凡五更泻，泄泻如注，腹痛肠鸣，不思食，不化谷，手足厥冷者尤为宜之。

随症加减：若泄泻日久，滑脱不禁，加赤石脂、诃子肉、禹余粮、米壳，以涩肠止泻。若虽为五更泻，脾肾阳虚不显，反见心烦嘈杂，而有寒热错杂症状者，宜去补骨脂、吴茱萸，加黄连、干姜，寒温并用，温脾止泻。若年老力衰，气陷于下，久泻脱肛，宜加升麻、柴胡，以升提阳气而固下脱。

（八）痰湿（饮）留滞

主症：形体肥盛，便泻稀溏或如鱼胨状，时或不泻，泻下或多或少，臭气不甚，多食后作泻，泻而不爽，或脘痞腹胀，身重怠惰，舌淡，舌体胖大，苔白腻，脉濡滑或沉滑。

本证多见于形盛痰湿之体。长期过食肥甘油腻、酒醴荤腥之物，或多食而食后多卧少动，或未及细嚼即下咽，脾胃难以磨消，久则滋酿痰湿，痰浊内蕴，脾为痰浊所遏而不振，运化不健，饮食不能化作精微反化为痰浊，痰浊内盛，故渐致形体肥盛；痰浊内积，日久不化，留滞肠中，故便泻稀溏或如鱼胨状，且多食后作泻，泻下或多或少；痰湿内阻，气机不利，故泻下不爽，脘痞腹胀；痰为湿聚，湿性重着，故见身重怠惰；舌体胖大，苔白腻，脉濡滑或沉滑为痰湿内阻之征。

亦有偏于水饮之邪留滞肠中而作泄泻者，症见形体消瘦，便泻清水，如注水状，伴见肠鸣辘辘有声，腹胀，苔白滑等水饮内停之象。

痰湿与水饮致泻，临床症状有所区别。痰湿留滞之泻表现为形体肥盛，便泻稀溏或如鱼胨状，多食后作泻，泻下不爽，且苔腻，脉沉滑。水饮留滞之泻则多便泻清水，如水汪下，苔多白滑。两者均为痰湿水饮为患，然同中有异。

治法：消痰理气，燥湿和中。

首选方剂：导痰汤。方解：方中陈皮理气消痰，半夏、天南星燥湿化痰，枳实行气除痰，茯苓健脾渗湿，甘草和中培土。合用而成消痰燥湿之功，发挥其化痰行气，燥湿和中之效。

备用方剂：二陈平胃散。本方是由二陈汤与平胃散合方而成。二陈汤中半夏辛温性燥，功能燥湿化痰；气行则痰易化，故用陈皮理气消痰；痰由湿生，湿去则痰易消，故以茯苓健脾利湿；甘草和中补土。平胃散中用苍术燥湿健脾，厚朴燥湿行气，与陈皮、甘草合用成为燥湿健脾主方。痰湿留滞肠中所致泄泻，系痰湿内蕴，脾失健运而成，故取两方辛温香燥，祛其痰湿阻滞，理其脾胃，使中运得复，则泄泻易止，对舌苔白腻而厚，腹胀食少，身重怠惰者，尤为适宜。

随症加减：若舌苔厚腻，泻下频作，水湿偏盛者，可合五苓散；若脘闷少食者，可加白蔻仁、砂仁化湿醒胃；怠惰嗜卧，身重困倦甚者，加羌活、防风、独活胜湿通络；痰湿兼寒见手足冷、口泛涎沫者，加干姜、吴茱萸；口流涎或吐痰涎如蛋清者，加党参、白术、益智仁。

三、病案选录

病案一：

贺某，女，30 岁。1942 年 6 月以久患泄泻腿肿，偬诊，六脉缓小，舌苔白，口不渴，腹中不舒，大便溏泻，四肢厥冷，虽盛暑亦必裹以厚棉，小便清长，经愆不至。是乃中焦湿郁较深，宿食停积日久之故。宜先禁绝一切复杂饮食，服药方可收效。方拟：藿香 6g，陈皮 6g，麦芽 9g，莱菔子 9g，苍术 9g，厚朴 6g，法半夏 9g，茯苓皮 9g，枳壳 9g，神曲 9g，薄荷 5g，大腹皮 9g，甘草 3g。

服 10 余剂。诸症悉除。再服归脾汤 8 剂，月事遂调。

按语：泄泻日久，必伤阳耗阴。本案出现下肢浮肿，四肢厥冷，脉缓小，颇似阳虚，而实乃湿邪内郁，阳气不达所致。故用化湿燥湿、运脾健胃之药而效。

病案二：久泻案

尹某，女，一岁半。食后腹胀吐泻，泻后稍松，顷刻胀泻如故。日夜 20 余次，病历半月，面色淡白，肌肉瘦削，肢冷神疲。症见指纹青，沉而伏，泻便夹有黏液，里急后重。此乃过食生冷，泄泻日久，脾胃虚寒，湿热内蕴，证属虚实夹杂，寒热并见，治当温中扶脾，清利湿热，寒热同用，虚实兼顾。红参 3g，附片 6g，干姜 3g，白术 6g，诃子 6g，黄连 3g，3 剂。

次诊：药后呕吐腹泻止，精神稍振，但腹胀未除，下肢水肿，再以扶脾健胃、利湿消肿为治。条参 6g，白术 6g，茯苓皮 6g，大腹皮 6g，陈皮 6g，商陆 6g，3 剂。

三诊：诸症皆除。

按语：钱仲阳："小儿不能食乳，泻褐色，身冷无阳也"。本例泄泻日久，虽以虚寒为主，但虚中夹实，寒中有热，故用药宜寒热同用，虚实兼顾，方获效验。

病案三：暑泻案

李某，男，1 岁。2 天前发热，午后较剧，大便稀溏，带少量白色胨子；烦啼咳嗽，不食。1961 年 6 月 3 日住院。检查：双眼轻度下凹，舌微红，扁桃体肿大。治疗月余，体温总在 38℃以上，腹泻如故，至 7 月 5 日，要求中医诊治。指纹色紫，舌尖红，苔白，身热有汗，口干喜饮，脉证合参，乃暑邪为病。以甘寒清热生津为治。台党参 3g，知母 3g，石膏 9g，竹叶 3g，粳米一撮，甘草 2g，2 剂。

次诊：体温稍降，饮食渐进，大便日行 3 次。台党参 3g，知母 3g，黄芩 5g，白术 3g，甘草 3g，半夏 2g，五味子 3g，茯苓 5g，

三诊：服上方 2 剂，发热未退，不食，小便黄，大便稀，指纹紫，精神疲倦，此发热泄泻日久，阴液已伤，宜用和解之剂，兼养阴生津，健脾利湿。银柴胡 3g，黄芩 3g，半夏 2g，麦冬 3g，生地黄 3g，木通 3g，白术 3g，白芍 3g，车前子 3g，石斛 3g，当归 3g，沙参 3g，粉甘草 3g。

四诊：发热腹泻等症完全消失，饮食正常。

按语：本例暑热腹泻，初用知母、石膏、竹叶清泻肺胃实热，台党参、甘草、粳米益气养胃；后用和解兼养阴生津，健脾利湿收功。暑泻要注意实热和津伤两方面的病机特点及转化，用药方能中的。

第七节　消化性溃疡

一、概述

消化性溃疡（peptic ulcer）或消化性溃疡病（peptic ulcer disease），指在各种致病因子的作用下，黏膜发生的炎症与坏死性病变，病变深达黏膜肌层，常发生于与胃酸分泌有关的消化道黏膜，其中以胃、十二指肠为最常见，即胃溃疡（gastric ulcer，GU）和十二指肠溃疡（duodenal ulcer，DU），因溃疡形成与胃酸/胃蛋白酶的消化作用有关而得名。

一般认为人群中约有 10%在其一生中患过消化性溃疡病。但在不同国家、不同地区，其发病率有较大差异。消化性溃疡病在我国人群中的发病率尚无确切的流行病学调查资料，有资料报道占国内胃镜检查人群的 10.3%～32.6%。本病可见于任何年龄，以 20～50 岁居多，男性多于女性【（2～5）：1】，临床上十二指肠溃疡多于胃溃疡，两者之比约为 3：1。

幽门螺杆菌（Helicobacter pylori，Hp）感染和非甾体类抗炎（non-steroidal anti-inflammatory drugs，NSAIDs）摄入，特别是前者，是消化性溃疡最主要的病因。另外，糖皮质激素药物、抗肿瘤药物和抗凝药的使用也可诱发消化性溃疡病，同时也是上消化道出血不可忽视的原因之一。吸烟、饮食因素、遗传、胃十二指肠运动异常、应激与心理因素等在消化性溃疡病的发生中也起一定作用。其发病机制主要与胃十二指肠黏膜的侵袭因素（aggressive factors）和黏膜自身防御/修复因素（defensive/repai-ring factors）之间失平衡有关。GU 和 DU 在发病机制上有不同之处，前者主要是防御/修复因素减弱，后者主要是侵袭因素增强。

本病属中医学的胃脘痛范畴，有时表现为吞酸、嘈杂。

二、病机病理

脾胃素虚或长期饮食失调，或精神情绪因素的刺激，寒邪犯胃，病情延久以及药物刺激是本病发生的主要病因。

（一）脾胃素虚或长期饮食失调或寒邪犯胃

素禀脾胃薄弱，先天遗传，加之忧思劳倦伤脾，或因外寒侵袭，过食生冷，饥饱无常，导致脾胃气虚，甚则及阳，以致脾阳亏虚，寒从内生，出现脾胃虚寒之证。进而使胃失温煦，脉络拘急失养，发生溃疡胃痛。

（二）情志因素

如忧思恼怒，焦虑紧张，可使气郁伤肝，肝失疏泄，横逆犯胃，使胃失和降。或加本体脾虚，不能斡旋中气，以致气滞肝、胃、脾，不通则痛。若肝郁化火，郁火暗耗胃阴，可使胃痛变得顽固。

（三）久病入络

胃病日久，久痛入络，气滞导致血瘀，气血失调，胃络失养，使胃痛持续难解，进一步损伤脾胃之气，甚或内生郁火，血瘀损伤胃络，以及气虚失于统摄，均可导致便血、吐血或溃疡反复。

（四）药物刺激

如一些致溃疡药物辛可芬、组织胺、保泰松、利舍平、水杨酸盐、吲哚美辛及肾上腺皮质激素等，刺激损害胃体，影响胃气通降及胃之脉络，诱发胃病或溃疡、出血。

（五）饮食偏嗜或七情因素均可化热化火

或胆邪犯胃，或湿热中阻，或痰火内结，使邪热伤络，血败内腐，形成内痈。若加气虚血瘀，不能托毒生肌敛疮，则溃疡难愈，反复迁延。

上述共同的、也是基本的病机为气机不利、血脉瘀阻，气血不通，不通则痛。盖胃为多气多血之府也。但气血不通的原因很多，必先究其所因，伏其所主。此病病位虽在胃，但和肝（胆）、脾关系甚为密切。

三、诊断

（一）临床表现

1.症状　慢性长期反复发生的周期性、节律性上腹部疼痛，应用碱性药物可缓解。腹痛发生与用餐时间的关系认为是鉴别胃与十二指肠溃疡病的临床依据。

胃溃疡疼痛多在餐后 1 小时内出现，持续约 1～2 小时自行缓解，直至下餐进食后再复现上述节律。十二指肠溃疡疼痛多在两餐之间发生，持续至下餐进食后缓解，有疼痛→进食→缓解的规律，有时疼痛常在夜间。胃十二指肠复合性溃疡或合并有慢性胃炎等其他胃部疾病时可使疼痛无明显规律。近年来，由于抗酸剂、抑酸剂等药物广泛使用，症状不典型的患者日益增多。由于 NSAIDs 有较强的镇痛作用，NSAIDs 溃疡临床上无症状者居多，部分以上消化道出血为首发症状，也有表现为恶心、厌食、纳差、腹胀等消化道非特异性症状。

2.体征　消化性溃疡缺乏特异性体征。在溃疡活动期，多数患者有上腹部局限性轻压痛；十二指肠溃疡患者压痛点常在右上腹；对于反复慢性失血者可有贫血；部分胃溃疡患者体质较瘦弱，呈慢性病容。

3.并发症　消化性溃疡病的主要并发症为上消化道出血、癌变、穿孔和幽门梗阻，目前后者已较少见，此可能与临床上广泛根除幽门螺杆菌和应用 PPI 治疗有关。慢性胃溃疡恶变的观点至今尚有争议。

（二）内镜检查及胃黏膜组织活检

1.胃镜检查注意事项　检查过程中应注意溃疡的部位、形态、大小、深度、病期以及溃疡周围黏膜的情况。并常规行组织学活检，对不典型或难愈合溃疡，要分析其原因，必要时行超声内镜检查或黏膜大块活检，以明确诊断。

2.胃镜检查优越性　胃镜检查是消化性溃疡检查的金标准，可发现 X 检查难以发现的表浅溃疡及愈合期溃疡，并可对溃疡进行分期（活动期，愈合期，瘢痕期），结合直视下黏膜活检，对判断溃疡的良、恶性有较大的价值。同时，内镜可以用于溃疡并发症的治疗，如溃疡大出血时的止血治疗。

3.胃镜检查特征如下所述。

（1）发生部位：GU 绝大多数发生于胃小弯，特别是胃角或胃角附近，位于胃大弯的溃疡常为恶性溃疡，但也有少数良性溃疡可发生在大弯侧。DU 多发生在球部，前壁比后壁多见，偶尔溃疡见于球部以下部位，称球后溃疡（postbulbar ulcer）。NSAIDs 溃疡以胃部多见，分布在近幽门、胃窦和胃底部，溃疡形态多样。

（2）溃疡形态：溃疡常呈圆形或卵圆形，其表面的炎性渗出物和坏死物形成胃镜可见的特征性白苔。

（3）溃疡大小：GU 直径一般<2cm，DU 的直径一般<1.5cm，但巨大溃疡（GU>3cm，DU>2cm）亦非罕见，需与恶性溃疡鉴别。

（4）溃疡深度：有不同深度，浅者仅超过黏膜肌层，深者则可贯穿肌层，甚至浆膜层。

（5）溃疡数量：胃溃疡多为单个，两个或者两个以上为多发性溃疡（muliple ulcers），胃溃疡合并十二指肠溃疡称复合性溃疡，占 2%～3%。

（6）溃疡分期：溃疡活动期（A，active stage）。

A_1 期：溃疡的苔厚而污秽，周围黏膜肿胀，无黏膜皱襞集中。

A_2 期：溃疡苔厚而清洁，溃疡四周出现上皮再生所形成的红晕，周围黏膜肿胀面逐渐消失，开始出现向溃疡集中的黏膜皱襞。

溃疡愈合期（H，healing stage）：

H_1 期：溃疡缩小，变浅，白苔边缘光滑，周边水肿消失，边缘再生上皮明显，呈红色栅状，皱襞集中，到达溃疡边缘。

H_2 期：溃疡明显缩小，白苔变薄，再生上皮范围加宽。

溃疡瘢痕期（S，scarring stage）：

S_1：溃疡苔消失，中央充血，瘢痕呈红色，又称红色瘢痕期。

S_2：红色完全消失，又称白色瘢痕期。

4.X 线钡餐检查　多采用钡剂和空气做双重对比造影技术检查胃和十二指肠。消化性溃疡的 X 线征象有直接和间接两种，前者是诊断本病的可靠依据，后者的特异性有限。

直接征象：龛影，由于溃疡周围组织的炎症和水肿，龛影周围可出现透明带；因溃疡部位纤维组织增生和收缩，出现黏膜皱襞向溃疡集中的现象。

间接征象：包括局部痉挛、激惹现象、十二指肠球部畸形和局部压痛等。

另外，75%的溃疡穿孔在腹部平片上可见腹腔游离气体。

（三）其他实验室检查

1.Hp 检测　HP 感染的诊断已成为消化性溃疡的常规检测项目，其方法分为侵入性和非侵入性两大类。

侵入性检查：需做胃镜检查和胃黏膜活检，包括快速尿素酶试验（rapid urease test，RUT）、胃黏膜直接涂片染色镜检、胃黏膜组织切片染色镜检（如 W-S 银染、改良 Giemsa 染色、甲苯胺蓝 Q 色、免疫组化染色）、细菌培养、基因检测方法（PCR、寡核苷酸探针杂交等）。

非侵入性检查：仅提供有无 Hp 感染的信息，包括 ^{13}C 或 ^{14}C 尿素呼气试验（urea breathtest，UBT）、粪便 Hp 抗原（H. pylori stool antigen，Hp SA）检测和血清及分泌物（唾液、尿液等）抗体检测以及基因芯片和蛋白芯片检测等。

2.粪便隐血试验检查　活动性溃疡患者粪潜血试验可呈阳性，对于判断溃疡有无活动出血有一定意义。

3.胃液分析　GU 患者的胃酸分泌正常或低于正常，部分 DU 患者则增多，但与正常人均有很大重叠，故胃液分析对消化性溃疡的诊断和鉴别诊断价值不大。

四、鉴别诊断

（一）胃的良性溃疡与恶性溃疡的鉴别

胃癌发生的报警信号：①中老年人近期内出现上腹痛伴不明原因上消化道出血；②中老年人出现不明原因的纳差、贫血或消瘦；③胃溃疡患者疼痛加重，和（或）失去节律性，且抗溃疡治疗无效；④胃溃疡患者胃黏膜活检有重度萎缩/肠化/不典型增生；⑤胃溃疡患者出血与贫血不相符。

（二）溃疡病与胃泌素瘤的鉴别

本病又称 Zollinger-Ellison 综合征，有顽固性多发性溃疡，或有异位性溃疡，胃次全切除术后容易复发，多伴有腹泻和明显消瘦。患者胰腺有非β细胞瘤或胃窦 G 细胞增生，血清胃泌素水平增高，胃液和胃酸分泌显著增多。

（三）功能性消化不良

本病可有上腹部不适、恶心呕吐，或者酷似消化性溃疡，但常伴有明显的全身神经症症状，情绪波动与发病有密切关系。内镜检查与 X 线检查未发现明显异常。

（四）慢性胆囊炎和胆石症

多见于中年女性，常呈间歇性、发作性右上腹痛，常放射到右肩胛区，可有胆绞痛、发热、黄疸、Murphy 征。进食油腻食物常可诱发。B 超检查可以做出诊断。

（五）心绞痛、心肌梗死

本病可表现为上腹疼痛，但多为急性起病，伴有胸闷、心慌等症状，心肌酶谱、肌钙蛋白、ECG 等可鉴别。

（六）克罗恩病继发的上消化道溃疡

克罗恩病为一种慢性肉芽肿炎症，病变可累及胃肠道各部位，以末端回肠及其邻近结肠为主，呈穿壁性炎症，多为节段性、非对称性分布，临床主要表现为腹痛、腹泻、瘘管、肛门病变等。肠镜检查可以明确诊断。

（七）淋巴瘤继发的上消化道溃疡

非霍奇金淋巴瘤的结外侵犯倾向，累及胃肠道部位以小肠为多，其中半数以上为回肠，其次为胃，可表现为腹痛、腹泻和腹块，症状可类似于消化道溃疡。但本病多以无痛性颈和锁骨上淋巴结肿大为首发表现，可出现发热、盗汗、消瘦等全身症状，血常规检查、骨髓穿刺和淋巴结活检可明确诊断。

五、并发症

本病常见的并发症有上消化道出血、穿孔、幽门梗阻、癌变。

六、辨证施治

（一）脾胃虚寒

主症：空腹胃痛，得食则缓，胃部怕冷，喜温喜按。气候转冷易诱发胃痛，不敢进生冷。舌质多淡或淡黯，脉细或沉细。

治法：建中温阳止痛。

处方：黄芪建中汤合良附丸。

炙黄芪 15～30g，桂枝 10g，白芍 10～30g，炙甘草 6g，生姜 3 片，大枣 5 枚，高良姜

10g，香附 10g，乌贼骨 15～30g，怡糖 30g（冲入）。

此证临床最常见，除十二指肠溃疡外，还包括十二指肠炎、十二指肠过敏症、球变形等，几乎占80%以上。以上方药改善疼痛症效果明显，每在2～7天内获控制。但对胃脘冷感仅有好转，根除需长期坚持服药，但仍不免有反复，似较西医复发率低。高良姜为止痛要药。白芍根据具体情况增减剂量，如苔白润伴脘痞属寒湿者量宜少，6～10g 即可；如苔少或净，胃痛有拘紧感，可用至 15～30g。怡糖在便溏或湿重时不宜用。乌贼骨为必用之品，加强止酸，即使没有吞酸症。

如血虚面色无华，加当归 10g、党参 15g 或参须 6g，取归芍六君子汤意。便溏则不宜用当归。便溏者加煨肉蔻 10g、焦白术 10g、炮姜炭 10g。寒痛重者加荜茇 10g、丁香 3g、川椒 6g、吴茱萸 3g，甚者加附子 10～30g、细辛 6g，止痛效果好。个别也有药后疼痛者，可能与大辛大热刺激溃疡局部末梢神经有关。黑便者加伏龙肝 30g、熟附片 10g、炮姜炭 10g、生地榆 15g、侧柏炭 15g、阿胶 10g。脘腹作胀加木香 6g、甘松 10g、小茴香 6g。外寒诱发者加苏叶 10g、吴茱萸 3g。泛吐清水者加姜半夏 10g、吴茱萸 3g、苏叶 6g。阳虚饮停，辘辘有声，改用苓桂术甘汤加吴茱萸 3g、川椒 10g、姜半夏 10～20g，重用生姜 10～15g。脾胃气虚证明显，但阳虚不著时，可改用香砂六君子汤或归芍六君子汤。不能偏信朱丹溪"痛无补法"之说。"若属虚痛，必须补之"（程钟龄语）。生冷伤脾见脘胀腹痛，可用强中汤或扶阳助胃汤。

（二）脾虚肝郁（热）

主症：胃痛无规律，饭前饭后皆可疼痛，痛连胸胁背，伴脘腹胀、吞酸，脘宇怕冷，但口苦，偶或烧心，情绪变化易诱发胃脘痛胀。苔柳白或微黄，脉弦。

治法：疏肝健脾，行气止痛。

处方：逍遥散、四逆散合柴胡疏肝散合方化裁。

（1）肝气为主：柴胡 10g，郁金 10g，白芍 10g，香附 10g，青陈皮各 10g，川芎 10g，瓦楞子 15～30g，川楝子 10g。

（2）脾虚为主：上方酌减 2～3 味，加白术 10g，茯苓 10g，党参 10g。

（3）气郁化热：主方加丹皮 10g，山栀 10g，青木香 10g，川连 3g，吴茱萸 2g。

此证多见于胃溃疡活动期，或伴胃炎、胃肠功能失调、慢性胆管疾患者，女性相对多见。用药要灵活，根据肝郁和脾虚或肝热（包括湿热）的主次调整药物，疗效差别较大，部分原因取决于患者的精神情绪状态。对气郁化火者要注意"火郁发之"原则的运用，取柴胡、川芎、香附、桑叶、丹皮、山栀、薄荷、吴茱萸等，火郁易耗阴，阴耗则肝气易急，故宜酌配白芍、木瓜、枸杞子、橹豆衣、沙参、麦冬、当归等以敛肝柔肝止痛，此时白芍量宜大。止酸用瓦楞子、乌贼骨。气郁日久，久痛入络则夹瘀，轻则脘胁刺痛或隐痛，每用疏肝调气而痛不止，重则舌黯有瘀斑点，宜加延胡索、炙五灵脂、三七粉，一般不用川楝子，因该品含苦楝素，有小毒，能直接刺激胃肠黏膜，导致炎症、水肿，加重溃疡，并可有引起呕吐、腹泻之虞。故有活动性溃疡、脾虚或胃肠功能薄弱者不宜用此药。瘀痛较重，加丹参饮，甚者加手拈散。肝胃火盛，见口臭龈痛便干，加黄芩、生石膏、酒军、蒲公英。若胆火上炎、胆汁逆胃，见呕苦、口苦、泛酸等，如《灵枢》所说"邪在胆，逆在胃"者，当清胆和胃，改用黄连温胆汤、小柴胡汤、旋覆代赭汤化裁以清降之。或选张锡纯的镇逆汤。常选川连、黄芩、柴胡、清半夏、茯苓、竹茹、生赭石、白芍、龙胆草等。兼呕恶，可改用连苏饮小量疏和，如川连 1.5～2g、白蔻 2～3g、竹茹 3g、苏叶 3g，有时可收功。在应用疏肝法治疗本证时，要注意"疏肝不忘和胃，理气还防伤阴"和"忌刚用柔"的使用原则，尤其伴有火郁和阴伤者。疏肝而不伤阴的药物有：佛手、香橼皮、白蒺藜、枳壳、郁金、木蝴蝶、绿萼梅、醋柴胡等，可供选择。

（三）胃阴不足

主症：胃脘隐痛或灼痛，嘈杂，烧心，便干少纳。口干咽燥，易生口疮，舌红或嫩红，或有裂纹，苔少或净，或苔剥，脉细。

治法：和阴止痛。

处方：芍药甘草汤合一贯煎、沙参麦冬汤加减。

白芍 15～30g，生甘草 6～10g，北沙参 12g，麦冬 10g，枸杞子 12g，当归 10g，丹参 10～20g，石斛 10～15g，玉竹 10～15g，瓦楞子 15～30g，青木香 10g。

此证在溃疡病中较少见。阴虚证在使用上述方药后，部分患者舌转淡红、嫩红，部分舌质转淡，前者反映了阴虚好转与原有的气虚之本兼见，呈气阴两虚症，宜转手调补气阴，选用太子参、生白术、山药、扁豆、苡仁、石斛、玉竹、沙参、麦冬、莲肉等甘平之剂以调补巩固之；后者阴虚好转后呈现素有的气虚、阳虚之本象，在此转化之际，必须药随证变，或养阴与温阳药同用，或甘平剂缓图其功。

阴虚兼气滞，加佛手、香橼皮、白蒺藜、绿萼梅等理气而不燥之品；阴虚夹湿，见舌红苔腻，不可过用辛苦燥，宜芳化淡渗和养阴并用，选用菖香、佩兰、荷梗、冬瓜子、芦根、白芍等；兼呕恶，加赭石、牡蛎、竹茹、芦根以育阴平肝和胃；阴虚虚火内灼，加蒲公英、生地。

（四）气滞血瘀

主症：气滞为主：胃脘胀痛，胀甚于痛，或胀甚则痛，往往兼血瘀征象，如舌质黯滞等；血瘀为主：多呈刺痛，部位固定，舌黯有瘀斑点。

治法：气滞为主，宜行气和络止痛。血瘀为主，和营止痛或化瘀止痛。

处方：

（1）气滞为主：香苏饮合丹参饮加减。

香附 10g，苏梗 10g，陈皮 6g，丹参 10～15g，砂仁 3g，白檀香 6g，当归 10g，延胡索 10g，枳壳 10g。

（2）血瘀为主

1）血瘀轻症：桃红四物饮加失笑散、丹参饮化裁。

当归 10g，桃仁 10g，红花 6～10g，丹参 10～20g，赤芍 10g，川芎 10g，延胡索 10g，五灵脂 10g，香附 10g，瓦楞子 15～30g，生蒲黄 10g，檀香 6g。

2）血瘀重症：猬皮香虫汤（董建华教授方）、活络效灵丹合五香丸、手拈散化裁。

炙刺猬皮 6g，九香虫 6g，延胡索 10g，五灵脂 10g，制乳没各 6g，炮山甲 10g，赤芍 10g，当归 10g，丹参 15g，香附 10g，三七粉 3g（分冲）。

气滞与血瘀互相影响，每多兼见，要分清气滞与血瘀孰者为主，还要注意血瘀证之轻重。此证临床可单独出现，也可见于其他证型中，故可以与其他治疗法则配伍应用。溃疡病一般均或多或少存在血瘀证。气滞血瘀往往是导致胃脘痛的直接病机，不通则痛，故应重视。瘀血征除了通常人们所了解的之外，下列情况对血瘀证起提示作用：①性情善郁；②"宿有嗜饮，必有蓄瘀"（张石顽语）；③病程久或久治少效，对理气药反应差；④疼痛无规律，持续时间长；⑤痛而拒按，压痛部位固定而局限；⑥有反复胃出血史或新近便血后仍有胃痛；⑦舌底舌背青筋显露，舌质黯红瘀滞、映紫；⑧只痛不胀；⑨胼胝样溃疡或反复发作的慢性溃疡、复发性吻合口溃疡。

胀痛明显属实者，加三棱、莪术、八月札。脐腹作胀，适当重用枳实、槟榔、全瓜蒌、大腹皮，有较好的通便排气作用。气滞夹湿的加川朴 6～10g，白蔻仁 3～6g。

使用活血化瘀药应注意：①化瘀药不宜久用，一旦痛止，当以养血和血、益气健脾法巩固之，如当归、丹参、地黄、党参等；②适当配行气药以加强止痛效果；③化瘀药性多偏润，故有脾虚便溏者可暂缓或少用，或适当选用性温之活血药；④便黑有块夹瘀者，当以祛瘀止血、养血和血为主，具有祛瘀止血作用的药物如：制军、丹皮、花蕊石、蒲黄炭、三七粉、茜草、丹参等，可以选用。

（五）寒热错杂

主症：即脾胃虚弱或虚寒证兼见胃经郁火证。见烧心吞酸，但不敢进凉食，喜温喜按。舌多淡胖，苔薄黄或淡黄腻，脉细。本证与脾虚肝郁证有近似处，不同之处是脾虚肝郁证有肝郁征象和痛无规律。此二证在胃溃疡多见，尤其溃疡活动阶段。

治法：辛开苦降，寒热并用。

处方：诸泻心汤、左金丸、连理汤、黄连汤等化裁组方。

黄连 3～6g，熟附片 6～10g，吴茱萸 1.5～3g，黄芩 10g，党参 10g，干姜知，炙甘草 6g。

此证患者多为素体脾胃虚寒，每因气郁、食积、胃酸增多、胆汁反流或伴发胃炎糜烂，或情志因素等诱发。治疗切不可见有烧心而过用寒凉，否则痛愈甚，烧心反不止，用温阳健脾和中药或酌配川连、左金丸等能较快消除烧心感，而于脾寒之本亦有裨益，可注意适当加用止酸剂。温阳药还可选加公丁香、肉桂，寒凉药仅作反佐，少许川连、淡芩即可。烧心重者可再加蒲公英，凉而不伤胃。

七、西医治疗

（一）治疗目的

缓解症状，促进溃疡愈合，预防并发症，预防复发。

（二）一般治疗

消化性溃疡病是自愈性疾病，在针对可能的病因治疗同时，要注意休息，减少不必要的活动，避免刺激性的饮食，但无须少量多餐，每日正餐即可，避免辛辣、过咸食物及浓茶、咖啡等饮料。服用 NSAIDs 者，应尽可能停服，即使患者未服用此类药物，应告诫今后慎用。

（三）抑酸治疗

抑酸治疗是缓解消化性溃疡病证状、愈合溃疡的最主要措施。PPI 是首选药物。药如：奥美拉唑、雷贝拉唑、埃索美拉唑等。

溃疡的愈合特别是 DU 的愈合与抑酸强度和时间成正比。如果抑制胃酸分泌，使胃内

pH 值升高≥3，每天维持 18～20 小时，则可使几乎所有十二指肠溃疡在 4 周内愈合。

PPI 制剂作用于壁细胞胃酸分泌终末步骤中的 H^+-K^+-ATP 酶，抑制胃酸作用强，且作用时间持久，消化性溃疡病治疗通常采用标准剂量的 PPI，每日 1 次，早餐前半小时服药。治疗十二指肠溃疡疗程为 4 周，胃溃疡为 6～8 周，通常内镜下溃疡愈合率均在 90% 以上。新一代的 PPI 抑酸作用更强，缓解腹痛等症状更为迅速。对于 Hp 阳性的消化性溃疡病，应常规行 Hp 根除治疗。在抗 Hp 治疗结束后，仍因继续应用 PPI 至疗程结束。

组胺的效应系统经 H_1 和 H_2 受体介导。受体位于支气管和小肠平滑肌内，与组胺的致支气管痉挛和小肠平滑肌收缩有关，H_2 受体位于壁细胞上和子宫内，与组胺的致胃酸分泌和子宫收缩作用有关，传统的抗组胺药如苯海拉明，能阻断 H_1 受体，而 H_2 受体只能被特异性 H_2 受体拮抗剂做阻断。H_2-RA 通常采用标准剂量，每日 2 次，疗程同 PPI，但溃疡愈合率低于 PPI，内镜下溃疡愈合率在 65%～85%。

对胃泌素瘤的治疗，通常服用标准剂量的 PPI，但需每日 2 次用药。若 BAO＞10mmol/h，则还需增加剂量，直到理想的抑酸效果为止。

（四）抗幽门螺杆菌治疗

国内已对 Hp 相关性溃疡的处理达成共识：即无论溃疡初发或复发，无论活动或静止，无论有无并发症，均应该行 Hp 根除治疗。

由于 PPI 能增强抗生素杀灭 Hp 的作用，目前推荐的各类根除 Hp 治疗方案中最常用的是以 PPI 为基础的三联治疗方案（PPI、阿莫西林、克拉霉素），三种药物均采用常规剂量，疗程 7～14 天。Hp 根除率在 70%～90%。为提高根除率，在治疗消化性溃疡病时建议采用 10 天疗法。

对于首次根除失败者，应采用二、三线方案进行治疗。常用四联疗法，可根据既往用药情况并联合药敏试验，采取补救治疗措施（PPI+铋剂+2 种抗生素）或选用喹诺酮类、呋喃唑酮、四环素等药物，疗程多采用 10 天或 14 天。

序贯疗法治疗幽门螺杆菌感染具有疗效高、耐受性和依从性好等优点。目前推荐的序贯疗法为 10 天：前 5 天，PPI +阿莫西林，后 5 天，PPI +克拉霉素+替硝唑；或前 5 天，PPI +克拉霉素，后 5 天，PPI +阿莫西林+呋喃唑酮。据报道序贯疗法有效率明显优于 7 天或者 10 天常规疗法，且不良反应无明显增加。但对序贯疗法国内仍需积累更多的临床经验。

抗 Hp 治疗后复查：抗 Hp 治疗后，确定 Hp 是否根除的试验应该治疗完成后多 4 周时进行。用基于尿素酶的试验（RUT，UBT）进行检测时，至少在复查前 1 周停用 PPI 或者 H_2-RA，以免影响检测结果，

（五）胃黏膜保护剂

对老年人消化性溃疡病、巨大溃疡、复发性溃疡，在抗酸、抗 Hp 治疗同时，建议应用胃黏膜保护剂，这些药物或可在黏膜表面形成保护层，或可中和胃酸吸附胆汁，或可增加黏液的分泌，或可改善黏膜血流促进细胞再生，从而提高消化性溃疡病的愈合质量，减少溃疡的复发率。药物主要有以下三种。

硫糖锅（sucralfate）：通过黏附覆盖在溃疡表面而阻止胃酸、胃蛋白酶侵袭溃疡面，同时可促进内源性前列腺素合成，主要用于 GU 的治疗。不良反应：便秘。常用剂量：1.0g，一日 3 次。

次拘橡酸铋（colloidal bismuth subcitrale，CBS）：本药除了具有硫糖锅的作用外，尚有较强的抗 Hp 作用，主要用于根除 Hp 联合治疗。不良反应：舌苔发黑以及黑便。常用剂量：110mg 一日 4 次。

米索前列醇（misprostol）：本药可能是通过干扰壁细胞内的环磷酸腺苷（cAMP）的生成起作用，主要用于 NSAIDs 相关性溃疡的预防。不良反应：腹泻，前列腺素可引起子宫收缩，故孕妇忌服。常用剂量：20μg，一日 4 次。

（六）NSAIDs 溃疡的治疗

非甾体类抗炎药可以消耗组织内贮存的前列腺素，抑制黏膜的碳酸盐分泌，干扰上消化道运动，从而使黏膜发生糜烂出血，甚至溃疡。

单纯的 NSAIDs 相关性溃疡停服 NSAIDs 后，可用常规抗溃疡方案进行治疗。如不能停服 NSAIDs 的患者，则应选用 PPI 进行治疗，而常规剂量的 H_2-RA 效果不佳。

PPI 是防治 NSAIDs 溃疡的首选药物。通过高效抑制胃酸分泌作用，显著改善患者的胃肠道症状、预防消化道出血、提高胃黏膜对 NSAIDs 的耐受性等作用，并能促进溃疡愈合。PPI 疗程与剂量同消化性溃疡病。H_2-RA 仅能预防 NSAIDs 十二指肠溃疡的发生，但不能预防 NSAIDs 胃溃疡的发生。

伴有 Hp 感染的 NSAIDs 相关溃疡，一般认为：长期服用 NSAIDs 前根除 Hp 可降低 NSAIDs 相关溃疡的发生率；已发生溃疡停用 NSAIDs 者应根除 Hp 治疗；已发生溃疡而仍需服用 NSAIDs 者，根除 Hp 不能加快 PPI 治疗溃疡的愈合。

胃黏膜保护剂（如米索前列醇）可增加前列腺素合成、清除并抑制自由基作用，对 NSAID 溃疡有一定的治疗作用。

（七）消化性溃疡病并发出血的治疗

消化性溃疡病合并活动性出血的首选治疗方法是内镜下止血，建议 24～48 小时急诊内镜，并应同时静脉使用 PPI。PPI 通过抑制胃酸分泌，提高胃内 pH，降低胃蛋白酶活性，减少对血凝块的消化作用，提高血小板的凝集率，从而有助于巩固内镜的止血效果。如大量出血，内科保守治疗无效者，应尽早行外科手术治疗。

（八）消化性溃疡病并发幽门梗阻的治疗

首先采取禁食、胃肠减压，经强有力的抑酸治疗大多能缓解。如长期的幽门梗阻系因反复的溃疡症痕挛缩导致，为外科性梗阻，需手术治疗。部分患者胃窦部溃疡恶变也会导致幽门梗阻，胃镜下活检可帮助诊断，同时亦应采取外科手术治疗。

（九）消化性溃疡病并发穿孔的治疗

若 X 线腹部平片见到膈下游离气体时，可明确为并发溃疡穿孔，应及早行胃肠减压并请外科会诊，出现休克时应积极抗休克治疗，为手术争取条件。

（十）消化性溃疡病癌变的治疗

尽快手术根除治疗。

八、饮食调护

溃疡病急性发作期：严格限制对胃黏膜有机械性刺激的食物如生、硬食物和化学性刺激食物和药物，包括辛辣刺激性食物、烈酒、酸性饮食、浓茶、咖啡以及易致溃疡的化学药物，以保护胃黏膜。给予适量蛋白质和糖，脂肪量可稍高，尽可能补充各种维生素，但属虚寒者不宜吃梨、柿等凉性水果。采用对胃液分泌作用较弱的食品和不含植物纤维的食物，如牛奶、牛奶大米粥、鸡蛋羹、蛋花汤、藕粉、蜂蜜、杏仁霜、果汁等。限制肉汤、鸡汤、鱼汤，因含氮高能强烈刺激胃液分泌，增加胃代谢负担。清淡饮食，易予消化，每日进餐 6～7 次。每隔 2 小时进餐一次。使食物常与胃酸结合，以缓解症状，促进溃疡愈合。

好转愈合期：逐渐过渡到锻炼性饮食，日餐 5～6 次。主食可用烤馒头片、面包干、大米粥、细面条、面片等，蛋白质、糖、脂肪量和盐可适当增加。

恢复期：日进餐 4～5 次。仍以清淡饮食和易消化饮食为主，忌煎炸厚味及辛辣刺激性食物，避免采用强烈促进胃液分泌的食物如酒、咖啡、汽水及芹菜、茴香、青葱，辣椒等，忌用能加重胃负担的含嘌呤较多的豆类、动物内脏和菠菜等。食疗方可采用：花生米 50g、鲜牛乳 200ml、蜂蜜 30ml。将花生米浸清水中 30 分钟，取出捣烂，将牛乳先煮开后倒入捣烂的花生米，再煮开，取出待凉，加入蜂蜜。每日睡前一次服用。

第八节　胃癌

一、概述

胃癌是发生在胃部的恶性肿瘤。是一种严重威胁健康的疾病。我国的胃癌发病率以西北最高，东北及内蒙古次之，华东及沿海又次之，中南及西南最低。胃癌可发生于任何年龄，但以 40～60 岁多见，男多于女，约为 2∶1。胃癌的病理类型主要是腺癌，其他类型的胃癌有鳞状细胞癌、腺鳞癌、类癌、小细胞癌等，后几种类型较少见。早期胃癌多无症状或仅有轻微症状。当临床症状明显时，病变已属晚期。因此，要十分警惕胃癌的早期症状，做到早发现、早诊断、早治疗。

胃癌由于生长部位及病程长短不一，临床上可出现相应的不同症状和体征；早期症状往往不明显或仅有轻度胃脘不适，进展期如生长在胃体部的肿瘤可出现胃脘疼痛、进食减少、消瘦等症。生长在贲门的肿瘤可出现进食发噎，饮食难下。生长在幽门区的肿瘤可出现幽门梗阻症状：朝食暮吐、暮食朝吐。胃癌晚期肿瘤增大，上腹部可能触及肿块。

胃癌分属于中医的"胃脘痛""反胃""噎膈""心下痞""伏梁""癥积"等范围。

二、病因病理

胃癌的病因较为复杂，中医认为是饮食不洁、忧思伤脾，饮食不化精微而生浊痰，气滞痰凝则血行阻滞，形成瘀血。浊痰、瘀血互阻互结，加之内外之因侵袭，血分蕴毒，与痰瘀互结，痰火毒瘀不散，人体正虚之际壅积结聚而成肿瘤。肿瘤一旦形成，病邪随血流、经络播散，可侵害全身多个组织器官，进一步耗伤正气，邪愈盛，正愈耗，终至气血阴津匮乏，病邪难以遏制，毒瘀蕴结愈盛，以致危及生命。

三、诊断

胃癌早期诊断比较困难，其主要原因是患者在早期多无明显的异常感觉，如果患者能在最初有轻微症状时就引起重视并进行进一步检查和治疗，则基本上可达到满意效果。

（一）临床表现

（1）早期表现临床上常被忽视，有的在普查中发现早期胃癌可无任何症状和体征，早期胃癌主要症状为上腹胀痛，有少量出血，多数为大便潜血阳性，内科治疗不易转阴，或即使转阴，以后又呈阳性反应。

（2）中期表现：较为明显，上腹部疼痛，腹胀，时有呕吐，大便潜血持续阳性。

（3）晚期表现：病情严重时表现为上腹部疼痛，顽固持续，不易为制酸剂所缓解，并出现顽固的恶心呕吐和脱水征，乏力，贫血，恶病质等症状。如果出现肝、卵巢、腹腔转移，可产生相应的临床表现。

（二）实验室检查

半数以上大便潜血持续阳性，大便潜血检查对胃癌诊断有一定的帮助。血常规检查，胃癌发展期可产生贫血，多为低血色素性，不明原因贫血伴胃脘不适者应想到胃癌的可能。胃液分析，多数患者胃酸低下或缺乏，用五肽胃泌素刺激仍无胃酸分泌，考虑胃癌可能。胃液检查也可检测是否存在出血。

（三）X线钡餐造影

X线上消化道钡餐造影有较高的诊断价值，特别是气钡双重造影，可清楚显示胃轮廓、蠕动情况、黏膜形态、排空时间、有无充盈缺损龛影等，检查准确率近80%。

（四）纤维内镜检查

纤维内镜检查是诊断胃癌最直接准确有效的诊断方法，可以直接观察病灶大小、部位、形态、范围，可取活组织进行病理诊断。

（五）组织细胞检查

组织细胞检查是胃癌确诊的最主要方法，除胃镜活检以外，还有胃脱落细胞检查，晚期胃癌出现锁骨上淋巴结肿大，可行淋巴结活检。如有腹膜转移及卵巢转移出现腹腔积液，可抽腹腔积液找癌细胞以明确诊断。

（六）早期胃癌诊断要点

用纤维胃镜可直接观察胃内形态变化，并能取病变组织行活检，是诊断早期胃癌的首选方法。胃镜检查加病变组织活检能使早期胃癌的诊断率达90%以上。提高早期胃癌检出率的关键在于，提高临床检查技能及医患双方对胃癌的警觉性。对40岁以上出现不明原因上腹部症状者，可常规行内镜检查，对慢性胃病患者应定期复查胃镜。胃镜下活检病理报告为中重度不典型增生的患者，应重复多次胃镜及活检，以免延误诊断。积极开展普查是发现早期胃癌的关键。

四、鉴别诊断

胃癌与胃部其他疾病相鉴别，如萎缩性胃炎、胃溃疡、胃息肉、胃部其他良恶性肿瘤、平滑肌瘤及平滑肌肉瘤、胃的恶性淋巴瘤等相鉴别。

胃癌肝转移应与原发性肝癌相鉴别，肝脏出现多发性转移应与肝囊肿相鉴别，与其他部位肿瘤肝转移相鉴别。

胃癌出现卵巢转移和腹膜转移出现腹腔积液要与卵巢癌相鉴别。

胃癌腹膜转移出现癌性腹膜炎与感染性腹膜炎相鉴别。

五、并发症

（一）出血

消化道出血表现为呕血和（或）黑粪，偶为首发症状。约 5% 患者可发生大出血，表现为呕血和（或）黑便，偶为首发症状。可出现头晕、心悸、柏油样大便、呕吐咖啡色物。

（二）梗阻

决定于胃癌的部位。邻近幽门的肿瘤易致幽门梗阻。可出现呕吐，上腹部见扩张之胃型、闻及震水声。

（三）胃穿孔

比良性溃疡少见，可见于溃疡型胃癌，多发生于幽门前区的溃疡型胃癌，穿孔无粘连覆盖时，可引起腹膜炎，出现腹肌板样僵硬、腹部压痛等腹膜刺激征。

（四）继发性贫血

由于胃癌细胞可分泌一种贫血因子。部分患者虽然没有出血，但表现为贫血貌，

六、临证要点

胃癌的基本病机是正气虚损，邪气内实。正气虚是指脾胃虚弱，故扶正治疗的重点是健脾和胃。邪气实主要是指痰瘀内结和毒热蕴结，故祛痰化瘀，清热解毒亦是本病的重要治疗法则，常需要相互兼顾。

本病初期正虚而邪不盛，仅显示脾胃功能不足，治疗当以祛邪为主，适当扶助脾气。晚期则正不胜邪，邪毒内窜，病变可累及肺、肾、肝等诸脏器。而邪毒久羁又使机体阴阳气血进一步亏损，呈现出一派正虚邪实之象，临床上常用扶正为主兼以祛邪的治疗法则。在灵活运用温补脾肾、大补气血的基础上适当给予解毒散结、活血化瘀之品，力求恢复正气，稳中求效。

七、辨证施治

（一）痰湿凝结

主症：胃脘闷胀，或隐隐作痛，呕吐痰涎，面黄虚胖，腹胀便溏，纳呆食少。舌淡，苔白腻、脉细濡或滑。

治法：燥湿化痰，健脾和胃。

处方：宽中消积汤。

柴胡 10g，香附 10g，枳壳 10g，法半夏 10g，陈皮 10g，党参 15g，白术 10g，砂仁 3g，瓜蒌 15g，白屈菜 15g，茯苓 10g，老刀豆 30g，八月札 15g，藤梨根 15g。

此证多见于生长在贲门胃底等部位的早期患者，由于脾胃虚弱，而致痰湿凝滞，阻碍气机。方中党参、白术、茯苓益气健脾；陈皮、半夏、柴胡、香附、枳壳等理气化痰散结；白屈菜、八月札缓急止痛，行气散结；老刀豆具有扩张食管贲门的作用。若呕吐较重可加旋覆花、代赭石以降逆止呕；胃脘疼痛较重者加杭芍、元胡以缓急止痛。若脾胃功能尚可，方中可辨证加 2～3 味抗癌的中草药。

（二）气滞血瘀

主症：胃脘部刺痛或拒按，痛有定处，或可扪及肿块，腹胀满不欲食，呕吐宿食或如赤豆汁，或见柏油样大便。舌紫黯或有瘀斑、瘀点，脉涩细。

治法：行气活血，化瘀止痛。

处方：膈下逐瘀汤加减。

生蒲黄 10g，五灵脂 10g，三棱 10g，莪术 10g，桃仁 10g，红花 10g，白花蛇舌草 30g，半枝莲 30g，元胡 15g，大黄 10g，沙参 30g，玉竹 10g，赤茯苓 15g，龙葵 15g，黄精 10g。

此证表现血瘀毒热并存，多属于胃癌进展期，正气盛而邪气实，治疗以祛邪为主。方中半枝莲、白花蛇舌草、龙葵有清热解毒作用，又是用于胃癌的常用抗肿瘤药物，选用于本证最为合适。桃仁、红花、三棱、莪术化瘀以止痛，其中三棱、莪术具有一定的抗肿瘤作用。本证病情进展迅速而多变，临床上应注意。由于肿瘤侵及大血管可引起大出血，出现休克，危及生命，此时应及时采取中西医措施给予止血，停用活血化瘀药物。

（三）脾胃虚寒

主症：面色㿠白，神倦无力，胃脘部隐痛，喜温喜按，呕吐清水，或朝食暮吐；暮食朝吐，四肢欠温，浮肿便溏。舌淡胖，有齿印，苔白润，脉沉缓或细弱。

治法：温中散寒，健脾和胃。

处方：附子理中汤加减。

党参 15g，白术 10g，茯苓 10g，良姜 10g，陈皮 10g，附片 10g，半夏 10g，荜茇 10g，紫蔻 10g，娑罗子 15g。

本证主要特征为脾胃虚寒，运化迟缓。多见于肿瘤晚期或久有脾胃虚寒者。以温中散寒，健脾温胃为主法。方中党参、白术、茯苓、陈皮、半夏健脾和胃；良姜、附片、紫蔻温中散寒。其中荜茇，具有温中同时又有抗肿瘤作用，用于此证最宜。其他用于抗肿瘤药物，一般性味偏凉，于此证应少用或不用，以免加重患者症状。

（四）胃热伤阴

主症：胃脘灼热，有隐痛，口干欲饮，喜冷饮，或胃脘嘈杂，饥不欲食，纳差，五心烦热，大便干燥。舌质红或绛，或舌见裂纹，舌苔少或花剥，脉细数。

治法：养阴清热解毒。

处方：养胃汤加减。

沙参 30g，玉竹 15g，黄精 10g，白术 10g，白芍 10g，茯苓 10g，姜半夏 10g，生地 15g，玄参 15g，陈皮 10g，神曲 15g，麦冬 15g，藤梨根 15g，肿节风 15g。

本证为胃热伤阴，方中沙参、玉竹、黄精以养胃阴，白术、茯苓、陈皮、半夏和胃醒脾，生地、麦冬、玄参可增液润便，藤梨根、肿节风清热解毒，并有抗癌的作用，陈皮、神曲和胃助消化。

（五）气血双亏

主症：神疲乏力，面色无华，唇甲色淡，自汗盗汗，或见低热，纳呆食少，胃脘疼痛或有肿块，食后胃胀，形体消瘦。舌淡白，苔薄白，脉细弱无力。

治法：益气补血，健脾和胃。

处方：八珍汤加减。

潞党参 15g，生黄芪 30g，生白术 15g，生薏米 15g，仙鹤草 30g，白英 15g，白花蛇舌草 30g，七叶一枝花 15g，石见穿 15g，陈皮 10g，姜半夏 9g，内金 10g。

此证特征为正虚邪实，虚多实多，体弱难以攻邪，攻邪又虑伤正。治疗时应注意侧重于用扶正之品。方中党参、黄芪、薏米、白术益气健脾，如患者出现元气大伤之象，可重用黄芪30～60g，并以人参易党参；白花蛇舌草、七叶一枝花、石见穿、白英、仙鹤草均具有抗癌散结的作用。此类药物不宜多用重用，否则肿瘤未消，而正气徒伤，反而可促使肿瘤进一步恶化，以重补缓攻，缓缓图治为要。

八、西医治疗

（一）手术治疗

手术是目前治疗胃癌的主要方法，主要包括以下几种。

1.胃癌根治术　胃癌根治术指除了切除肿瘤病灶，还要清扫淋巴结。

2.姑息性手术　患者病期较晚，已无法清扫淋巴结，只能单纯切除肿瘤病灶。

3.短路术　胃癌晚期，肿瘤巨大或出现转移，并有梗阻时所采取的一种手术方式，如幽门梗阻出现呕吐无法进食，病程很晚又不能切除病灶，也不能清扫淋巴结，只能行胃空肠吻合术，此种手术可以缓解患者症状，使消化道重新开通，暂时解决患者进食问题和改善患者营养状况，有利于争取下一步治疗机会。

（二）化学药物治疗

胃癌对化疗药物有一定的敏感性，近年来新的抗癌药物不断涌现，使得不少新的联合化疗方案在临床应用。单一化疗药物疗效低，临床上多采用联合化疗。胃癌化疗广泛运用于术后的辅助性治疗，术后复发转移及晚期不能切除病灶的病例的姑息性治疗，也有用于术前化疗，以提高手术切除肿瘤的成功率。

胃癌常用的化疗药物：多西他赛（TAT）、5-氟尿嘧啶（5-FU）、顺铂（PDD）、伊立替康（CPT-11）。胃癌有不少常用化疗方案，现提供以下方案，供参考。

1.DF方案　多西他赛（docetaxel），175mg/m²，静滴（3小时），第1天。5-氟尿嘧啶（5-FU），750mg/m²，静滴（24小时连续输注），第1～5天。每3周重复。

2.ECF方案表柔比星（Epi-ADM），50mg/m²，静滴（3小时输注），第1天。卡铂（CBP），300mg/m²，静滴，第1天。5-氟尿嘧啶（5-FU），200mg/m²，静滴，第1～5天。每21天重复。

3.PF方案　顺铂（PDD），30mg/m²，静滴3小时，第1天。5-氟尿嘧啶（5-FU），500mg/m²，静滴，第1天。本方案顺铂可以改用卡铂或奥沙利铂，5-氟尿嘧啶改用希罗达口服，不良反应相对减少，适用于身体弱和年纪较大的患者。4周后重复。

4.ELF　依托泊苷（VP-16），20mg/m²，静滴（50分钟输注），第1～3天。四氢叶酸（CF），300mg/m²，静滴（10分钟输注），第1～3天。5-氟尿嘧啶（5-FU），500mg/m²，静滴（10分钟输注），第1～3天。每3～4周重复。

5.CP方案　伊立替康（CPT-11），350mg/m²，静滴，第1天。顺铂（PDD），30mg/m²，静滴3小时，第1天。每3周重复。本方案为胃癌的二线治疗用药，对5-氟尿嘧啶耐药的胃癌患者有效。

（三）胃癌的其他治疗

1.胃癌的放射治疗　胃癌对放疗不敏感，胃癌的术前放疗、术中放疗可降低局部肿瘤的复发率，提高生存期。

2.胃癌的免疫治疗　目前尚未见成功的免疫制剂。临床上常用的免疫药物有香菇多糖、胸腺素、白细胞介素等。生物免疫治疗，有的单位已经开展。具体是把手术的癌细胞在体外培养与免疫细胞结合产生"抗体"。把这种抗体再注射到患者体内。确切疗效未见文献报道。

3.晚期患者的支持治疗和对症治疗 如下所述。

（1）补液：胃癌患者出现高烧或进食困难，摄入量不足者，必须静脉补液及补充营养，其中包括输鲜血及血液制品、氨基酸、脂肪乳、葡萄糖、维生素、电解质等。出现梗阻或根本不能进食的患者可以考虑胃肠外营养治疗。

（2）止血：胃癌出血，可用氨甲苯酸、酚磺乙胺加入静脉滴入。局部止血可用冰水加入肾上腺素或孟氏液局部止血。亦可通过内镜下进行电凝止血。

（3）止痛：胃癌晚期出现脏器转移可出现疼痛，药物可选择阿托品、布桂嗪、曲马朵等，后期疼痛剧烈可考虑用吗啡类强止痛药物。

九、饮食调护

注意饮食卫生，少食烟熏、腌制、油炸食物，戒烟酒，宜多吃高营养食物，平时应以新鲜的瓜果蔬菜、粗粮为主食，肉类少吃，做到饮食搭配合理，防止体液偏酸，摄入的饮食应该做到"二酸八碱"，使体液达到弱碱性。食品中的许多食物对癌细胞都有抑制作用，如山药、扁豆、薏米、菱角、金针菜、香菇、蘑菇、葵花籽、称猴桃、无花果、苹果等。胃癌患者有气虚者可喝参粥：党参30g、茯苓20g、生姜6g，水煎去渣留汁，加粳米120g煮粥，临熟时加鸡蛋1枚及少许盐，继续煮粥至熟而成。常吃此粥能健脾益气。脾虚有湿，可吃薏米粥：生薏米50g煮粥服。常服此粥健脾祛湿，生薏米还有抗病毒和抗癌的作用。血虚失眠者可用莲子汤：莲子30g、大枣15枚，加水煮，可放少量糖。久食可健脾生血安神。化疗血象降低可用猪骨髓、牛骨髓、鹿胎盘、人胎盘等。

第七章　肝胆系病证

第一节　胁痛

一、概述

胁痛是以一侧或两侧胁肋部疼痛为主要表现的病证,也是临床较多见的一种自觉症状。西医学中急性肝炎、慢性肝炎、肝硬化、肝寄生虫病、肝癌、急性胆囊炎、慢性胆囊炎、胆石症、胆管蛔虫以及肋间神经痛等,以上疾病为主要症状时均可以参考本节辨证论治。

二、临床表现

以一侧或两侧胁肋部疼痛为主要表现者,可以诊断为胁痛。胁痛的性质可以表现为刺痛、胀痛、灼痛、隐痛、钝痛等不同特点。部分患者可伴见胸闷、腹胀、嗳气、呃逆、急躁易怒、口苦、纳呆、厌食恶心等症。常有饮食不节、情志内伤、感受外湿、跌仆闪挫或劳欲久病等病史。

三、相关检查

胁痛以右侧为主者,多与肝胆疾病有关。

(1)检测肝功能指标以及甲、乙、丙、丁、戊等各型肝炎病毒指标,有助于病毒性肝炎的诊断。

(2)B型超声检查及CT、MRI可以作为肝硬化、肝胆结石、急慢性胆囊炎、脂肪肝等疾病的诊断依据。

(3)血生化中的血脂、血浆蛋白等指标亦可作为诊断脂肪肝、肝硬化的辅助诊断指标。

(4)检查血中胎甲球蛋白、碱性磷酸酶等指标可作为初步筛查肝内肿瘤的参考依据。

四、鉴别诊断

胁痛应与悬饮相鉴别:悬饮亦可见胁肋疼痛,但其表现为饮留胁下,胸胁胀满,持续不已,伴见咳嗽、咳痰,咳嗽、呼吸时,疼痛加重,且常喜向病侧睡卧,患侧肋间饱满,叩诊呈浊音,或兼见发热,一般不难鉴别。

五、辨证论治

(一)辨证要点

胁痛辨证应分清气血虚实。胀痛多属气郁,且疼痛游走不定,时轻时重,症状轻重变化与情绪有关;刺痛多属血瘀,且痛处固定不移,疼痛持续不已,局部拒按,入夜尤甚;实证多以气机郁滞、瘀血内阻、湿热内蕴为主,病程短,来势急,证见疼痛较重而拒按,脉实有力。虚证多为阴血不足,脉络失养,证见疼痛隐隐,绵绵不休,且病程较长,来势较缓,并伴见全身阴血亏虚之证。

(二)分证论治

1.肝郁气滞如下所述。

主症:胁肋胀痛,走窜不定,甚则痛引胸背肩臂,疼痛因情志变化而增减,胸闷腹胀,嗳气频作，得嗳气而胀痛稍舒，纳少口苦，舌苔薄白，脉弦。

证候分析：肝气失于条达，阻于胁络，故胁肋胀痛；气属无形，时聚时散，聚散无常，故疼痛走窜不定；情志变化与肝气之郁结关系密切，故疼痛随情志变化而有所增减；肝经气机不畅，故胸闷气短；肝气横逆，易犯脾胃，故食少嗳气；脉弦为肝郁之象。

治法：疏肝解郁，理气止痛。

方药：柴胡疏肝散（《景岳全书》）。

方中柴胡、枳壳、香附、川楝子疏肝理气，解郁止痛；白芍、甘草养阴柔肝，缓急止痛；川芎活血行气通络。

若胁痛甚，可加青皮、延胡索以增强理气止痛之力；若气郁化火，证见胁肋掣痛，口干口苦，烦躁易怒，溲黄便秘，舌红苔黄者，可去方中辛温之川芎，加山栀、丹皮、黄芩、夏枯草；若肝气横逆犯脾，证见肠鸣，腹泻，腹胀者，可酌加茯苓、白术；若肝郁化火，耗伤阴津，致精血亏耗，肝络失养，证见胁肋隐痛不休，眩晕少寐，舌红少津，脉细者，可去方中川芎，酌配枸杞子、菊花、首乌、丹皮、栀子；若兼见胃失和降，恶心呕吐者，可加半夏、陈皮、生姜、旋覆花等；若气滞兼见血瘀者，可酌加丹皮、赤芍、当归尾、川楝子、延胡索、郁金等。

2.肝胆湿热如下所述。

主症：胁肋胀痛或烁热疼痛，口苦口黏，胸闷不适，纳呆食少，恶心呕吐，小便黄赤，大便质黏不爽，或兼有发热恶寒，身目发黄，舌红苔黄腻，脉弦滑数。

证候分析：湿热蕴结于肝胆，肝络失和，胆不疏泄，故胁痛口苦；湿热中阻，升降失常，故胸闷纳呆，恶心呕吐；肝开窍于目，肝火上炎，则目赤；湿热交蒸，胆汁不循常道而外溢，可出现目黄、身黄、小便黄赤；舌苔黄腻，脉弦滑数均是肝胆湿热之证。

治法：清热利湿。

方药：龙胆泻肝汤（《兰室秘藏》）。

方中龙胆草清泻肝胆湿热；山栀、黄芩清泻肝火；川楝子、枳壳、延胡索疏肝理气止痛；泽泻、车前子清热渗湿。

若兼见发热，黄疸者，加茵陈、黄柏以清热利湿退黄；若肠胃积热，便秘，腹胀腹满者，可加大黄，芒硝；若湿热煎熬，结成砂石，阻滞胆管，证见胁肋剧痛连及肩背者，可加金钱草、海金沙、川楝子，或酌情配以硝石矾石散；呕吐蛔虫者，先以乌梅丸安蛔，再予驱蛔。

3.瘀血阻络如下所述。

主症：胁肋刺痛，痛有定处，痛处拒按，入夜尤甚，胁肋下或见有癥块，舌质紫暗，脉象沉涩。

证候分析：肝郁日久，气滞血瘀，或跌仆损伤，致瘀血停着，痹阻胁络，故胁痛如刺，痛处不移，入夜痛甚；瘀结停滞，积久不散，则渐成癥块；舌质紫暗，脉象沉涩，均属瘀血内停之征。

治法：祛瘀通络。

方药：血府逐瘀汤（《医林改错》）或复元活血汤（《医学发明》）。

方中当归、川芎、桃仁、红花，活血化瘀，消肿止痛；柴胡、枳壳疏肝调气，散瘀止痛；制香附、川楝子、广郁金，善行血中之气，行气活血，使气行血畅；五灵脂、延胡索散瘀活血止痛；三七粉活血 散瘀、止痛通络。

若因跌打损伤而致胁痛，局部积瘀肿痛者，可酌加穿山甲、酒军、瓜蒌根破嵌散结，通络止痛。

4.肝络失养　如下所述。

主症：胁肋隐隐作痛，悠悠不休，遇劳加重，口干咽燥，心中烦躁不安，头晕目眩，舌红或绛，少苔，脉细弦而数。

证候分析：肝郁日久化热，耗伤肝阴，或久病体虚，精血亏损，不能濡养肝络，故胁络隐痛，悠悠不休，遇劳加重；阴虚易生内热，故口干咽燥，心中烦躁不安；精血亏虚，不能上荣，头晕目眩；舌红或绛，少苔，脉细弦而数，均为阴虚内热之象。

治法：养阴柔肝。

方药：一贯煎（《柳州医话》）。

方中生地、枸杞子、黄精、沙参、麦冬可滋补肝肾，养阴柔肝；当归、白芍、炙甘草，滋阴养血，柔肝缓急；川楝子、延胡索疏肝理气止痛。若阴亏过甚，舌红而干，可酌加石斛、玄参、天冬；若心神不宁，而见烦躁不寐者，可酌配酸枣仁、炒栀子、合欢皮；若肝肾阴虚，头目失养，而见头晕目眩者，可加菊花、女贞子、熟地等；若阴虚火旺，可酌配黄柏、知母、地骨皮等。

六、针灸治疗

1.基本处方　期门、支沟、阳陵泉、足三里。

肝募期门疏利肝胆气机，行气止痛；支沟、阳陵泉上下相伍，和解少阳，疏肝泄胆，舒筋活络，缓急止痛；配足三里取"见肝之病，当先实脾"之意。

2.加减运用如下所述。

（1）肝气郁结证：加太冲以疏肝理气。诸穴针用泻法。

（2）湿热蕴结证：加中脘、阴陵泉、三阴交以清热利湿。诸穴针用平补平泻法。

（3）瘀血阻络证：加合谷、膈俞、血海、三阴交、阿是穴以化瘀止痛。诸穴针用泻法。

（4）肝阴不足证：加肝俞、肾俞、太溪、太冲以滋肾养肝。诸穴针用平补平泻法。

七、病案选录

贾某，女，37岁，1973年1月20日初诊。

病史：右胁胀痛二三年，加重约半年。胁痛呈间歇发作，伴肩困，背困，偶尔左胁也痛，缓解时好如常人。素日性情急躁，月经不调，一年仅来潮二次，饮食二便正常，脉沉滑，舌质暗，舌体稍胖，苔白，肝功能化验正常，曾在某医院摄片检查，诊为："胆囊浓缩功能不良。"

辨证施治：肝气郁结，气滞血瘀而致胁痛。治以疏肝理气，活血通络之法。

处方：柴胡6g，枳壳9g，香附9g，青皮12g，茯苓18g，川芎6g，当归12g，赤芍12g，焦山楂 12g，甘草3g。水煎服。

二诊：药后诸证减轻，照上方加益母草12g。

嗣后依上方为基础，稍加化裁，共服二十余剂，胁痛基本消失，近两月月经按时来潮，脉舌和一般情况均属正常。

第二节 黄疸

一、概述

黄疸是感受湿热疫毒，肝胆气机受阻，疏泄失常，胆汁外溢所致，以目黄、身黄、尿黄为主要表现的常见肝胆病证。

本病证包括阳黄、阴黄与急黄，黄疸常见于其他病证，如胁痛、胆胀、鼓胀、肝癌等。

本病与西医所述黄疸意义相同，相当于西医学中肝细胞性黄疸、阻塞性黄疸、溶血性黄疸、病毒性肝炎、肝硬化、胆石症、胆囊炎以及出现黄疸的败血症等，均可参照本节辨证论治。

二、临床表现

以目黄、身黄、小便黄为特征，其中目黄为确诊本病的主要依据。患病初期，一般是黄疸还未出现，常以畏寒、发热，食欲不振，疲乏等类似感冒症状为先驱，3～5天后才出现黄疸，故应注意早期诊断。

三、鉴别诊断

阳黄以湿热为主，病程较短，黄色鲜明如橘色；急黄为阳黄重症，湿热夹毒，郁而化火，热毒炽盛、黄色深褐如金，病情凶险；阴黄以寒湿为主，病程较长，黄色晦暗如烟熏。

四、辨证论治

（一）辨证要点

1.辨阳黄与阴黄　阳黄由湿热所致，起病急，病程短，黄色鲜明如橘色，口干发热，小便短赤，大便秘结，舌苔黄腻，脉弦数，一般预后良好；阴黄由寒湿所致，起病缓，病程长，黄色晦暗如烟熏，脘闷腹胀，畏寒神疲，口淡不渴，舌淡白，苔白腻，脉濡缓或沉迟，一般病情缠绵，不易速愈。

2.阳黄宜辨湿热轻重　热重于湿者，身目俱黄，黄色鲜明，发热口渴，恶心呕吐，小便短少黄赤，便秘，舌苔黄腻，脉弦数；而湿重于热者，身目俱黄，其色不如热重者鲜明，头重身困，胸脘痞满，恶心呕吐，便溏，舌苔厚腻微黄，脉弦滑。

（二）分证论治

1.阳黄　如下所述。

（1）热重于湿

主症：身热，口干苦而渴，欲饮水，目黄、身黄，黄色鲜明如橘子色。心中懊憹，食欲不振，脘腹不适，时有恶心，胸肋胀闷。小便黄赤，大便干或秘结。舌质红、舌苔黄，舌面少津；脉弦而数，或弦滑而数。

治法：清热化湿，佐以泄下。

方药：茵陈蒿汤加减。

绵茵陈 30g，栀子 12g，大黄 10g，鸡骨草 30g，车前草 20g，茯苓 15g，甘草 6g。水煎服。

加减：腹胀满明显者可加枳实、厚朴、川楝子等；呕吐者可加竹茹、法夏、陈皮等，若因砂石阻滞胆管者，可加柴胡、枳实、郁金各12g，金钱草30g。

（2）湿重于热

主症：目黄、身黄，色黄而不晶亮，身热不振。头痛头重，如蒙如裹，困倦乏力，胸腹痞满，食少纳呆，厌食油腻，口虽渴而不欲多饮。大便不实，或溏而不爽，小便黄。舌尖赤，苔厚腻，或微黄；脉弦滑濡数。

治法：利湿化浊，佐以清热。

方药：茵陈五苓散加减。

绵茵陈30g，茯苓、猪苓各15g，白术、泽泻、藿香各12g，薏苡仁20g，布渣叶15g，厚朴10g，甘草6g。水煎服。

加减：可酌加藿香、佩兰、蔻仁；阳黄湿热并重者，宜改用甘露消毒丹利湿化浊，清热解毒；黄疸初起兼表证者，宜先用麻黄连翘赤小豆汤以解表清热利湿。

（3）急黄

主症：发病急骤，黄色迅速加深，其色如金，高热烦渴，胁痛腹满，神昏谵语，或见衄血、便血，或肌肤出现瘀斑。舌质红绛，苔黄燥，脉滑数。

治法：清热解毒，凉营开窍。

方药：清瘟败毒饮加减。

水牛角30g，黄连、栀子、黄茶各15g，生地黄20g，玄参18g，石膏30g，牡丹皮、知母、赤芍各12g，大黄15g，金银花20g，人工牛黄3g（冲），甘草6g。水煎服。

2.阴黄　如下所述。

（1）寒湿阻遏

主症：目身皆黄，黄色晦滞，脘腹胀满，遇寒则甚，食少纳呆，神疲乏力，肢冷畏寒，大便塘傅。舌淡胖嫩，污苔白腻，脉沉细而迟。

治法：温中健脾化湿。

方药：茵陈术附汤。

茵陈、白术、附子、干姜、肉桂、炙甘草。

加减：可酌加苍术、厚朴、秦艽等。

（2）脾虚血亏

主症：面目及肌肤发黄，黄色不著，精神萎靡，全身或肢体浮肿，倦怠乏力，时时头晕，心悸气短，食少便溏。舌质淡白、边有齿痕，舌苔薄白；脉濡而细，或细弱无力。

治法：健脾温中，补养气血。

方药：黄芪建中汤。

黄芪、桂枝、白芍、甘草、大枣、饴糖。

加减：酌加党参、白术、当归、熟地等。

（3）瘀血停积

主症：身目发黄而晦暗，面色青紫暗滞，胁下有包块而疼痛不舒，皮肤可见蛛纹丝缕，大便黑，舌质青紫或有瘀斑，脉弦涩或细涩。

治法：活血化瘀退黄。

方药：膈下逐瘀汤。

桃仁、红花、赤芍、丹皮、五灵脂、当归、川芎、元胡、乌药、香附、枳壳、甘草。

加减：酌加茵陈等退黄药，也可合鳖甲煎丸。

五、其他疗法

简验方如下。

（1）虎茵汤：虎仗、茵陈、红枣各30g，煎成100ml，加糖适量，分两次服，连服至黄疸消退，适用于阳黄。

（2）青叶胆30g，煎服，每日3次，用于阳黄。

（3）金钱草30~60g煎服，适用于胆囊炎、胆石症引起的黄疸。

（4）青黛1.5g，明矾3g，共研细末，装入胶囊，做一日量，分三次服，具有清热消炎，排石退黄的作用，可用于黄疸经久不退的患者。

六、预防调护

感受外邪而引起的黄疸，多具有传染性，故应注意饮食卫生和餐具的消毒。

1.阳黄　如下所述。

（1）休息：休息的好坏对疾病的发展与好转有密切关系。黄疸初期，注意休息，保存正气以抗御外邪，并应保持心情舒畅，使肝气调达以恢复其疏泄功能。

（2）饮食：片面强调三高一低（高蛋白、高碳水化合物、高热量、低脂肪）饮食，不利于肝炎（黄疸）患者肝功能恢复。湿热之邪伤及脾胃，影响中焦气机升降，应予易于消化的食物，食欲恢复后，适当增加营养，起到补脾缓肝之效。禁食辛辣热及油腻助湿之品。

（3）针灸：黄疸消退缓慢者，可配合针灸，取穴肝俞、内关、足三里等。

2.阴黄　全身症状如发热、无力等明显时，应很好休息，好转后，应适当参加体育锻炼如太极拳、气功等，增强体质，有利于疾病恢复。进食富有营养而又易于消化的食物，禁食辛辣油腻食物，以免阻碍脾胃气机的升降。

3.急黄　绝对卧床休息。吃流质食物。频繁呕吐者，可补充液体。舒适的环境，愉快的精神状态，有利于病情的好转。密切观察脉证的变化，如出现脉微欲绝、神志恍惚，烦躁不安，黄疸加深，并有瘀斑、瘀点出现，乃病情恶化之兆，应组织力量，多途径给药，及时抢救。总之，各类黄疸的急性期，均应卧床休息，食欲及全身状况好转后，适当增加体育锻炼，动静结合；病程的始终均应保持精神愉快、心情舒畅，以利于疾病的恢复。

七、病案选录

阎某，男，40岁，2007年12月9日入院。

病史，全身黄染一周。病初似如感冒，未予介意，仅感全身乏力，食欲不振，泛泛欲呕，迅即全身发黄，皮肤发痒，大便发白，小便黄赤，脉弦数，苔黄腻。肝功能化验：胆红素4.8mg，黄疸指数60单位，麝浊16单位，麝絮（＋＋＋）谷丙转氨酶1300单位，诊为急性黄疸型传染性肝炎，收住入院。

辨证施治：证属湿热黄疸，治以清热利湿之法。

处方：茵陈30g，栀子6g，大黄3g，茯苓12g，猪苓6g，泽泻4.5g，秦艽9g，木通

6g，车前子 12g。水煎服，每日一剂。

一周后，大便不白，恢复正常黄色，第十天黄疸消退，服 19 剂后，谷丙转氨酶降至 120 单位，其他各项均正常，又服 9 剂，复查肝功，全部正常。

第八章　肾系病证

第一节　淋证

一、定义

淋证是指由于肾虚，膀胱湿热，气化失司导致，以小便频急，滴沥不尽，尿道涩痛，小腹拘急，痛引腰腹为主要临床表现的一类病证。

二、病因病机

病机关键：湿热蕴结下焦，肾与膀胱气化不利。

1.膀胱湿热　多食辛热肥甘之品或嗜酒过度，酿成湿热，下注膀胱，或下阴不洁，湿热秽浊毒邪侵入膀胱，酿成湿热，或肝胆湿热下注皆可使湿热蕴结下焦，膀胱气化不利，而见热淋、血淋、石淋、膏淋诸证。

2.肝郁气滞　恼怒伤肝，肝失疏泄或气滞不宣，郁于下焦，致肝气郁结，膀胱气化不利，发为气淋。

3.脾肾亏虚　久淋不愈，湿热耗伤正气，或劳累过度，房事不节，或年老、久病、体弱，皆可致脾肾亏虚，发为气淋、膏淋、血淋、劳淋等。

总之，淋证的病位在肾与膀胱，且与肝脾有关。其病机主要是肾虚，膀胱湿热，气化失司。肾与膀胱相表里，肾气的盛衰，直接影响膀胱的气化与开合。淋证日久不愈，热伤阴，湿伤阳，易致肾虚；肾虚日久，湿热秽浊邪毒容易侵入膀胱，引起淋证的反复发作。因此，肾虚与膀胱湿热在淋证的发生、发展及病机转化中具有重要的意义。淋证有虚有实，初病多实，久病多虚，初病体弱及久病患者，亦可虚实并见。实证多在膀胱和肝，虚证多在肾和脾。

三、诊断与鉴别诊断

（一）诊断

1.发病特点　多见于已婚女性，每因疲劳、情志变化、不洁房事而诱发。

2.临床表现　小便频急，滴沥不尽，尿道涩痛，小腹拘急，痛引腰腹，为各种淋证的主症，是诊断淋证的主要依据。根据各种淋证的不同临床特征，确定不同的淋证。病久或反复发作后，常伴有低热、腰痛、小腹坠胀、疲劳等症。

3.理化检查　尿常规、尿细菌培养、X线腹部摄片、肾盂造影、双肾以及膀胱B超、膀胱镜。

（二）鉴别诊断

1.癃闭　二者均可见小便短涩量少，排尿困难。但癃闭以排尿困难，全日总尿量明显减少，点滴而出，甚则小便闭塞不通为临床特征，排尿时不痛，每日小便总量远远低于正常，甚至无尿排出；而淋证以小便频急、滴沥不尽、尿道涩痛、小腹拘急、痛引腰腹为特征，排尿时疼痛，每日小便总量基本正常。

2.尿血　二者均可见小便出血，尿色红赤，甚至尿出纯血等症状。尿血多无疼痛之感，虽亦间有轻微的胀痛或热痛；而血淋则小便滴沥而疼痛难忍。其鉴别的要点是有无尿痛。《丹溪心法·淋》曰："痛者为血淋，不痛者为尿血。"

3.尿浊　二者均可见小便浑浊。但尿浊排尿时尿出自如，无疼痛滞涩感；而淋证小便频急，滴沥不尽，尿道涩痛，小腹拘急，痛引腰腹。以有无疼痛为鉴别要点。

四、辨证论治

（一）辨证要点

1.辨明淋证类别　由于每种淋证都有不同的病机，其演变规律和治法也不尽相同，在此需要辨明淋证类别。辨识的要点是每种淋证的各自特征。起病急，症见发热，小便热赤，尿时热痛，小便频急症状明显，每日小便可达数十次，每次尿量少者为热淋；小便排出沙石或尿道中积有沙石，致排尿时尿流突然中断，尿道窘迫疼痛，或沙石阻塞于输尿管或肾盂中，常致腰腹绞痛难忍者为石淋；小腹胀满明显，小便艰涩疼痛，尿后余沥不尽者为气淋；尿中带血或夹有血块，并有尿路疼痛者为血淋；淋证而见　小便浑浊如米泔或滑腻如脂膏者为膏淋；久淋，小便淋沥不已，时作时止，遇劳即发者为劳淋。

2.辨虚实　在区别各种不同淋证的基础上，还需辨识证候的虚实。一般而言，初起或在急性发作阶段，因膀胱湿热、沙石结聚、气滞不利所致，尿路疼痛较甚，小便浑浊黄赤者，多为实证；淋久不愈，尿路疼痛轻微，溺色清白见有肾气不足，脾气虚弱之证，遇劳即发者，多属虚证。气淋、血淋、膏淋皆有虚、实及虚实并见之证，石淋日久，伤及正气，阴血亏耗，亦可表现为正虚邪实并见之证。

3.辨标本缓急　各种淋证之间可以相互转化，也可以同时并存，所以辨证上应区别标本缓急。一般是本着正气为本，邪气为标；病因为本，证候为标；旧病为本，新病为标等标本关系进行分析判断。以劳淋转为热淋为例，从邪与正的关系看，劳淋正虚是本，热淋邪实为标；从病因与证候的关系看，热淋的湿热蕴结膀胱为本，而热淋的证候为标，根据急则治标，缓则治本的原则，当以治热淋为急务，从而确立清热通淋利尿的治法，先用相应的方药，待湿热渐清，转以扶正为主。同样在石淋并发热淋时，则新病热淋为标，旧病石淋为本，如尿道无阻塞等紧急病情，应先治热淋，后治石淋，治愈热淋后，再治石淋。

（二）治疗原则

实则清利，虚则补益，是治疗淋证的基本原则。实证有膀胱湿热者，治宜清热利湿；有热邪灼伤血络者，治宜凉血止血；有沙石结聚者，治宜通淋排石；有气滞不利者，治宜利气疏导。虚证以脾虚为主者，治宜健脾益气；以肾虚为主者，治宜补虚益肾。

（三）分证论治

1.热淋如下所述。

症状：小便频急短涩，尿道灼热刺痛，尿色黄赤，少腹拘急胀痛或有寒热，口苦，呕恶，或腰痛拒按，或有大便秘结，苔黄腻，脉滑数。

病机：湿热毒邪，客于膀胱，气化失司，水道不利；盖火性急迫，故溲频而急；湿热壅遏，气机失宣，故尿出艰涩，灼热刺痛；湿热蕴结，故尿黄赤；腰为肾之府，若湿热之邪侵于肾，则腰痛而拒按；上犯少阳，而见寒热起伏，口苦呕恶；热甚波及大肠，则大便秘结；苔黄腻，脉滑数，均为湿热为病之象。

治法：清热利湿通淋。

方药：八正散。大便秘结，腹胀，重用生大黄，加枳实；腹满便溏，去大黄；伴见寒热，口苦，呕恶，用小柴胡汤；湿热伤阴，去大黄，加生地、牛膝、白茅根；小腹胀满，加乌药、川楝子；热毒弥漫三焦，入营入血，用黄连解毒汤合五味消毒饮；头身疼痛，恶寒发热，鼻塞流涕，加柴胡、金银花、连翘。

2.石淋 如下所述。

症状：实证者尿中时夹沙石，小便艰涩或排尿时突然中断，尿道窘迫疼痛，少腹拘急，或腰腹绞痛难忍，痛引少腹，连及外阴，尿中带血，舌红，苔薄黄；虚证者病久沙石不去，可伴见面色少华，精神委顿，少气乏力，舌淡边有齿印，脉细而弱，或腰腹隐痛，手足心热，舌红少苔，脉细带数。

病机：湿热下注，化火灼阴，煎熬尿液，结为沙石，瘀积水道，而为石淋；积于下则膀胱气化失司，尿出不利，甚则欲出不能，窘迫难受，痛引少腹；滞留于上，则影响肾脏司小便之职，郁结不得下泄，气血滞涩，不通则痛，由肾而波及膀胱、阴部；沙石伤络则尿血；沙石滞留，病久耗气伤阴，但终因有形之邪未去，而呈虚实夹杂之证。

治法：实证宜清热利湿，通淋排石；虚证宜益肾消坚，攻补兼施。

方药：石韦散。排石，加金钱草、海金沙、鸡内金；腰腹绞痛，加芍药、甘草；尿中带血，加小蓟、生地、藕节；尿中有血条血块，加川牛膝、赤芍、血竭；小腹胀痛，加木香、乌药；兼有发热，加蒲公英、黄柏、大黄；石淋日久，用二神散合八珍汤；阴液耗伤，用六味地黄丸合石韦散；肾阳不足，用金匮肾气丸合石韦散。

3.气淋 如下所述。

症状：实证表现为小便涩痛，淋漓不宣，小腹胀满疼痛，苔薄白，脉多沉弦；虚证表现为尿时涩滞，小腹坠胀，尿有余沥，面白不华，舌质淡，脉虚细无力。

病机：肝主疏泄，其脉循少腹，络阴器，绕廷孔；肝郁气滞，郁久化火，气火郁于下焦，或兼湿热侵袭膀胱，壅遏不能宣通，故脐腹满闷，胀痛难受，小便滞涩淋漓，此为实证；年高体衰，病久不愈或过用苦寒、疏利之剂，耗气伤中，脾虚气陷，故小腹坠胀，空痛喜按；气虚不能摄纳，故溲频尿清而有余沥，小便涩滞不甚，是属气淋之虚者。

治法：实证宜利气疏导，虚证宜补中益气。

方药：实证用沉香散，虚证用补中益气汤。胸闷胁胀，加青皮、乌药、小茴香；日久气滞血瘀，加红花、赤芍、川牛膝；小便涩痛，服补益药后，反增小腹胀满，加车前草、白茅根、滑石；兼血虚肾亏，用八珍汤配茯苓加杜仲、枸杞、怀牛膝。

4.血淋 如下所述。

症状：实证表现为小便热涩刺痛，尿色深红或夹有血块，疼痛满急加剧，或见心烦，舌苔黄，脉滑数；虚证表现为尿色淡红，尿痛涩滞不明显，腰酸膝软，神疲乏力，舌淡红，脉细数。

病机：湿热下注膀胱，热伤阴络，迫血妄行，以致小便涩滞而尿中带血；或心火炽盛，移于小肠，热迫膀胱，血热伤络，故血与溲俱下，血淋乃作；若热甚煎熬，血结成瘀，则溲血成块，色紫而黯，壅塞膀胱，见小腹急满硬痛，舌苔黄，脉滑数，均为实热表现；若素体阴虚，或淋久湿热伤阴，或素患痨疾，乃至肾阴不足，虚火亢盛，损伤阴络，溢入膀胱，则为血淋之虚证。

治法：实证宜清热通淋，凉血止血；虚证宜滋阴清热，补虚止血。

方药：实证用小蓟饮子，虚证用知柏地黄丸。热重出血多，加黄芩、白茅根，重用生地；血多痛甚，另服参三七、琥珀粉；便秘，加大黄；虚证，用知柏地黄丸加旱莲草、阿胶、小蓟、地榆；久病神疲乏力，面色少华，用归脾汤加仙鹤草，泽泻，滑石。

5.膏淋　如下所述。

症状：实证表现为小便浑浊如米泔水，置之沉淀如絮状，上有浮油如脂，或夹有凝块，或混有血液，尿道热涩疼痛，舌红，苔黄腻，脉濡数；虚证表现为病久不已，反复发作，淋出如脂，小便涩痛反见减轻，但形体日渐消瘦，头昏无力，腰酸膝软，舌淡，苔腻，脉细弱无力。

病机：下焦湿热，阻于络脉，脂液失其常道，流注膀胱，气化不利，不能分清泌浊，因此尿液混浊如脂膏，便时不畅，属于实证；病久肾气受损，下元不固，不能摄纳脂液，故淋出如脂，伴见形瘦乏力，腰膝酸软等虚象。

治法：实证宜清热利湿，分清泄浊；虚证宜补虚固涩。

方药：实证用程氏萆薢分清饮，虚证用膏淋汤。小腹胀，尿涩不畅，加乌药、青皮；小便夹血，加小蓟、蒲黄、藕节、白茅根；中气下陷，用补中益气汤合七味都气丸。

6.劳淋　如下所述。

症状：小便不甚赤涩，但淋漓不已，时作时止，遇劳即发，腰酸膝软，神疲乏力，舌质淡，脉细弱。

病机：淋证日久或病情反复，邪气伤正，或过用苦寒清利，损伤正气，转为劳淋；而思虑劳倦日久，损伤心脾肾诸脏，正气益虚，遂使病情加重；肾虚则小便失其所主，脾虚气陷则小便无以摄纳；心虚则水火失济，心肾不交，虚火下移，膀胱失约，劳淋诸证由之而作。

治法：健脾益肾。

方药：无比山药丸。小腹坠胀，小便点滴而出，可与补中益气汤同用；面色潮红，五心烦热，舌红少苔，脉细数，可与知柏地黄丸同用；低热，加青蒿、鳖甲；面色少华，畏寒怯冷，四肢欠温，舌淡，苔薄白，脉沉细者，用右归丸或用鹿角粉3g，分2次吞服。

五、其他

1.单验方如下所述。

（1）生白果7枚，去壳去心存衣，捣碎；用豆浆1碗，煮沸，放入白果，搅匀即可食用，每日1次。适用于淋证的虚证。

（2）生鸡内金粉、琥珀末各1.5g，每日2次吞服。适用于石淋。

（3）金钱草6g，水煎代茶饮，每日1剂饮用。适用于石淋。

（4）大小蓟、白茅根、荠菜花各30～60g，水煎服，每日1剂口服。适于血淋及膏淋。

（5）菟丝子10g，水煎服，每日3次口服。适用于劳淋。

（6）冬葵子为末，每次5g，每日3次口服。适用于气淋。

2.中成药如下所述。

（1）热淋清颗粒；每次4g，每日3次开水冲服。适用于热淋。

（2）八正合剂：每次15～20ml，每日3次口服。适用于热淋、石淋。

（3）尿感宁冲剂：每次 15g，每日 3～4 次口服。适用于热淋。

（4）金钱草冲剂：每次 1 袋，每日 3 次冲服。适用于石淋。

（5）三金片：每次 5 片，每日 3 次口服。适用于各种淋证。

（6）清开灵注射液 40～60ml，加 5%葡萄糖注射液或 0.9%氯化钠注射液 250ml，每日 1 次静点。适用于淋证热毒较甚，热象明显者。

3.针刺 如下所述。

主穴：肾俞、膀胱俞、京门、照海、天枢。

配穴：中级、三焦俞、阴陵泉、阳陵泉、交信、水道、足三里。

手法：中强刺激，留针 15～30 分钟，每日 1～2 次。适用于治疗肾结石、输尿管上段结石，促进通淋排石，缓解疼痛。

第二节　癃闭

一、定义

癃闭是指由于肾和膀胱气化失司而导致小便量少，点滴而出，甚则小便闭塞不通为主症的一种病证。其中又以小便不利，点滴而短少，病势较缓者称为"癃"；以小便闭塞，点滴不通，病势较急者称为"闭"。

二、病因病机

病机关键：膀胱气化不利。

1.湿热蕴结 中焦湿热不解，下注膀胱或肾热移于膀胱，膀胱湿热阻滞，导致气化不利，小便不通，而成癃闭。

2.肺热气壅 肺为水之上源，热壅于肺，肺气不能肃降，津液输布失常，水道通调不利，不能下输膀胱；又因热气过盛，下移膀胱以致上、下焦均为热气闭阻，而成癃闭。

3.脾气不升 劳倦伤脾，饮食不节或久病体弱，致脾虚而清气不能上升，则浊阴就难以下降，小便因而不利。

4.肾元亏虚 年老体弱或久病休虚，肾阳不足，命门火衰，所谓"无阳则阴无以生"，致膀胱气化无权，而溺不得出；或因下焦积热，日久不愈，津液耗损，导致肾阴不足，所谓"无阴则阳无以化"，也可产生癃闭。

5.肝郁气滞 七情内伤，引起肝气郁结，疏泄不及，从而影响三焦水液的运行及气化功能，致使水道的通调受阻，形成癃闭。

6.尿路阻塞 瘀血败精或肿块结石，阻塞尿路，小便难以排出，因而形成癃闭。

总之，本病的病位，虽在膀胱，但与三焦、肺、脾、肾的关系最为密切，上焦之气不化，当责之于肺；中焦之气不化，当责之于脾；下焦之气不化，当责之于肾。肝郁气滞，使三焦气化不利，也会发生癃闭。此外，各种原因引起的尿路阻塞，均可引起癃闭。

三、诊断与鉴别诊断

（一）诊断

1.发病特点 多由忧思恼怒，忍尿，压迫会阴部，过食肥甘辛辣及饮酒、贪凉、纵欲过度等引发本病。多见于老年男性或产后妇女及手术后患者。常有淋证、水肿病病史。

2.临床表现　以排尿困难，排尿次数可增多或减少，全日总尿量明显减少，排尿无疼痛感觉，点滴而出或小便闭塞不通，点滴全无为临床特征。

3.理化检查　肛门指诊、B超、腹部X线摄片、膀胱镜、肾功能检查。

（二）鉴别诊断

1.淋证　二者均属膀胱气化不利，故皆有排尿困难，点滴不畅的证候。但癃闭则无刺痛，每天排出的小便总量低于正常，甚则无尿排出，癃闭感受外邪，常可并发淋证；而淋证小便频数短涩、滴沥刺痛，欲出未尽，每天排出小便的总量多为正常，淋证日久不愈，可发展成癃闭。《医学心悟•小便不通》："癃闭与淋证不同，淋则便数而茎痛，癃闭则小便短涩而难通。"

2.关格　二者均可见小便量少或闭塞不通。但关格常由水肿、淋证、癃闭等经久不愈发展而来，是小便不通与呕吐并见的病证，常伴有皮肤瘙痒，口有尿味，四肢抽搐，甚或昏迷等症状；而癃闭不伴有呕吐，部分患者有水蓄膀胱之症候，但癃闭进一步恶化，可转变为关格。

3.水肿　二者均可表现为小便不利，小便量少。但水肿是指体内水液潴留，泛滥肌肤，引起头面、眼睑、四肢浮肿，甚者胸、腹腔积液，并无水蓄膀胱之症候；而癃闭多不伴有浮肿，部分患者还兼有小腹胀满膨隆，小便欲解不能或点滴而出的水蓄膀胱之证。

四、辨证论治

（一）辨证要点

1.细审主证　如下所述。

（1）小便短赤灼热、苔黄、舌红、脉数者属热；若口渴欲饮、咽干、气促者，为热壅于肺；若口渴不欲饮，小腹胀满者，为热积膀胱。

（2）时欲小便而不得出，神疲乏力者属虚；若老年排尿无力腰膝酸冷，为肾虚命门火衰；若小便不利兼有少腹坠胀、肛门下坠，为中气不足。

（3）若尿线变细或排尿中断：腰腹疼痛，舌质紫暗者，属浊瘀阻滞。

2.详辨虚实　癃闭有械实的不同，因湿热蕴结、属浊瘀阻滞、肝郁气滞、肺热气壅所致者，多属实证；因脾气不升、肾阳不足、命门火衰、气化不及州都者，多属虚证。若起病急，病程较短，体质较好，尿道窘迫，赤热或短涩，苔黄腻或薄黄，脉弦涩或数，属于实证。若起病缓，病程较长，体质较差，尿流无力，舌质淡，脉沉细弱，属于虚证。

（二）治疗原则

癃闭的治疗应根据"六腑以通为用"的原则，着眼于通，即通利小便。但在具体应用时，通之之法，又因证候的虚实而各异。实证治宜清湿热，散瘀结，利气机而通利水道；虚证治宜补脾肾，助气化，使气化得行，小便自通。同时，还要根据病因，审因论治，根据病变在肺、在脾、在肾的不同，进行辨证论治，不可滥用通利小便之品。此外，尚可根据"上窍开则下窍自通"的理论，用开提肺气法，开上以通下，即所谓"提壶揭盖"之法治疗。

（三）分证论治

1.膀胱湿热　如下所述。

症状：小便点滴不通或量少而短赤灼热，小腹胀满，口苦口黏，或口渴不欲多饮，或大便不畅，舌质红，苔黄腻，脉沉数。

病机：湿热壅积于膀胱，故小便不利而热赤，甚则闭而不通；湿热互结，膀胱气化不利，故小腹胀满；湿热内盛，故口苦口黏；舌质红，苔黄腻，脉沉数或大便不畅，均因下焦湿热所致。

治法：清热利湿，通利小便。

方法：八正散。舌苔厚黄腻，加苍术、黄柏；心烦、口舌生疮糜烂，合导赤散；大便通畅，去大黄；口干咽燥，潮热盗汗，手足心热，舌尖红，用滋肾通关丸加生地、车前子、牛膝。

2.肺热壅盛 如下所述。

症状：小便不畅或点滴不通，咽干涩，烦渴欲饮，呼吸急促或咳嗽，舌红，苔薄黄，脉数。

病机：肺热壅盛，失于肃降，不能通调水道，下输膀胱，故小便点滴不通；肺热上壅，气逆不降，故呼吸急促或咳嗽；咽干，烦渴，舌红，苔薄黄，脉数，都是里热内郁之征。

治法：清肺热，利水道。

方药：清肺饮。心烦，舌尖红或口舌生疮等症，加黄连、竹叶；大便不通，加杏仁、大黄；头痛、鼻塞、脉浮，加薄荷、桔梗。

3.肝郁气滞 如下所述。

症状：小便不通或通而不爽，胁腹胀满，多烦善怒，舌红，苔薄黄，脉弦。

病机：七情内伤，气机郁滞，肝气失于疏泄，水液排出受阻，故小便不通或通而不爽；胁腹胀满，为肝气不舒之故。脉弦，多烦善怒，是肝旺之象；舌红，苔薄黄，是肝郁化火之势。

治法：疏利气机，通利小便。

方药：沉香散。肝郁气滞症状较重，合六磨汤；气郁化火，苔薄黄，舌质红，加丹皮、山栀。

4.尿道阻塞 如下所述。

症状：小便点滴而下或尿如细线，甚则阻塞不通，小腹胀满疼痛，舌质紫暗或有瘀点，脉细涩。

病机：瘀血败精阻塞于内或瘀结成块，阻塞于膀胱尿道之间，故小便点滴而下或尿如细线，甚则阻塞不通，小腹胀满疼痛，舌质紫暗或有瘀点，脉涩，都是瘀阻气滞的征象。

治法：行瘀散结，清利水道。

方药：代抵当丸。瘀血现象较重，加丹参、红花；病久面色不华，加黄芪、丹参；小便不通，加用金钱草、海金沙、鸡内金、冬葵子、瞿麦。

5.脾气不升 如下所述。

症状：时欲小便而不得出或量少而不爽利，气短，语声低微，小腹坠胀，精神疲乏，食欲不振；舌质淡，苔薄白，脉细弱。

病机：清气不升则浊阴不降，故小便不利；中气不足，故气短语低；中气下陷，升提无力，故小腹坠胀；脾气虚弱，运化无力，故精神疲乏，食欲不振；舌质淡，脉弱细，均为气虚之征。

治法：升清降浊，化气利水。

方药：补中益气汤合春泽汤。舌质红，加补阴益气煎；兼肾虚证候，加用济生肾气丸。

6.肾阳衰惫　如下所述。

症状：小便不通或点滴不爽，排出无力，面色晄白，神气怯弱，畏寒怕冷，腰膝冷而酸软无力，舌质淡，苔白，脉沉细而弱。

病机：命门火衰，气化不及州都，故小便不通或点滴不爽，排出无力；面色晄白，神气怯弱，是元气衰惫之征；畏寒怕冷，腰膝酸软无力，脉沉细而弱，都是肾阳不足之征兆。

治法：温阳益气，补肾利尿。

方药：济生肾气丸。兼有脾虚证候，可合补中益气汤或春泽汤同用；形神委顿，腰脊酸痛，宜用香茸丸。

五、其他

1.单验方　生大黄 12g，荆芥穗 12g，晒干后（不宜火焙，否则药力减弱）共研末，分 2 次服，每间隔 4 小时用温水调服 1 次，每日 2 次。适用于癃闭之肺热壅盛证。

2.中成药　如下所述。

（1）参麦注射液 60ml，加 5%葡萄糖注射液或 0.9%氯化钠注射液 100ml，每日 1 次静点。适用于癃闭气阴两虚证。

（2）注射红花黄色素氯化钠注射液 100ml，每日 1 次静点。适用于癃闭之血瘀阻络证。

3.针灸　如下所述。

选穴：足三里、中极、三阴交、阴陵泉。

刺法：反复捻转提插，强刺激。体虚者，灸关元、气海。

第三节　遗精

一、定义

遗精是指不因性交而精液自行泄出，甚至频繁遗泄的病证。有梦而遗者，名为梦遗；无梦而遗，甚至清醒时精自滑出者，名为滑精，是遗精的两种轻重不同的证候。此外中医又有失精、精时自下、漏精、溢精、精漏、梦泄精、梦失精、梦泄、精滑等名称。

二、病因病机

本病病因较多，病机复杂，但其基本病机可概括为两点。一是火热或湿热之邪循经下扰精室，开合失度，以致精液因邪扰而外泄，病变与心肝脾关系最为密切；二是因脾肾本身亏虚，失于封藏固摄之职，以致精关失守，精不能闭藏，因虚而精液滑脱不固，病变主要涉及脾肾。

1.肾虚不藏　恣情纵欲：青年早婚，房事过度或少年频犯手淫，导致肾精亏耗。肾阴虚者，多因阴虚火旺，相火偏盛，扰动精室，使封藏失职；肾气虚者，多因肾气不能固摄，精关失约而出现自遗。

2.君相火旺　劳心过度：劳神太过，心阴暗耗，心阳独亢，心火不能下交于肾，肾水不能上济于心，心肾不交，水亏火旺，扰动精室而遗。

3.气不摄精　思虑过度，损伤心脾，或饮食不节，脾虚气陷，失于固摄，精关不固，精液遗泄。

4.湿热痰火下注　饮食不节，醇酒厚味，损伤脾胃，酿湿生热或蕴痰化火，湿热痰火，流注于下，扰动精室，亦可发生精液自遗。

综上所述，遗精的发病机制，主要责之于心、肝、脾、肾四脏。且多由于房事不节，先天不足，用心过度，思欲不遂，饮食不节等原因引起。

三、诊断与鉴别诊断

（一）诊断

每星期两次以上或一日数次，在睡梦中发生遗泄或在清醒时精自滑出，并有头昏、耳鸣、精神萎靡、腰酸腿软等症状，即可诊断为遗精。

（二）鉴别诊断

1.生理性溢精　一般未婚成年男子或婚后长期分居者，平均每月遗精1～2次或虽偶有次数稍增多，但不伴有其他症状者，均为生理性溢精。此时无须进行治疗，应多了解性知识，消除不必要的紧张恐惧心理。病理性遗精则为每星期两次以上，甚则每晚遗精数次。

2.早泄　早泄是男子在性交时阴茎刚插入阴道或尚未进入阴道即泄精，以致不能完成正常性交过程。其诊断要点在于性交时过早射精。而遗精则是在非入为情况下频繁出现精液遗泄，当进行性交时，却可能是完全正常的。其诊断要点在于非人为情况下精液遗泄，但以睡眠梦中多见。有时临床上两者可同时并存。

3.小便尿精　小便尿精是精液随尿排出或排尿结束后又流出精液，尿色正常而不混浊，古人将本症归于"便池""白池""白淫""淋浊"等疾病门中。其诊断要点是精液和尿同时排出或尿后流出精液。多因酒色无度、阴虚阳亢、湿热扰动精室、脾肾气虚等引起。

4.尿道球腺分泌物　当性兴奋时尿道外口排出少量黏稠无色的分泌物。其镜下虽偶见有精子，但并非精液，故要与遗精相鉴别。

5.前列腺溢液　某些中青年，因纵欲、酗酒、禁欲、手淫等，致使前列腺充血，腺泡分泌增加，腺管松弛扩张，在搬重物、惊吓、大便用力时，腹压增加，会阴肌肉松弛，会有数量不等的白色分泌物流出，称为前列腺溢液，亦称前列腺漏。

四、辨证论治

（一）辨证要点

1.审察病位　一般认为用心过度或杂念妄想，君相火旺，引起遗精的多为心病；精关不固，无梦遗泄的多为肾病；故前人有"有梦为心病，无梦为肾病"之说。但还须结合发病的新久以及脉证的表现等，才能正确地辨别病位。

2.分清虚实　初起以实证为多，日久则以虚证为多。实证以君相火旺及湿热痰火下注，扰动精室者为主；虚证则属肾虚不固，脾虚气不摄精，封藏失职。若虚而有热象者，多为阴虚火旺。

3.辨别阴阳　遗精属于肾虚不藏者，又当辨别偏于阴虚，还是偏于阳虚。偏于阴虚者，多见头昏目眩，腰酸耳鸣，舌质红，脉细数；偏于阳虚者，多见面白少华，畏寒肢冷，舌质淡，脉沉细。

4.洞察转归 遗精的发生发展与体质、病程、治疗恰当与否有密切关系。病变初期及青壮年患者多为火盛或湿热所致，此时若及时清泻则可邪退病愈；遗精日久必耗伤肾阴，甚则阴损及阳，阴阳俱虚，此时可导致阳痿、早泄、男子不育等。故对遗精日久不愈、有明显虚象或年老体衰者，治疗又当以补血为主。若治疗后遗精次数减少，体质渐强，全身症状减轻，则为病势好转，病将痊愈之象。

（二）治疗原则

遗精的基本病机包括两个方面，一是火邪或湿热之邪，扰及精室；二是正气亏虚，精关不固。治疗遗精切忌只用固肾涩精一法，而应该分清虚实，实证以清泄为主；虚证方可补肾固精。同时还应区分阴虚阳虚的不同情况，而分别采用滋养肾阴及温补肾阳的治法。至于虚而有热者，又当予以养阴清火，审证施治。

（三）分证论治

1.心肾不交 如下所述。

症状：每多梦中遗精，次日头昏且晕，心悸，精神不振，体倦无力，小便短黄而有热感。舌质红，脉细数。

病机：君火亢盛、心阴暗耗，心火不能下交于肾、肾水不能上济于心，水亏火旺，扰动精室，致精液走泄；心火偏亢，火热耗伤心营，营虚不能养心则心惊；外不能充养肌体，则体倦无力，精神不振；上不能奉养于脑，则头昏且晕；小便短黄而有热感，乃属心火下移小肠，热入膀胱之征；舌质红，脉细数，均为心营被耗，阴血不足之象。

治法：清心滋肾，交通心肾。

方药：三才封髓丹加黄连、灯芯草之类。方中天门冬补肺，地黄滋肾，金水相生也；黄柏泻相火，黄连、灯芯草清心泻火，俾水升火降，心肾交泰，则遗泄自止。若所欲不遂，心神不安，君火偏亢，相火妄动，干扰精室，而精液泄出者，宜养心安神，以安神定志丸治之。

2.肾阴亏虚 如下所述。

症状：遗精，头昏目眩，耳鸣腰酸，神疲乏力，形体瘦弱。舌红少津，脉弦细带数。

病机：恣情纵欲，耗伤肾阴，肾阴虚则相火妄动，干扰精室，致使封藏失职，精液泄出；肾虚于下，真阴暗耗，则精气营血俱不足，不能上承，故见头昏、目眩；不能充养肌肉，则形休瘦弱，神疲乏力；腰为肾之府，肾虚则腰酸；肾开窍于耳，肾亏则耳鸣；舌红少津，脉弦细带数，均为阴虚内热之象。

治法：壮水制火，佐以固涩。

方药：知柏地黄丸合水陆二仙丹化裁。方中知母、黄柏泻火，丹皮清热，地黄、山药、山茱萸、芡实、金樱子填精止遗。若遗精频作，日久不愈者，用金锁固精丸以固肾摄精。

3.肾气不固 如下所述。

症状：滑精频作，面白少华，精神萎靡，畏寒肢冷。舌质淡，苔白，脉沉细而弱。

病机：病久不愈，阴精内涸，阴伤及阳，以致下元虚惫，气失所摄，相关因而不固，故滑精频作；其真阴亏耗，元阳虚衰，五脏之精华不能上荣于面，则面白少华，精神萎靡，畏寒肢冷；舌淡、苔白，脉沉细而弱，均为元阳已虚，气血不足之征。

治法：补肾固精。

方药：偏于阴虚者，用六味地黄丸，以滋养肾阴；偏于阳虚者，用《济生》秘精丸和斑龙丸主之。前方偏于温涩，后者温补之力尤胜。

4.脾虚不摄　如下所述。

症状：遗精频作，劳则加重，甚则滑精，精液清稀，伴食少便溏，少气懒言，面色少华，身倦乏力。舌淡，苔薄白，脉虚无力。

病机：脾气亏虚，精失固摄，而见遗精频作；劳则更伤中气，气虚不摄，精关不固，则见滑精；频繁遗滑，故精液清稀；脾气亏虚，不能化成气血，心脉失养故心悸，气短，面色无华；脾虚气陷，无力升举故食少便溏，少气懒言；舌淡苔薄白脉虚无力，均为脾气亏虚之象。

治法:益气健脾，摄精止遗。

方药：妙香散合水陆二仙丹或补中益气汤加减。方中人参、黄芪益气健脾生精；山药、茯苓健脾补中，兼以安神，远志、辰砂清心调神；木香调气；桔梗升清；芡实、金樱子摄精止遗。若以中气下陷为主可用补中益气汤加减。

5.肝火偏盛　如下所述。

症状：多为梦中遗泄，阳物易举，烦躁易怒，胸胁不舒，面红目赤，口苦咽干，小便短赤。舌红，苔黄，脉弦数。

病机：肝胆经绕阴器，肾脉上贯肝，两脏经络相连，如情志不遂，肝失条达，气郁化火，扰动精室，则引起遗精；肝火亢盛，则阳物易举，烦躁易怒，胸胁不舒；肝火上逆则面红目赤，口苦咽干；小便短赤，舌红苔黄，脉来弦数，均为肝火偏盛之征。

治法：清肝泻火。

方药：龙胆泻肝汤为主。方中龙胆草直折肝火，栀子、黄芩清肝，柴胡疏肝，当归、生地滋养肝血，泽泻、车前子、木通导湿热下行，肝火平则精宫自宁。久病肝肾阴虚者，可去木通、泽泻、车前子、柴胡等，酌加何首乌、女贞子、白芍等滋养肝肾之品。

6.湿热下注　如下所述。

症状：遗精频作或尿时有精液外流，口苦或渴，小便热赤。苔黄腻，脉濡数。

病机：湿热下注，扰动精室，则遗精频作，甚则尿时流精；湿热上蒸，则口苦而渴；湿热下注膀胱，则小便热赤；苔黄腻，脉濡数，均为内有湿热之象。

治法：清热化湿。

方药：猪肚丸。猪肚益胃，白术健脾，苦参、牡蛎清热固涩，尚可酌加车前子、泽泻、猪苓、黄柏、萆薢等，以增强清热化湿之力。

7.痰火内蕴　如下所述。

症状：遗精频作，胸闷脘胀，口苦痰多，小便热赤不爽，少腹及阴部作胀。苔黄腻，脉滑数。

病机：痰火扰动精室，故见遗精频作；痰火郁结中焦，故见胸闷脘胀，口苦痰多；痰火互结下焦，故见小便热赤不爽，少腹及阴部作胀；苔黄腻，脉滑数，均为痰火内蕴之征。

治法：化痰清火。

方药：猪苓丸加味。方中半夏化痰，猪苓利湿。还可加黄柏、黄连、蛤粉等泻火豁痰之品。如患者尿时不爽，少腹及阴部作胀，为病久夹有瘀热之征，可加败酱草、赤芍以化瘀清热。

第四节　阳痿

一、定义

阳痿是指青壮年男子由于虚损、惊恐或湿热等原因，致使宗筋弛纵，引起阴茎萎软不举或临房举而不坚的病证。

二、病因病机

病机关键：宗筋弛纵。

1.命门火衰　多因房劳过度，或少年频犯手淫，或过早婚育，以致精气虚损、命门火衰，引起阳事不举。

2.心脾受损　思虑忧郁，损伤心脾，则病及阳明冲脉，而胃为水谷气血之海，以致气血两虚，宗筋失养，而成阳痿。

3.恐惧伤肾　恐则伤肾，恐则气下，渐至阳痿不振，举而不刚，而导致阳痿。

4.肝郁不舒　肝主筋，阴器为宗筋之汇，若情志不遂，忧思郁怒，肝失疏泄条达，则宗筋所聚无能。

5.湿热下注　湿热下注，宗筋弛纵，可导致阳痿，经所谓壮火食气是也。

总之，就临床所见，本病以命门火衰较为多见，而湿热下注较为少见，所以《景岳全书·阳痿》说："火衰者十居七八，火盛者，仅有之耳。"主要病位在宗筋与肾，与心、肝、脾关系密切。

三、诊断与鉴别诊断

（一）诊断

1.发病特点　多有房事太过，久病体虚或青少年频犯手淫史，常伴有神疲乏力，腰酸膝软，畏寒肢冷或小便不畅，滴沥不尽等症。

2.临床表现　青壮年男子性交时，由于阴茎不能有效地勃起，无法进行正常的性生活，即可诊断本病。

3.理化检查　血、尿常规，前列腺液，夜间阴茎勃起试验，阴茎动脉测压等检查。同时排除性器官发育不全或药物引起的阳痿。

（二）鉴别诊断

1.早泄　二者均可出现阴茎萎软，但早泄是指在性交之始，阴茎虽能勃起，但随即过早排精，排精之后因阴茎萎软遂不能进行正常的性交。阳痿是指性交时阴茎不能勃起，二者在临床表现上有明显差别，但在病因病机上有相同之处。若早泄日久，可进一步导致阳痿的发生。

2.生理性功能减退　二者均可出现阳事不举，但男子八八肾气衰，若老年人而见阳事不举，此为生理性功能减退，与病理性阳痿应予以区别。

四、辨证论治

（一）辨证要点

1.辨别有火无火 阳痿而兼见面色㿠白，畏寒肢冷，阴囊阴茎冷缩或局部冷湿，精液清稀冰冷，舌淡，苔薄白，脉沉细者，为无火；阳痿而兼见烦躁易怒，口苦咽干，小便黄赤，舌质红，苔黄腻，脉濡数或弦数者，为有火。其中以脉象和舌苔辨证为主。

2.分清脏腑虚实 由于恣情纵欲、思虑忧郁、惊恐所伤者，多为脾肾亏虚，命门火衰，属脏腑虚证；由于肝郁化火，湿热下注，而致宗筋弛纵者，属脏腑实证。

（二）治疗原则

阳痿的治疗主要从病因病机入手，属虚者宜补，属实者宜泻，有火者宜清，无火者宜温。命门火衰者，温补忌纯用刚热燥涩之剂，宜选用血肉有情温润之品；心脾受损者，补益心脾；恐惧伤肾者，益肾宁神；肝郁不舒者，疏肝解郁；湿热下注者，苦寒坚阴，清热利湿，即《素问•脏气法时论》所谓"肾欲坚，急食苦以坚之"的原则。

（三）分证论治

1.命门火衰 如下所述。

症状：阳事不举或举而不坚，精褪清冷，腰酸膝软，精神萎靡，面色㿠白，头晕耳鸣，畏寒肢冷，夜尿清长，舌淡胖，苔薄白，脉沉细。

病机：恣情纵欲，耗损太过，精气亏虚，命门火衰，故见阳事不举，精薄清冷；肾精亏耗，髓海空虚，故见头晕耳鸣；腰为肾之府，精气亏乏，故见腰酸膝软，精神萎靡；畏寒肢冷，舌淡胖，苔薄白，脉沉细，均为命门火衰之象。

治法：温补下元。

方药：右归丸合或赞育丹。阳痿日久不愈，加韭菜籽、阳起石、仙灵脾、补骨脂；寒湿，加苍术、蔻仁；气血薄弱明显，加人参、龟甲胶、黄精。

2.心脾受损 如下所述。

症状：阳事不举，精神不振，夜寐不安，健忘，胃纳不佳，面色少华，舌淡，苔薄白，脉细弱。

病机：思虑忧郁，损伤心脾，病及阳明冲脉，而阳明总宗筋之会，气血亏虚，则可导致阳事不举，面色少华，精神不振；脾虚运化不健，故胃纳不佳，心虚神不守舍，故夜寐不安；舌淡，脉细弱，为气血亏虚之象。

治法：补益心脾。

方药：归脾汤。肾阳虚，加仙灵脾、补骨脂、菟丝子；血虚，加何首乌、鹿角霜；脾虚湿滞，加木香、枳壳；胃纳不佳，加神曲、麦芽；心悸失眠，加麦冬、珍珠母。

3.恐惧伤肾 如下所述。

症状：阳痿不举或有举而不坚，胆怯多疑，心悸易惊，夜寐不安，易醒，苔薄白，脉弦细。

病机：恐则伤肾，恐则气下，可导致阳痿不举或举而不坚；情志所伤，胆伤则不能决断，故见胆怯多疑；心伤则神不守舍，故见心悸易惊，夜寐不安。

治法：益肾宁神。

方药：大补元煎或启阳娱心丹。肾虚明显，加仙灵脾、补骨脂、枸杞子；惊悸不安，梦中惊叫，加青龙齿、灵磁石。

4.肝郁不舒　如下所述。

症状：阳痿不举，情绪抑郁或有烦躁易怒，胸脘不适，胁肋胀闷，食少便溏，苔薄，脉弦。

病机：暴怒伤肝，气机逆乱，宗筋不用则阳痿不举。肝主疏泄，肝为刚脏，其性躁烈，肝气郁结，则情绪抑郁或烦躁易怒；气机紊乱则胸脘不适，胁肋胀闷；气机逆乱于血脉，则脉象弦。

治法：疏肝解郁。

方药：逍遥散。肝郁化火，加丹皮、山栀子；气滞日久，而见血瘀证，加川芎、丹参、赤芍。

5.湿热下注　如下所述。

症状：阴茎萎软，阴囊湿痒臊臭，睾丸坠胀作痛，小便赤涩灼痛，肢体困倦，泛恶口苦，舌苔黄腻，脉濡数。

病机：湿热下注，宗筋弛纵，故见阴茎萎软；湿阻下焦，故见阴囊湿痒，肢体困倦；热蕴于内，故见小便赤涩灼痛，阴囊臊臭；苔黄腻，脉濡数，均为湿热内阻之征。

治法：清热利湿。

方药：龙胆泻肝汤。大便燥结，加大黄；阴部有瘙痒，潮湿重，加地肤子、苦参、蛇床子。

五、其他

1.单验方牛鞭 1 根，韭菜子 25g，淫羊藿 15g，将牛鞭置于瓦上文火焙干、磨细；淫羊藿加少许羊油，在文火上用铁锅炒黄（不要炒焦），再和韭子磨成细面；将上药共和混匀。每晚用黄酒冲服 1 匙或将 1 匙粉用蜂蜜和成丸，用黄酒冲服。

2.中成药　如下所述。

（1）参附注射液 20～40ml，加 5% 葡萄糖注射液或 0.9% 氯化钠注射液 100ml，每日 1 次静点。适用于阳虚重症。

（2）参麦注射液 60ml，加 5% 葡萄糖注射液或 0.9% 氯化钠注射液 100ml，每日 1 次静点。适用于阳痿气阴两虚证。

（3）六味地黄丸：每次 1 丸，每日 2 次口服。适用于阳痿之肝肾阴虚证。

（4）逍遥丸：每次 1 丸，每日 2 次口服。适用于阳痿之肝气郁结证。

（5）龙胆泻肝丸：每次 1 丸，每日 2 次口服。适用于阳痿之肝经湿热证。

3.针灸　如下所述。

（1）针刺

选穴：关元、中极、太溪、次髎、曲骨、阴廉。

刺法：针刺得气后留针，并温针灸 3～5 壮。

（2）灸法：取会阴、大敦、神阙，艾条温和灸与雀啄灸交替使用。

（3）耳针：取耳穴肾、皮质下、外生殖器，以 0.6cm×0.6cm 胶布中央粘上王不留行籽贴于上述 3 穴，然后用指稍加压。两耳交替进行，每周 2 次，10 次为 1 个疗程。